Drogen haben kurze Beine

Nevriye A. Yesil

Drogen haben kurze Beine

Wege aus der Sucht zurück in ein stabiles Leben

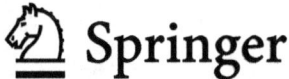

Nevriye A. Yesil
Andalusien, Alabama, USA

ISBN 978-3-662-62489-0 ISBN 978-3-662-62490-6 (eBook)
https://doi.org/10.1007/978-3-662-62490-6

Die Deutsche Nationalbibliothek verzeichnet diese Publikation in der Deutschen Nationalbibliografie; detaillierte bibliografische Daten sind im Internet über http://dnb.d-nb.de abrufbar.

© Der/die Herausgeber bzw. der/die Autor(en), exklusiv lizenziert durch Springer-Verlag GmbH, DE, ein Teil von Springer Nature 2021
Das Werk einschließlich aller seiner Teile ist urheberrechtlich geschützt. Jede Verwertung, die nicht ausdrücklich vom Urheberrechtsgesetz zugelassen ist, bedarf der vorherigen Zustimmung des Verlags. Das gilt insbesondere für Vervielfältigungen, Bearbeitungen, Übersetzungen, Mikroverfilmungen und die Einspeicherung und Verarbeitung in elektronischen Systemen.
Die Wiedergabe von allgemein beschreibenden Bezeichnungen, Marken, Unternehmensnamen etc. in diesem Werk bedeutet nicht, dass diese frei durch jedermann benutzt werden dürfen. Die Berechtigung zur Benutzung unterliegt, auch ohne gesonderten Hinweis hierzu, den Regeln des Markenrechts. Die Rechte des jeweiligen Zeicheninhabers sind zu beachten.
Der Verlag, die Autoren und die Herausgeber gehen davon aus, dass die Angaben und Informationen in diesem Werk zum Zeitpunkt der Veröffentlichung vollständig und korrekt sind. Weder der Verlag, noch die Autoren oder die Herausgeber übernehmen, ausdrücklich oder implizit, Gewähr für den Inhalt des Werkes, etwaige Fehler oder Äußerungen. Der Verlag bleibt im Hinblick auf geografische Zuordnungen und Gebietsbezeichnungen in veröffentlichten Karten und Institutionsadressen neutral.

© zodebala/ www.istockphotocom (Symbolbild mit Fotomodell)

Planung/Laktorat: Heiko Sawczuk
Springer ist ein Imprint der eingetragenen Gesellschaft Springer-Verlag GmbH, DE und ist ein Teil von Springer Nature.
Die Anschrift der Gesellschaft ist: Heidelberger Platz 3, 14197 Berlin, Germany

Für alle Leserinnen und Leser, für alle Betroffenen und Angehörigen

Vorwort

Liebe Leserinnen und Leser,

in diesem Buch werden wir Drogen, die größte Lüge aller Zeiten, gemeinsam entlarven und Wege und Methoden kennenlernen, wie man am besten von einer Abhängigkeit, aber auch von einem gelegentlichen Konsum loskommen kann – mit dem Ziel, drogenfrei und abstinent zu leben. Das Buch ist für alle gedacht, die in irgendeiner Weise von den Auswirkungen von Suchtmittelsubstanzen betroffen sind. Nicht nur für Drogenkonsumentinnen und -konsumenten, sondern auch für Angehörige ist es wichtig zu wissen, warum ein Satz wie „Ach, hör doch einfach auf!" leichter gesagt als getan ist. Im Mittelpunkt dieses Buches stehst aber in erster Linie DU! Vielleicht stehst du am Anfang einer Konsumentenkarriere und dir ist noch nicht klar, was auf dich zukommen wird, oder vielleicht befindest du dich an einem Tiefpunkt und suchst nach einem Weg aus der Situation heraus.

Mithilfe von wissenschaftlichen Erkenntnissen und durch eigene Erfahrungen mit Suchtmittelabhängigen im Gefängnis werde ich in diesem Ratgeber allgemein über die am häufigsten konsumierten Drogen aufklären, Risiken und Nebenwirkungen aufdecken und dich bei deiner Entscheidung für ein drogenfreies Leben unterstützen und motivieren. Außerdem bietet dieser Ratgeber hilfreiche und praktische Tipps und Methoden, wie du einem Rückfall vorbeugen kannst, aber auch wie du nach einem Rückfall wieder auf die Beine kommst. Er ist als ständiger Begleiter und Nachschlagewerk auf jeder Etappe deiner Reise in ein suchtmittelfreies Leben bestens geeignet. Um es den Leserinnen und Lesern und vor allem dir so leicht und verständlich wie möglich zu machen, habe ich in diesem Ratgeber auf Fachjargon und komplizierte Begrifflichkeiten weitgehend verzichtet. Es geht in diesem Buch hauptsächlich darum, dich auf deinem Weg zur Abstinenz ein Stück weit zu begleiten und dir hilfreiche Tipps mit auf den Weg zu geben. Daher möchte ich um Verständnis bitten, wenn ich ein so wichtiges und ernstes Thema wie Drogen etwas vereinfacht darstelle. Gerade weil es sich um eine todernste und schwerwiegende Angelegenheit handelt, habe ich auf leichtes Verständnis und einfach zu merkende Erklärungen Wert gelegt.

Wie der Titel schon sagt: *Drogen haben kurze Beine!* Sie lügen jedes Mal von Neuem und vermitteln Gefühle, Emotionen und Eindrücke, die nichts mit wahren und echten Gefühlen und Erlebnissen zu tun haben. Wir drehen Menschen, die uns belügen und uns schlecht behandeln, den Rücken zu. Egal was kommt: Bevorzugen wir nicht immer die Wahrheit, ob es uns passt oder nicht? Und Drogen haben deshalb *„kurze Beine"*, weil sie so, wie die Wahrheit irgendwann mal ans Licht kommt, früher oder später auch ihr wahres Gesicht durch ihre destruktiven Auswirkungen auf körperliche und geistige Gesundheit und auf das gesamte Leben zeigen. Sie versprechen falsche Gefühle und Eindrücke, während die Betroffenen wahre und reale Erlebnisse verpassen und gleichzeitig alles Wertvolle und das eigene Leben kaputt machen. Das Gefühl von Glück und Zufriedenheit will in Wirklichkeit erlebt werden, und keine Chemikalie der Welt kann mit authentischen Glücksgefühlen mithalten. Deshalb verfolgt dieser Ratgeber das Ziel, zur totalen Abstinenz zu bewegen. Wir werden uns mit verschiedenen Substanzen – von Medikamenten, Alkohol und Nikotin bis hin zu illegalen Drogen wie Kokain und Heroin – auseinandersetzen, wobei die Abhängigkeit von illegalen Drogen und Alkohol weitgehend und kontinuierlich im Vordergrund stehen wird.

Noch nie war es so dringlich, das Thema Drogenabhängigkeit aufzugreifen. Die Zahl der Menschen, die Drogen konsumieren, liegt im dreistelligen Millionenbereich und auf einem Rekordhoch weltweit (Deutsches Ärzteblatt 2018[1]). Allein in Europa haben um die 29 % (ca. 96 Mio.) der Menschen zwischen 15 und 64 Jahren schon einmal Drogen konsumiert (Europäische Beobachtungsstelle für Drogen und Drogensucht 2019[2]). Vielleicht bist du eine oder einer von ihnen und persönlich von einer

---

[1] Deutsches Ärzteblatt (2018) Drogenkonsum weltweit gestiegen. https://www.aerzteblatt.de/nachrichten/96040/Drogenkonsum-weltweit-gestiegen. Zugegriffen: 8. Dezember 2019.
[2] Europäische Beobachtungsstelle für Drogen und Drogensucht (2019) Europäischer Drogenbericht: Trends und Entwicklung. http://www.emcdda.europa.eu/system/files/publications/11364/20191724_TDAT19001DEN_PDF.pdf. Zugegriffen: 30. Mai 2020.

Drogenabhängigkeit betroffen oder vielleicht bist du auch jemand, der anderen Abhängigen helfen will. Jeder kann von dieser Krankheit in direkter oder indirekter Weise betroffen sein, ganz unabhängig von seinem sozialen Status, seiner nationalen Herkunft oder seiner beruflichen Tätigkeit. Meine Message an alle Betroffenen lautet: Die Reise in ein neues Ich ist nicht einfach, aber viel härter und gefährlicher ist es, mit einer Drogenabhängigkeit weiterzuleben, ohne Aussicht auf eine bessere Zukunft. Jeder kann sich im Leben irren und vom rechten Pfad abkommen. Die gute Nachricht ist: Es gibt einen Ausweg! In diesem Ratgeber werde ich dir ausführlich erklären, wie du eine dauerhafte Abstinenz erreichen kannst. Die Tatsache, dass du diesen Wegweiser in den Händen hältst, ist ein eindeutiges Zeichen für deinen Willen, von einem Leben mit Drogen loszukommen. Dein Wille ist hier die allerwichtigste Voraussetzung und der notwendige Treibstoff für deine Reise in die Abstinenz. Ich kann dir die Drogen nicht aus der Tasche, die Zigarette nicht aus dem Mund und die Flasche nicht aus der Hand nehmen und entsorgen. Ich kann aber Folgendes tun: Ich kann dich aufklären, deinen Geist stärken, dir Mut zusprechen und dich auf ein drogenfreies Leben vorbereiten. Lass uns die Reise zu deiner Heilung gemeinsam beginnen – und keine Sorge: Wir schaffen das schon!

im Oktober 2020   Nevriye A. Yesil

Inhaltsverzeichnis

Fakten, Fakten, Fakten ...

Die große Lüge Rauschgift   3

Wie kommt es zu einer Abhängigkeit?   9

Welche legalen Drogen machen süchtig?   29

Illegale Drogen: Welche Arten gibt es und was sind ihre Eigenschaften?   71

Das Gehirn ist das Epizentrum aller Drogen   105

So kommst du von den Drogen los ...

Jetzt abspringen: Augen zu und durch!   119

Rückfall vorbeugen, aber wie?   131

Ein neues ICH: 10 Tipps von mir und der Wissenschaft   147

Gemeinsam stärker: Wie andere bei einer Drogenabhängigkeit
helfen können ...

Unterstützung suchen und Hilfe annehmen　　　　　　　　　175

Mentorinnen und Mentoren als Sprungbrett nach oben　　　187

Wie kannst du als Angehörige oder Angehöriger Hilfe leisten?　191

Umgang mit Stigmatisierung durch die Gesellschaft　　　　205

Über die Autorin

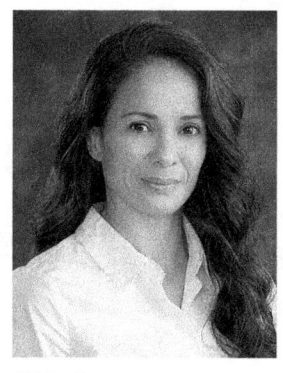

© Yesil

Nevriye A. Yesil wuchs direkt am Hamburger Fischmarkt auf. Im Jahr 2000 kündigte sie ihre Stelle bei einer Hamburger Bank – zunächst, um ein Au-pair-Jahr in den USA zu verbringen. Sie fand dort ihren neuen Lebensmittelpunkt und lebt mittlerweile mit ihrem Ehemann und zwei Kindern in Alabama. Mit ihrer alten Heimat Hamburg fühlt sie sich nach wie vor verbunden und verbringt regelmäßig Zeit in Altona mit ihrer Familie und Freunden. Ihren Bachelor in Psychologie absolvierte Nevriye A. Yesil an der Middle Tennessee State University, ihren Master in Forensischer Psychologie an der University of North Dakota. Momentan unterrichtet sie Psychologie und Entwicklungspsychologie am Lurleen B. Wallace Community College in Andalusia, Alabama und verbringt auch darüber hinaus gerne Zeit mit ihren Studentinnen und Studenten. In ihrer Freizeit ist Nevriye A. Yesil in ihrer Kommune aktiv und hält unter anderem Vorträge über Drogensucht und High Performance Fähigkeiten. Daneben arbeitet sie ehrenamtlich mit Gefängnisinsassinnen in Alabama, die sie während ihrer Haftzeit und nach ihrer Entlassung betreut. Sie spricht mit ihnen über Themen wie Zielsetzung und

Achtsamkeit und hilft ihnen, ihr Selbstwertgefühl zu stärken. Dabei kommen auch viele in ihrem ersten Buch „Knack dein Gehirn für deinen Erfolg" enthaltenen Tipps und Methoden zum Einsatz. Ihr Ziel besteht darin, den Drogenkonsum und die Rückfallquote ehemaliger Inhaftierter in ihrer Stadt zu senken sowie Jugendliche und vom Konsumbeginn zu schützen. Nevriye A. Yesil ist außerdem eine CrossFit Trainerin. Sie betreibt leidenschaftlich olympisches Gewichtheben und nimmt regelmäßig an Wettbewerben teil.

Anlaufstellen

Deutsche Hauptstelle für Suchtfragen e. V. (DHS)
Die DHS verfügt über eine Datenbank mit mehr als 2000 Suchtberatungsstellen und stationären Einrichtungen. Gib einfach deinen Ort oder deine Postleitzahl ein, und schon hast du eine Liste mit Anlaufstellen in deiner Nähe.
www.suchthilfeverzeichnis.de
Bundesverband für stationäre Suchtkrankenhilfe e. V.
Hier kannst du nach passenden Einrichtungen in deiner Nähe suchen, seien es Fachkliniken, Tageskliniken oder Einrichtungen für ambulante Therapien.
www.therapieplaetze.de
Freundeskreise für Suchtkrankenhilfe – Bundesverband e. V. (FKBV)
Diese bieten für Betroffene und Angehörige verschiedene Gesprächsgruppen und Beratungen an, bei denen du dich ganz bestimmt willkommen und verstanden fühlen wirst.
www.freundeskreise-sucht.de
Narcotics Anonymous Deutschsprachige Region (NARSK e. V.)
Diese internationale Selbsthilfegruppe bietet Betroffenen, die sich von Drogen lossagen möchten, wöchentliche Meetings an. Auf Vertraulichkeit und Anonymität wird hier viel Wert gelegt.
www.narcotics-anonymous.de
Deutscher Caritasverband e. V.
Vertreten in vielen Ländern, ist die Caritas ein sozialer Dienstleister und eine Organisation, die Menschen in Not hilft und ihnen ihre Dienste anbietet. Du kannst dich auf dieser Plattform online zum Thema

Suchtfragen beraten lassen. Darüber hinaus bietet die Caritas viele weitere Hilfsleistungen in anderen Themenbereichen an, beispielsweise in Bezug auf Rechtsfragen, Schulden, Haft oder Wohnungslosigkeit.
www.caritas.de

Blaues Kreuz in Deutschland e. V. (BKD)
Das Blaue Kreuz ist eine christliche Suchthilfeorganisation, die Menschen mit einer Suchtkrankheit sowie deren Angehörige unterstützt.
www.blaues-kreuz.de

Kreuzbund e. V.
Auch dieser Verband hilft Betroffenen und Angehörigen beim Ausstieg aus der Sucht. Er veranstaltet wöchentliche Selbsthilfegruppen, in denen die Teilnehmenden lernen, alltägliche Belastungen besser zu bewältigen und am Leben wieder Freude zu haben.
www.kreuzbund.de

Anonyme Alkoholiker Interessengemeinschaft e. V.
Diese Gemeinschaft hilft Menschen, sich von ihrer Alkoholabhängigkeit loszulösen und verhilft ihnen zu einem Leben ohne Alkohol. Regelmäßig finden AA-Meetings für die Alkoholkranken in Form von einer Selbsthilfegruppe statt, aber auch Angehörige, Freunde und Verwandte können bei den ‚offenen Meetings' gemeinsam mit den Betroffenen teilnehmen.
www.anonyme-alkoholiker.de

Drugcom.de
Dies ist eine Internetplattform der Bundeszentrale für gesundheitliche Aufklärung (BZgA), die eine Chat-Beratung und Informationen über verschiedene Drogenarten anbietet. Hier werden vor allem junge Leute zwischen 15 und 25 Jahren angesprochen.
drugcom.de

Nationale Kontakt- und Informationsstelle zur Anregung und Unterstützung von Selbsthilfegruppen (NAKOS)
Hier finden Betroffene oder Angehörige Informationen und Kontaktmöglichkeiten rund um Selbsthilfegruppen. Und dies gilt nicht nur bei Suchtangelegenheiten, sondern auch bei seelischen Problemen wie Depressionen und Ängsten.
www.nakos.de

Müttergenesungswerk (MGW)
Das MGW ist eine gemeinnützige Stiftung, die sich für die Gesundheit und Rehabilitation von Müttern, Vätern und pflegenden Angehörigen einsetzt. Um Angehörige von ihrer Belastung zu befreien und zu rehabilitieren, werden Beratungen, Kuren sowie Nachsorgemöglichkeiten angeboten.
www.muettergenesungswerk.de

Synanon – Leben ohne Drogen
Synanon ist eine Suchtselbsthilfegemeinschaft und bietet für Betroffene unzählige Möglichkeiten, um im Leben wieder Fuß zu fassen (siehe Kap. 9). Zu den Leistungen der Einrichtung gehören Entzugsmaßnahmen, Ausbildungsmöglichkeiten, Unterkünfte sowie Unterstützung für die Zeit danach! Betroffene können sich (zum Zeitpunkt der Manuskripterstellung) sofort und jederzeit ohne Vorbedingungen und Voranmeldung an zwei Standorte wenden:
Hauptstandort: Dorfstraße 9, 13051 Berlin-Lichtenberg/Ortsteil Malchow
Zweiter Standort: Lichtenberger Straße 41, 10243 Berlin-Friedrichshain
www.synanon-aktuell.de
Guttempler in Deutschland
Die Guttempler sind eine internationale Selbsthilfeorganisation. Durch Selbsthilfegruppen und persönliche Gespräche setzen sie sich für alkoholabhängige und andere substanzabhängige Menschen ein und verhelfen ihnen zu einem suchtmittelfreien, gesunden und eigenverantwortlichen Leben. Die Stärke der Guttempler liegt darin, dass sie auch die ganze Familie in ihre Arbeit miteinbeziehen. Auch sind sie bekannt für ihre Öffentlichkeitsarbeit und Beteiligung an verschiedenen Projekten.
www.guttempler.de

Nachwort

Ich hoffe, du hast deine Reise in ein drogenfreies Leben begonnen oder vielleicht bist du zumindest kurz davor. Gib die Hoffnung auf ein besseres und drogenfreies Leben nicht auf, auch wenn der Weg dahin mal holprig ist. Dein Wille ist dein Treibstoff und Motor und wird dich auch in schweren Zeiten in Richtung Abstinenz tragen. Werde tätig und ändere die Dinge, auf die du Einfluss hast, doch akzeptiere auch die Dinge, die du nicht ändern kannst. Lebe dein Leben auf bestmögliche Art und Weise weiter. Ziel ist, sich im Leben langsam und stetig vorwärtszubewegen und nicht am gleichen Punkt stehen zu bleiben. Sei stolz auf jeden Fortschritt, den du machst, und baue dir ein Leben auf, das dir echte und wahre Freude bereitet. Schlechte Tage werden kommen und ein starkes Craving erzeugen. Schenkst du den dunklen Momenten keine große Bedeutung, gehen sie so schnell wieder vorbei, wie sie gekommen sind. Deine Abhängigkeit wird für immer ein Teil deiner Lebensgeschichte sein, aber sie wird nicht deine Zukunft bestimmen. Halte den Kopf hoch und den Rücken gerade und versuche nicht, Problemen und Schwierigkeiten aus dem Weg zu gehen und wie der Vogel Strauß den Kopf in den Sand zu stecken. Drogen sind nichts anderes als Pflaster mit Giftstoffen, die du auf deine Wunden legst. Diese Wunden werden damit jedoch größer und die daraus resultierenden Probleme erstrecken sich bald auf viele Säulen des Lebens und führen bis hin zum finanziellen, sozialen und gesundheitlichen Ruin.

Vielleicht hast du es auch geschafft und lebst jetzt drogenfrei. Hier kann ich dir nur aufrichtig gratulieren. In diesem Fall bist du jetzt ein Beispiel und Inspiration für viele, die sich noch mitten in einer Abhängigkeit befinden. Strecke deine Hand aus und teile deine Erfahrungen und Weisheiten mit anderen.

Vor fast 60 Jahren hielt der Bürgerrechtler Martin Luther King eine Rede mit dem Titel „I have a dream", in der er für die Bürgerrechte von schwarzen Amerikanerinnen und Amerikanern eintrat. Sein Traum war es, den Rassismus in Amerika zu beenden, damit weiße und schwarze Amerikaner gemeinschaftlich und gleichberechtigt Seite an Seite leben. Ich habe auch einen Traum: Ich stelle mir eine Entgiftungsbewegung vor, an der sich Menschen aus allen Nationen beteiligen, um gemeinsam die Drogenabhängigkeit zu bewältigen. Lass uns diese Bewegung gemeinsam starten und der Lüge Drogen den Krieg erklären. Gemeinsam sind wir besser, stärker und unbesiegbar.

Doch sosehr ich auch jedem Einzelnen helfen möchte, reicht es mir zunächst, wenn ich gerade dich zum Wechsel in ein reales Leben motivieren konnte, damit du endlich wieder dein wahres Ich findest. Dieses erkennst du allerdings erst wieder, wenn du auf die rosa Brille verzichtest, die die Drogen dir aufsetzen. Nur so kannst du in die Realität zurückkehren und die Freiheit eines drogenfreien Daseins erlangen. Denn ein drogenfreies Leben bedeutet nichts anderes als Freiheit und keine Einschränkung! Freiheit von dem akuten Verlangen, Freiheit von dem Zwang, sich ständig mit Drogen versorgen zu müssen, und Freiheit, einen neuen Lebensweg mit neuen, aufregenden und spannenden Zielen einzuschlagen. Für all das wirst du nämlich durch deine Abstinenz die Zeit und Energie haben. Schließlich ist Zeit kostbar, denn eine Rückerstattung für verschwendete Lebenszeit gibt es nicht. Nutze jetzt die Gelegenheit und versuche, mit den in diesem Ratgeber enthaltenen Tipps und Methoden ein neues Leben anzufangen. Und verwandle dich vom Drogenopfer zu deiner ganz persönlichen Heldin bzw. zu deinem ganz persönlichen Helden! Bis jetzt haben die Subtanzen entschieden, wie du dich fühlen wirst. Ab nun wirst du dein eigener Herr! Dein Leben ist dein Werk und jetzt ist der ideale Zeitpunkt, das Lebenskapitel „Abhängigkeit und Drogen" zu beenden und einen neuen und drogenfreien Lebensabschnitt zu beginnen. Ich wünsche dir eine erfolgreiche Genesung und nur das Beste für die Zukunft.

In Love,

Nevriye Yesil

Fakten, Fakten, Fakten …

Die große Lüge Rauschgift

Der von Drogen ausgelöste „Hokuspokus" ist genau wie dieser Zauberspruch nicht echt und von kurzer Dauer. Doch was ist mit Drogen eigentlich gemeint? Mit Drogen sind alle Substanzen gemeint, die durch das zentrale Nervensystem die Wahrnehmung und das Bewusstsein eines Menschen verändern und so die menschliche Psyche manipulieren. Drogen werden auch als „psychotrope (oder psychoaktive) Substanzen" bezeichnet. Bevor wir so richtig loslegen, lass uns zunächst das Wort „Lüge" genauer definieren. Laut Duden ist die Bedeutung des Worts „Lüge" wie folgt: „bewusst falsche, auf Täuschung angelegte Aussage; absichtlich, wissentlich geäußerte Unwahrheit" (Duden 2020). Jedes einzelne Wort dieser Definition trifft auch auf Drogen zu, denn man nimmt sie bewusst, absichtlich und gezielt ein und die Gefühle, die sie erzeugen, sind nicht echt, also kann man sie auch als Täuschung bezeichnen. Die Wissenschaft liefert genügend Beweise, dass Suchtmittel das Bewusstsein, die Wahrnehmung, Gefühle, Emotionen, das Gehirn etc. verändern. Mehr dazu wirst du in den folgenden Kapiteln erfahren. Somit wird ganz offensichtlich, dass Drogen nichts anderes sind als betrügerische Hochstapler, die zuerst mit positiven Gefühlen in die Falle locken, die Risiken nicht sofort offenlegen und langsam, aber sicher zum Auslöser von vielen Problemen und Zerstörung werden. Es ist so, als wenn man sich einbildet, in einem paradiesischen Garten zu sein, doch befindet man sich in Realität in einem Drogensumpf, der einen immer tiefer in den Schmutz zieht und zu ertränken droht. Drogen vermitteln den falschen Eindruck, dass man glücklich, die Welt heil ist und die Sorgen und Probleme nicht existieren. Die Probleme und seelischen Belastungen, derer man sich entledigen und die man verdrängen wollte, bleiben nicht nur bestehen, sondern nehmen sogar noch zu, je länger der Substanzkonsum andauert. Das Wohlbefinden und das Bewusstsein werden chemisch und auf gefährlich schnelle Weise und ohne Umwege verbessert bzw. erweitert. Verantwortlich für die veränderte Stimmung und Wahrnehmung sind die in Drogen enthaltenen Chemikalien, die für die Ausschüttung von verschiedenen Botenstoffen wie z. B. Dopamin sorgen, welche im Belohnungszentrum im Gehirn (mehr dazu in Kap. 5) eine Rolle spielen und so die entsprechende Wirkung auslösen. Das Belohnungszentrum kann man sich bildhaft auch als eine Produktionsfabrik für Glücksgefühle vorstellen. Vereinfacht ausgedrückt, sind Drogen wie Hacker, die sich auf illegale, also unnatürliche Weise den Einlass in diese Positive-Gefühle-Fabrik verschaffen. Die Botenstoffe könnte man auch als Schlüssel zu dieser Fabrik bezeichnen, wobei verschiedene Substanzen einen unterschiedlichen Code für den Einlass ins Belohnungszentrum benutzen. Die natürliche Produktion von Glücksgefühlen wird gestört, um mehr künstliche, dafür aber umso intensivere Glücksgefühle zu produzieren. Echte Glücksgefühle werden quasi durch unechte und gefälschte ersetzt. Dass dadurch die Maschinen (z. B. die Gehirnzellen und Organe) und das Umfeld der Fabrik (Beziehungen, Arbeitsumfeld) zerstört werden, wird in Kauf genommen bzw. ist der Konsumentin oder dem Konsumenten zunächst nicht bewusst. Das Verlangen nach momentaner Befriedigung ist zu groß und gefälligst sofort zu erfüllen.

Die Auswirkung eines chronischen Drogenkonsums auf das Leben ist ohne Frage enorm negativ und vernichtend. Ich habe noch nie jemanden getroffen, der mit einer Substanzabhängigkeit ein glückliches und zufriedenes Leben führt. Zu groß ist der Schaden auf verschiedenen Ebenen und in fast allen Lebensbereichen. Wichtige Aspekte des täglichen Lebens werden hintangestellt und nichts bleibt davon verschont, ob Erwerbsleben, Weiterbildung, Gesundheit, Finanzen, Sozial- und Arbeitsleben, Familie und Kinder oder Träume und Ziele. Ganz zu schweigen von den Einschränkungen der Kompetenzen und Fähigkeiten, die damit verbunden sind. Bald kann man alltäglichen Verpflichtungen des Lebens nicht mehr nachkommen, bricht man nach und nach die Verbindung zu allem ab, was das Leben einmal ausgemacht hat. Ging es dir vor der Abhängigkeit gut, dann geht es dir jetzt schlecht, und ging es dir sowieso schlecht, dann wird mit der Drogenabhängigkeit alles nur noch schlechter. Dies führt zu einem Teufelskreis, denn eine ernsthafte Drogenabhängigkeit zerstört nicht nur Körper und Geist, sondern ohne Zweifel ALLE Ebenen des Lebens – alles ausgelöst durch kleine chemische Partikel. Die durch Drogen produzierten positiven Gefühle und Wahrnehmungen, die Konsumentinnen und Konsumenten wie aus heiterem Himmel in eine glückliche Stimmung versetzen, haben mit echten Gefühlen, erzeugt durch reale Erlebnisse, nichts zu tun. Im Gegensatz zu den echten Gefühlen sind das einzig Wahre und Echte an Drogen die riskanten Nebenwirkungen und all die damit verbundenen Probleme. Was soll daran bitte vorteilhaft, gut, und vor allem ECHT sein?

> **Hinweis:**
> Aus Vereinfachungsgründen werde ich die Begriffe „Drogen", „Suchtmittel", „Rauschmittel", „Giftstoffe" und „Substanzen" unter dem Sammelbegriff „Drogen" für alle erwähnten psychotropen Substanzen zusammenfassen, um nicht jedes Mal alle Drogenarten und Substanzen aufzuzählen.

Die Beziehung zu Drogen ist wie eine verlogene Freundschaft, denn welche gute Freundschaft basiert auf unechten Gefühlen, bohrt sich tief ins Gehirn, frisst an den Gehirnzellen und zerstört die körperliche und geistige Gesundheit? Dass sich der „gute Freund" bald als ein böser Gegner entpuppen wird, ist so sicher wie das Amen in der Kirche. Genauso unecht sind die Leistungen von Sportlerinnen und Sportlern, die durch Doping (aktivitätssteigernde Drogen) ihre Leistung anheben und nur unechte Leistungen zur Schau zu stellen, um später vor Scham in den Boden zu versinken, wenn der Betrug nachgewiesen und die Medaille aberkannt wird. Dass die erhöhte körperliche Leistung nur durch chemische Substanzen erreicht wird und sie gegen das Fairnessprinzip verstoßen, ist den Doping-Sünderinnen und Sündern bewusst, nur ist es ihnen erstmal egal. Hauptsache, die Goldmedaille baumelt am Hals. Doch nicht nur das gesamte Leben leidet unter einer Substanzabhängigkeit, Betroffene sind auch nicht mehr sie selbst. Grundsätze und Prinzipien werden gebrochen, während Betrug, Lügen und Diebstahl Mittel zum Zweck werden, um sich die Suchtmittel zu beschaffen. Diese Verhaltensweisen werden ein Teil des Wesens und wirken sich nicht nur außerordentlich negativ auf den Charakter aus, sondern führen auch dazu, dass andere jegliches Vertrauen und jegliche Zuversicht verlieren.

Die körperlich unübersehbaren Folgen sind offensichtlich und schreien geradezu nach Hilfe und Aufmerksamkeit. Dass ein exzessiver Drogenkonsum den Körper völlig zerstört und kaputt macht, kann wohl keiner leugnen. Die Folgen werden nämlich offensichtlich, sind oft von außen erkennbar und werden durch verschiedene körperliche Beschwerden von den Betroffenen wahrgenommen. Ob es sich um sichtbare Schäden wie in Bezug auf Zähne, Haut oder Gewicht handelt oder um unsichtbare gesundheitliche Schäden, wie der Verfall der Organe oder ein schwaches Immunsystem, die Folgeerkrankungen werden mit anhaltendem Konsum immer schlimmer. Der Schweregrad einer Abhängigkeit und die daraus resultierenden körperlichen Schäden hängen von verschiedenen Faktoren ab. Dazu gehören:

- Art und Inhaltsstoffe der Substanzen
- Dosis, Häufigkeit und Dauer des Konsums
- Körperliche Merkmale und Beschaffenheit jedes Einzelnen (z. B. Alter, Gewicht, Stoffwechsel etc.)
- Allgemeiner Gesundheitszustand vor Konsumbeginn (Drogenkonsum macht alles nur noch schlimmer!)
- Mischkonsum, d. h. die Frage, ob verschiedene Substanzen konsumiert werden. Je mehr Drogenarten konsumiert werden, desto schwerwiegender sind die Auswirkungen auf Körper und Gesundheit

Bei einer schweren Abhängigkeit haben Drogen höchste Priorität, während Risiken und gesundheitliche Schäden wenig Beachtung finden oder einfach ignoriert werden. Kein Suchtmittel kommt ohne Risiken und Nebenwirkungen daher. Auch wenn das Wort „Drogen" sich meistens auf illegale Drogen mit hohem Suchtpotenzial bezieht, haben auch legale Drogen wie Alkohol erhebliche gesundheitliche und soziale Folgen, auf die in Kap. 3 genauer eingegangen wird. Sie ruinieren einerseits die Gesundheit und das gesamte Leben, andererseits verkürzen sie auch die Lebenszeit. Jährlich sterben in Deutschland 120.000 Menschen an den Folgen von Rauchen, 21.000 an Alkohol und 1300 Menschen an den Folgen von illegalen Drogen (Nationale Strategie zur Drogen- und Suchtpolitik 2018). Hinter jeder einzelnen Zahl steckt ein Mensch, der vorzeitig durch ein Suchtverhalten ums Leben kam. Welche Ziele und Träume diese Menschen wohl mit ins Grab nehmen? Diese Frage stellte ich mir vor nicht allzu langer Zeit, als ich einen letzten Blick auf eine junge Verstorbene im offenen Sarg bei ihrer Trauerfeier werfen durfte (in den USA ist dieses Ritual üblich), die durch eine Überdosis ums Leben kam. Sie war jung und bildhübsch und nach ihrem Tod nicht wiederzuerkennen. Für sie kam jede Hilfe zu spät. Dieses Ereignis hat mich tief getroffen, zum einen, weil ich sie persönlich kannte, zum anderen, weil ich hautnah Zeugin davon wurde, was Drogen mit einem Menschen alles anstellen können. Ich fand mich moralisch dazu verpflichtet, diesen Ratgeber mit der Hoffnung zu schreiben, anderen dieses Leid zu ersparen und ihnen bei der Wiederherstellung eines drogenfreien Lebens zu helfen. Als ehrenamtliche Angestellte im Gefängnis bin ich zum Glück nicht nur Zeugin von Schäden, die Drogen anrichten können, sondern auch von Fällen, bei denen das Leben wiederhergestellt werden konnte. Genauso wie nach einem echten Tornado kannst auch du vieles wiederherstellen, erneuern und neugestalten. Dass ein Neustart ohne Drogen möglich ist, beweisen all die Menschen, die den Absprung vor dir schon geschafft haben. Für die junge Frau kam jede Hilfe zu spät, aber nicht für dich! Für dich ist es noch nicht zu spät, ein drogenfreies Leben anzufangen, egal wie alt du bist und wie tief du schon in der Abhängigkeit drinsteckst. Der Absprung auf die andere Seite, in die Abstinenz, lohnt sich immer. Ohne Drogen kannst du das Leben im wahrsten Sinne des Wortes in vollen Zügen genießen – ohne Betäubung und Flucht aus dem realen Leben. Du musst es nur wollen und dementsprechend handeln!

> **Und jetzt du!**
> Welche Gefühle erzeugen deine Drogen? Welche dieser Gefühle waren real und mit wahren Erlebnissen verknüpft? Toll, wenn du die zweite Frage mit „keine" beantwortet hast, denn das zeigt Einsicht und mindert die Bedeutung der konsumierten Substanzen. Einsicht ist wichtig, denn sie ist der erste Schritt zu einem besseren und drogenfreien Leben.

Die wichtigsten Punkte im Überblick

- Drogen vermitteln durch neuroaktive Substanzen unechte positive Gefühle.
- Die Gesundheit und das soziale Leben können unter einer Substanzabhängigkeit massiv leiden.
- Menschen können sich durch Drogen in ihrer Persönlichkeit negativ verändern.
- Drogenkonsum bedeuten oft eine Verkürzung der Lebenszeit.
- Drogen lügen!

Literatur

Duden (2020) Lüge. https://www.duden.de/rechtschreibung/Luege. Zugegriffen: 5. Apr. 2020

Nationale Strategie zur Drogen- und Suchtpolitik (2018) Drogen- und Suchtbericht. Die Drogenbeauftragte der Bundesregierung. https://www.drogenbeauftragte.de/fileadmin/dateien-dba/Drogenbeauftragte/Drogen_und_Suchtbericht/pdf/DSB-2018.pdf. Zugegriffen: 18. Okt. 2019

Wie kommt es zu einer Abhängigkeit?

Jeder kann von einer Substanzabhängigkeit betroffen sein und jeder hat ein Bild im Kopf, wenn es um die Vorstellung von einer oder einem klassischen Drogenabhängigen geht, und dieses ist leider fast immer extrem negativ. Viele stellen sich unter Drogenabhängigen Menschen der unteren Gesellschaftsschicht vor, weil im Grunde genommen diese in der Öffentlichkeit am häufigsten wahrgenommen werden. Auch Massenmedien stellen Drogensüchtige in schlimmster Verfassung dar und zeigen, wie sich diese verwahrlost in der Innenstadt und in Bahnhofsvierteln tummeln. Dass es auch die Oberschicht betreffen kann, wird dabei außer Acht gelassen, und auch die Tatsache, dass Menschen, die über mehr finanzielle Mittel verfügen, sich Drogen eigentlich eher leisten können. Laut einer Studie neigen Studierende mit gehobenem sozioökonomischem Status eher zum Drogenkonsum als ihre Altersgenossen aus einem anderen Umfeld (Martin 2019). Dieses Ergebnis ist nicht weiter schockierend, wenn man sich all die Berühmtheiten vor Augen führt, die durch Drogen ums Leben gekommen sind. Man denke nur an die verstorbenen Superstars Marilyn Monroe, Whitney Houston, Michael Jackson, Prince und Amy Winehouse oder an bekannte Hollywood-Promis auf Zeitschriften-Covers, die sich an geheimen Orten einem Entzug unterziehen und sich öffentlich dazu bekennen. Status und Geld haben auch sie nicht vor einer Abhängigkeit und den verheerenden Folgen geschützt, und sie bieten auch keinen Schutz vor einem frühzeitigen Tod. Deshalb kann man mit Gewissheit sagen, dass Drogenabhängigkeit eine weitverbreitete Plage ist, die keinen Unterschied zwischen Schicht, Alter und Geschlecht macht und schon gar nicht Gnade und Erbarmen kennt. Ein Blick in die Statistik des Bundesministeriums für Gesundheit liefert schockierende Fakten. Im Jahr 2018 wurden in Deutschland folgende Substanzabhängigkeiten verzeichnet (2019):

- 1,6 Mio. Alkoholabhängige
- 12 Mio. Raucherinnen und Raucher
- 2,3 Mio. Arzneimittelabhängige und
- 600.000 Konsumentinnen und Konsumenten von illegalen Drogen

Interessant ist, was Millionen von Menschen dazu motiviert, nach diesen Substanzen zu greifen. Der Grund für einen Drogenkonsum sieht bei jedem anders aus, aber im Prinzip ist dieser ja auch egal! Er rechtfertigt die Nebenwirkungen und die gefährlichen Folgen trotzdem nicht. Stets jedoch hat der Konsum eine Funktion und fast immer wünschen sich die Konsumentinnen und Konsumenten eine Verbesserung des Gefühlszustands. Sie möchten sich gut fühlen und weniger leiden, denn wer will das nicht? Um dem eigenen Wohlbefinden auf die Sprünge zu helfen, greifen viele zu Drogen, als wären die Substanzen ein Multifunktionswerkzeug, das den Gefühlszustand nach eigenen Wünschen repariert. Während Drogen den Anschein vermitteln, dass sie das Befinden verbessern, zerstören sie gleichzeitig und leise um ein Vielfaches mehr in einem Menschen. Eine Drogenabhängigkeit ist oft der Anfang von weiteren Vergehen und Problemen, denn um die Abhängigkeit zu finanzieren, muss schließlich das nötige Kleingeld her – und das jeden Tag aufs Neue. Vor allem weibliche Drogenkonsumenten sind großen Gefahren ausgesetzt. Sie berichten oft von einem Tausch von Drogen gegen sexuelle Gefälligkeiten oder Prostitution (auch „Drogen- oder Beschaffungsprostitution" genannt), wo Gewalt und Missbrauch häufig an der Tagesordnung sind. Wenn die finanziellen Mittel nicht vorhanden sind, kommt es auch oft vor, dass auf illegale Weise (z. B. durch Diebstahl, Raub oder Einbruch) versucht wird, sich die Suchtmittel zu finanzieren. Irgendwann werden die Drogenabhängigen dann erwischt und machen somit erste Erfahrungen mit dem Justizsystem. Hier spricht man von „Beschaffungskriminalität" und ich muss in diesem Fall einräumen, dass eine Haftanstalt für Drogenabhängige nicht immer schlecht ist, auch wenn es für Betroffene anfänglich so erscheint.

Substanzabhängige Häftlinge bekommen oft die Möglichkeit, eine abstinenzorientierte Behandlung wie z. B. eine Substitutionstherapie zu beginnen. Auch der Gesetzgeber gibt Häftlingen die Gelegenheit zu einem Neustart ins Leben. Paragraf 35 des Betäubungsmittelgesetzes (BtMG) ermöglicht nach dem Grundsatz „Therapie statt Strafe", dass sich substanzabhängige

Straftäterinnen und -täter, die bestimmte Kriterien erfüllen, statt einer Gefängnisstrafe einer Therapie unterziehen können (Bundesministerium für Gesundheit 2019a, b). Dies ist eine gute Gelegenheit für viele, das vorherige von Kriminalität und Sucht geprägte Leben hinter sich zu lassen. In etlichen Fällen wird zwangsweise auch der kalte Entzug durchgeführt, d. h. ein Entzug ohne Unterstützung von Medikamenten. Für viele Drogenabhängige und andere Kriminelle bietet ein Gefängnisaufenthalt auch die Gelegenheit, sich mit sich selbst auseinanderzusetzen und über die eigenen Fehler und das Leben nachzudenken. Daraus resultieren oft ein Umdenken und Wechsel der Gangart, d. h. ein Umbruch im Leben wird ausgelöst. Diesen Wandel erlebe ich im Gefängnis bei den drogensüchtigen Häftlingen hautnah mit. Nach kurzer Zeit treten Entzugssymptome wie Zittern, Übelkeit, Schmerzen, Unruhe, Hautentzündungen und Reizbarkeit auf. Doch nach wenigen Wochen kann ich langsam durch Besserung des medizinischen Zustands und Distanz vom Umfeld den Wandel in den Gesichtern ablesen. Die Inhaftierten können wieder klar denken und rückblickend erkennen, welchen Schaden sie sich selbst und ihrer Familie zugefügt haben. Es ist, wie wenn ein riesiger Tornado über die Drogensüchtigen hinweggezogen wäre: Eine totale Stille entsteht und ein Gefühl von Frieden liegt in der Luft – für einige der Ausgangspunkt für einen Neuanfang.

Abhängigkeit und Sucht: Was ist der Unterschied?

Eine Drogenabhängigkeit ist eine krankhafte Störung und verweist auf eine Abhängigkeit von einer Substanz wie Heroin, Alkohol, Kokain oder Nikotin. Der Begriff „Sucht" bezieht sich neben Substanzen auch auf andere „nicht substanzgebundene" Süchte wie die Kaufsucht, Fresssucht, Arbeitssucht, Sexsucht oder Spielsucht. Die Weltgesundheitsorganisation hat sich 1964 von dem Begriff „Sucht" distanziert und verwendet seitdem die Bezeichnung „Abhängigkeit", um der gesamten Bandbreite von psychoaktiven Substanzen gerecht zu werden und um auch deutlich aufzuzeigen, dass es sich um eine Krankheit handelt (WHO 2020). In der Alltagssprache werden beide Begriffe in Zusammenhang mit Drogen verwendet und sie kommen wegen ihrer umgangssprachlichen Bedeutung in diesem Ratgeber synonym zum Einsatz. Sie beziehen sich hierin auf die gleiche Thematik, nämlich auf den chronischen Konsum von Substanzen.

Unterschied zwischen körperlicher und psychischer Abhängigkeit
Eindeutige Anzeichen einer körperlichen Abhängigkeit sind Entzugssymptome, die bei einem Konsumstopp auftreten können und sich mit Schmerzen und Krämpfen, Zittern, Fieber, Übelkeit und Schweißausbrüchen äußern. Grund dafür ist die Gewöhnung des Körpers an die Substanzen, der eine höhere Dosierung für den gleichen Effekt verlangt. Eine körperliche Abhängigkeit ist aber binnen weniger Wochen beendet und Ziel jeder Entgiftungstherapie.

Mit einer **psychischen (oder seelischen) Abhängigkeit** gehen nach Konsumstopp häufig psychische Symptome wie Depressionen, Angstzustände oder Unruhe sowie ein starker und unwiderstehlicher Drang („Suchtdruck" oder „Craving" genannt) einher. Nicht alle Drogen erzeugen eine körperliche Abhängigkeit, aber so ziemlich alle verursachen eine seelische Abhängigkeit, eine Art seelische Verbundenheit mit bzw. Sehnsucht nach den Substanzen. Die Gedanken kreisen ständig um die Drogen, ein starkes Verlangen wird gespürt und Drogen werden für das seelische Wohlbefinden gebraucht. Obwohl sich der Körper von den Giftstoffen entschlackt hat, bleibt die psychische Abhängigkeit unterschwellig vorhanden – und das auf Dauer. Deshalb ist diese eine viel größere Herausforderung für Betroffene, was die Wichtigkeit der Nachsorge, sprich der Rückfallprophylaxe, nach einer Suchtbehandlung unterstreicht, um eine Abstinenz dauerhaft zu gewährleisten.

Woran erkennt man eine Abhängigkeit und wie wird sie diagnostiziert?
Woran kannst du erkennen, dass du eine Abhängigkeit von bestimmten Substanzen entwickelt hast? Um etwas zu ändern, muss man erst einmal erkennen und einsehen, dass überhaupt ein Problem besteht. Eine Abhängigkeit ist ganz deutlich daran zu erkennen, dass das Leben ohne die entsprechenden Substanzen, seien es Drogen, Medikamente oder Alkohol, unerträglich und nicht mehr möglich erscheint. Als Hilfestellung gibt es Klassifikationssysteme, die bei einer Diagnose unterstützen können. In Deutschland wird zur Diagnoseerstellung der ICD-Katalog, die Internationale statistische Klassifikation der Krankheiten und verwandter Gesundheitsprobleme (engl. International Statistical Classification of Diseases and Related Health Problems), genutzt. Dieser wird von der Weltgesundheitsorganisation herausgegeben und gibt klare diagnostische Kriterien vor, die erfüllt werden müssen, um eine krankhafte Abhängigkeit festzustellen. Laut ICD-11 ist eine Abhängigkeit ein physiologischer, kognitiver und/oder ein verhaltensmäßiger Zustand. Der Konsument hat eine körperliche und psychische Abhängigkeit von einer bestimmten

Substanz gebildet und spürt ein starkes Verlangen, die Substanz regelmäßig zu konsumieren, er ist also für das Wohlbefinden darauf angewiesen und muss mit dem Konsum auch den Entzugssymptomen entgegenwirken (WHO 2019).

Die aktuelle Ausgabe, der ICD-11-Katalog, gibt sechs Kriterien vor, wovon drei innerhalb eines Jahres gemeinsam auftreten müssen, um eine Substanzabhängigkeit zu diagnostizieren. Diese sechs Kriterien lauten:

1. Ein starker Wunsch, Zwang oder ein starkes Verlangen (auch „Craving" genannt) nach der Substanz
2. Vernachlässigung von anderen Interessen (wie z. B. Arbeit, Schule, Familie, Freundschaften und Partnerschaften)
3. Toleranzentwicklung, d. h. die gleiche Menge an Drogen wirkt nicht mehr und die Dosis/Menge wird erhöht, um den gewünschten Effekt zu erzielen
4. Konsum wird trotz negativer Folgen fortgesetzt (z. B. trotz Beziehungskonflikten, Gesundheitsproblemen oder sozialen/psychischen Problemen)
5. Entzugserscheinungen bei Konsumstopp oder reduzierter Konsummenge wie z. B. Fieber, Übelkeit, Zittern, Schmerzen, Schweißausbrüche
6. Kontrollverlust

Abgesehen von einer Abhängigkeit kann auch ein sogenannter „schädlicher Gebrauch" stattfinden. Hierbei handelt es sich laut ICD-11-Kriterien zwar um keine Abhängigkeit, doch wird der Konsum der Substanzen trotz körperlicher und psychischer Schäden (z. B. Leberschäden, Angststörungen) sowie negativer sozialer Folgen (z. B. Jobverlust, Trennung) fortgesetzt. Um diese Diagnose zu stellen, muss das entsprechende Konsumverhalten mindestens einen Monat lang oder mehrmals in den letzten zwölf Monaten aufgetreten sein (Batra et al. 2016). Nun da wir schon über diagnostische Leitlinien sprechen, sollte natürlich auch das weitverbreitete US-amerikanische Klassifikationssystem DSM, der diagnostische und statistische Leitfaden psychischer Störungen (engl. Diagnostic and Statistical Manual of Mental Disorders), nicht unerwähnt bleiben. Dieser wird von der American Psychiatric Association herausgegeben und kommt nicht nur in den USA zum Einsatz, sondern ist auch in vielen anderen Ländern ein beliebtes Diagnosesystem (American Psychiatric Association 2013). Die derzeit aktuelle Version DSM-5 gibt 11 Kriterien vor, um eine Substanzabhängigkeit sowie den Grad einer Abhängigkeit festzustellen. Der Schweregrad einer Konsumstörung hängt laut diesem System davon ab, wie viele der Kriterien erfüllt sind: Bei zwei bis drei erfüllten Kriterien spricht man von einer „leichten", bei vier bis fünf erfüllten Kriterien von einer „moderaten" und ab sechs erfüllten Kriterien von einer „schweren" Substanzkonsumstörung (Kopak et al. 2014).

Die 11 Kriterien gemäß DSM-5 im Überblick:

1. Substanz wird auch dann konsumiert, wenn der Konsum dich und/oder andere in Gefahr bringt (z. B. Fahren unter Alkoholeinfluss)
2. Körperliche und seelische Probleme werden durch Konsumverhalten verursacht oder deutlich verschlimmert (z. B. Leberversagen, Depressionen)
3. Konsum wird trotz dadurch verursachter sozialer und zwischenmenschlicher Konflikte fortgesetzt
4. Aktivitäten, die vorher Freude und Spaß bereitet haben, werden aufgrund von Substanzkonsum aufgegeben
5. Substanz wird über einen längeren Zeitraum oder in größeren Mengen konsumiert
6. Wichtige Verpflichtungen werden vernachlässigt oder eingestellt (z. B. Arbeit, Schule)
7. Konsument/in wendet viel Zeit für Konsum und Anschaffung auf
8. Bei Absetzen der Substanz zeigen sich Entzugserscheinungen (z. B. Zittern, Schmerzen)
9. Toleranz wurde entwickelt, sodass Dosis erhöht werden muss, um den gleichen Effekt zu erzielen
10. Konsument/in versucht erfolglos, die Konsummenge zu reduzieren oder einzustellen
11. Konsument/in verspürt ein starkes Verlangen (Craving) nach der Substanz

Wie fängt eine Drogenabhängigkeit überhaupt an?
Der Teufelskreis einer Drogenabhängigkeit läuft fast immer nach dem gleichen Schema ab. Man will es nur einmal probieren oder sich eine momentane Entlastung von den Sorgen verschaffen. Vielleicht war es Neugier und Risikofreudigkeit oder einfach nur der Wunsch, im Freundeskreis dazuzugehören oder seine Energie und Leistungsfähigkeit zu steigern. Mal möchte man sich vielleicht in gute Laune versetzen oder einfach entspannen, mal sind eine Trennung, ein Schicksalsschlag oder ein Kindheitstrauma der Auslöser für den Drogenkonsum. Oder wurdest du vielleicht von Leuten aus deinem Freundes- oder Bekanntenkreis mit einer „Ach, bei einem Mal passiert schon nichts!"-Mentalität zum Konsum überredet? Für viele unvorstellbar, aber auch das EINE Mal kann leicht zum Verhängnis werden, denn die Forschungsergebnisse legen die nackten Tatsachen auf den Tisch.

In einer aktuellen Studie wurde anhand von Tierversuchen festgestellt, dass schon der EINMALIGE Konsum von Kokain und Amphetaminen Veränderungen in den dopaminergen (d. h. auf Dopamin reagierenden) Nervenzellen im Gehirn verursachen kann (Runegaard et al. 2019). Schon der erstmalige Konsum kann somit Spuren hinterlassen und das Konsumverhalten verstärken, denn dieser wird als belohnend und äußerst angenehm empfunden. Genau dafür werden die Substanzen schließlich konsumiert. Die wohligen Gefühle haben die Gehirnzellen sich gut gemerkt und sie haben schon eine Vorliebe für sie entwickelt. Bereits eine andere Forschungsarbeit hatte darauf hingewiesen, dass das „Mögen" und „Wollen" nach dem ersten Kokainkonsum das Risiko für einen dauerhaften schädlichen Kokainkonsum erhöht (Lambert et al. 2006). Die vermehrte Dopaminausschüttung im Belohnungszentrum sorgt von Anfang an für einen wohligen und aufputschenden Effekt, denn nicht ohne Grund wird Dopamin in der Umgangssprache als „Glücksbotenstoff" bezeichnet. Die positive Stimmung möchte man möglichst bald wieder erleben. Bei regelmäßigem Konsum verlieren viele Konsumentinnen und Konsumenten relativ schnell die Kontrolle, und die bewusste Einnahme der Substanzen führt somit zu einem zwanghaften Konsumverhalten, obwohl doch alles so harmlos begonnen hatte (Everitt 2014). So wird ein bestimmtes Konsumverhalten gelernt und gefördert. Das Verhalten, das belohnt wird, möchte man möglichst bald wiederholen, und genau dieses Wiederholen des erstmaligen Konsums führt bei regelmäßiger Ausübung zu einer Abhängigkeit. So einfach ist es, die feine Grenze zwischen „kontrolliertem Genuss" und „regelmäßigem und zwanghaftem Konsum" zu überschreiten. Gleichzeitig führt dieses Verhalten auch dazu, dass die Hemmschwelle in Bezug auf die Dosis und den Konsum von anderen Drogenarten verringert wird. Keiner wacht eines Tages mit dem Gedanken auf: „Ich habe mich entschlossen, drogenabhängig zu werden und mein Leben zu ruinieren." Niemand will, dass es dazu kommt, doch mit regelmäßigem und ständigem Konsum fängt eine Abhängigkeit schließlich an und beginnt zweifellos der Weg in die Eskalation.

Aber warum wird der Konsum trotz negativer Folgen und toxischer Nebenwirkungen fortgesetzt und ständig wiederholt? Laut einer klassischen Theorie in der Lernpsychologie, der sogenannten **„operanten Konditionierung"**, die von dem amerikanischen Psychologen B. F. Skinner entwickelt wurde, kann der Lernvorgang eines Verhaltens gut begründet werden (Poling und Braatz 2001). Diesem Konzept zufolge hängt das Wiederholen eines ursprünglichen Verhaltens zunächst von der Belohnung, auch „Verstärkung" genannt, oder Bestrafung ab. Alles, was als Bestrafung und schlecht empfunden wird, verringert ganz klar die Wahrscheinlichkeit, dass es in Zukunft wiederholt wird. Bei der Verstärkung wird zwischen positiver und negativer Verstärkung unterschieden, was bei der Suchtentwicklung eine wichtige Rolle spielt: Wird das Verhalten belohnt, verstärkt und erhöht sich die Wahrscheinlichkeit, dass es wiederholt wird. Hier spricht man von einer **positiven Verstärkung.** Die angenehmen und euphorischen Gefühle, welche die toxischen Substanzen auslösen, werden als belohnender Reiz wahrgenommen. Bei den Entzugssymptomen wie Verzweiflung, Angstzuständen oder Trauer handelt es sich um unangenehme Reize, die man mit erneutem Drogenkonsum vermeiden möchte. Dabei handelt es sich um eine **negative Verstärkung** (Koob 2017; Evans und Cahill 2016; Miguel et al. 2015). Bald heißt es nicht mehr „Ich will", sondern „Ich muss". Das „Ich muss"-Gefühl ist ein großer Motivationsfaktor, um sich Nachschub zu besorgen, und wird hauptsächlich durch zwei Dinge ausgelöst: Erstens ist das zwanghafte Verlangen (mehr dazu in Kap. 5) nach den Substanzen extrem stark und zweitens wird man bei einem Konsumstopp auch noch mit quälenden Entzugssymptomen, unangenehmen Gefühlen und einem schlechten Befinden konfrontiert, worauf wohl keiner richtig Lust hat!

Welche kritischen Faktoren spielen bei einer Suchtentwicklung eine Rolle?
Nicht jeder, der mit Drogen experimentiert, entwickelt eine Abhängigkeit, doch es gibt einige Risikofaktoren, die einen zwanghaften Drogenkonsum und eine Sucht begünstigen können. Die Entwicklung einer Substanzabhängigkeit ist oft ein Zusammenspiel von mehreren Faktoren wie Persönlichkeit, geistiger Gesundheit, Umwelt und genetischer Veranlagung, und auf diese werden wir jetzt genauer eingehen:

Geistige Gesundheit: Drogenkonsum und eine psychische Krankheit gehen oft miteinander einher. Es wird davon ausgegangen, dass mehr als die Hälfte der Drogenkonsumentinnen und -konsumenten im Laufe ihres Lebens an einer psychischen Störung leiden werden (Silverman et al. 2016). Drogenkonsum ist ein nicht unerheblicher Risikofaktor für die Entwicklung einer psychischen Störung, denn durch ihn steigt das Risiko um das Doppelte. Der Zusammenhang zwischen Drogenkonsum und psychotischen Störungen wurde durch zahlreiche wissenschaftliche Studien belegt. Zum Beispiel tritt eine Drogenabhängigkeit oft gemeinsam mit Schizophrenie und bipolaren Störungen auf (Mueser und Gingerich 2013; Ross und Peselow 2012). Außerdem konsumiert mehr als die Hälfte der Menschen mit einer psychischen Krankheit Alkohol und/oder illegale Drogen (Hunt et al. 2014; Gould 2010). Eine Untersuchung von Opioid-bedingten Todesfällen ergab auch, dass die Verstorbenen 8-mal mehr an Schizophrenie litten, als es in der Gesamtbevölkerung der Fall war (Watkins et al. 2019). Außer Psychosen und bipolaren Störungen gibt es noch weitere Störungen, die häufig mit Drogenkonsum gemeinsam auftreten, nämlich antisoziale Persönlichkeitsstörungen, Borderline-Persönlichkeitsstörungen, Angststörungen und Depressionen (Kelly und Daley 2013). Ob die Drogensucht oder die psychische Störung allerdings zuerst da gewesen ist oder welche der Auslöser für die andere war, ist schwer auseinanderzuhalten. Klar ist allerdings, dass es einen Zusammenhang zwischen Drogenkonsum und psychischen Krankheiten gibt, unabhängig davon, wer was ausgelöst hat. Eine psychische Krankheit kann den Drogenkonsum entfachen, doch es geht auch andersherum: Eine Drogenabhängigkeit kann eine psychische Krankheit begünstigen oder eine bestehende psychische Störung verschlimmern. Es wird auch vermutet, dass bei gemeinsamen Risikofaktoren eine Suchtkrankheit und eine psychische Krankheit gleichzeitig ausgelöst werden können (Santucci 2012).

Wenn neben einer Suchtkrankheit noch mindestens eine psychische Krankheit vorliegt, spricht man von einem **„Komorbiditätsproblem"** oder einer **„Doppeldiagnose"**. Die gleichzeitige Existenz von zwei verschiedenen Störungen ist eine Herausforderung. Um die Heilungschancen beider Krankheiten zu erhöhen und diese an allen Fronten zu bekämpfen, wird eine Mischung aus Psychotherapie, Verhaltenstherapie und medikamentöser Behandlung als optimale Behandlungsstrategie empfohlen (Kelly und Daley 2013). Lässt man eine Störung unbehandelt, kann dies leicht dazu führen, dass die geheilte Krankheit wieder ausbricht. Zum Beispiel kann eine lang anhaltende Depression, die nicht geheilt ist, eine dauerhafte Abstinenz von Drogen gefährden. Betroffene könnten bei negativer Gefühlslage die Drogen als verlockende Lösung empfinden, um ihre trübe Stimmung chemisch aufzubessern.

Genetische Veranlagung: Wir können das Erbgut nicht ignorieren, wenn es um die Entwicklung eines Suchtproblems geht, denn laut Studien spielt die Veranlagung bei einer Abhängigkeitsentwicklung eine große Rolle. Die Erblichkeit soll laut wissenschaftlichen Untersuchungen einen schätzungsweise 40- bis 70-%igen Anteil an der Entwicklung eines Abhängigkeitsproblems haben (Enoch 2012; Goldman et al. 2005). Besonders Adoptionsstudien machen deutlich, welchen Einfluss das Erbgut haben kann. Ist der Drogenkonsum der biologischen Eltern erhöht, so steigt laut den Ergebnissen das Risiko für einen Drogenkonsum der adoptierten Kinder (Kendler et al. 2012). Und der Einfluss der Gene geht sogar noch weiter: Rund 100 Wissenschaftlerinnen und Wissenschaftler aus verschiedenen Teilen der Welt untersuchten ca. 1,2 Mio. Menschen und überprüften ihr Substanzkonsumverhalten, Lebensereignisse (wie Bildungsjahre, Alter bei der ersten Geburt), körperliche Eigenschaften (Herzfrequenz, körperliche und geistige Krankheiten) und die entsprechenden Erbfaktoren. **Sie identifizierten einen starken Zusammenhang zwischen verschiedenen Genen und dem Tabak- und Alkoholkonsum** (Liu et al. 2019).

Wenn du jetzt denkst, dass du deiner genetischen Vorbelastung hilflos ausgeliefert bist, dann liegst du falsch. Eine Veranlagung ist zum Glück keine todsichere Garantie dafür, dass du automatisch eine Suchtkrankheit entwickeln wirst, und auch der Glaube, dass die Gene fest und unveränderbar sind wie Beton, ist von gestern. Heute wissen wir dank der Erkenntnisse der epigenetischen Forschung, dass wir durch unseren Lebensstil, unsere Umwelt und unser Handeln die eigenen Gene beeinflussen können (Pelletir 2018; Pinel et al. 2018). Es herrscht nämlich ein Wechselspiel zwischen den Genen und der Umwelt und dieses wird durch die sogenannte „Epigenetik" erforscht. Das bedeutet, dass wir mit unserer Lebensweise, unseren Erfahrungen und durch die Umwelt, der wir uns aussetzen, bestimmte Gene wie einen Lichtschalter ein- oder ausschalten können. So kann mit einer bestimmten Lebensweise einigen Krankheitsauslösern entgegengewirkt werden, die dann nie einen Ausbruch verursachen. Bei schlechter Lebensweise verhält sich dies umgekehrt. Bleibt der Schalter lange genug an, werden die Gene aktiviert, die dann verschiedene Krankheiten, Verhaltensweisen und Störungen begünstigen können, und diese Gene wirst du wahrscheinlich auch an deine Kinder und Kindeskinder weitergeben (Emerson et al. 2020; Nogueira et al. 2019). Dass wir sogar unsere Gene beeinflussen können, sind tolle Nachrichten: Wenn unsere Gene sich an unsere Lebensweise anpassen, dann sind wir keinesfalls unserem Schicksal hilflos ausgeliefert! Das Konsumverhalten der Eltern kann keinem mehr zum Verhängnis werden und hat auch als Ausrede seine Gültigkeit verloren. Eine genetische Anfälligkeit bleibt somit bei gesunder Lebensführung dauerhaft im OFF-Modus! Du fragst nun vielleicht, was eine „gesunde Lebensweise" bedeutet? Faktoren, die definitiv zu einer gesunden Lebensweise gehören, sind unter anderem reichlich Bewegung, eine gesunde Ernährung, Optimismus, wenig Stress und natürlich auch ein suchtmittelfreies Leben. Du kannst vielleicht die Gene der Eltern oder Großeltern geerbt haben, aber für den Konsumbeginn und das Konsumverhalten bist ganz allein du selbst verantwortlich, und somit liegt die Macht über dein Wohlbefinden in deinen Händen!

Umwelt: Die Umwelt, in der du lebst, hat einen großen Einfluss auf deine Lebensweise und Gewohnheiten. Für die Entwicklung einer Abhängigkeit kann es förderlich sein, wenn in deinem Umfeld Drogen leicht zugänglich sind und ein entsprechender Konsum weitverbreitet und akzeptiert ist. Befindest du dich unter vielen Konsumentinnen und Konsumenten, kann dies auch den falschen Eindruck erwecken, dass der Konsum von bestimmten Substanzen nichts Schlimmes ist. Nach dem Motto: „So schlimm kann es ja nicht sein, das tut ja jeder hier." Dies könnte dich dazu verleiten, das Konsumverhalten zu imitieren. Kinder und Jugendliche, die in einem Umfeld aufwachsen, das von Alkoholismus, Gewalt, Belästigung, Verbrechen, einer fehlenden Eltern-Kind-Beziehung und mangelnder elterlicher Fürsorge geprägt ist, haben eine hohe Anfälligkeit für Drogen (Zimic und Jukic 2012). Außer Freundeskreis, Elternhaus und Umfeld spielen auch äußere Einflüsse eine große Rolle. Traumatische Erlebnisse, Stress, tragische Lebensschicksale, Gewalt und Missbrauch in frühen Lebensjahren können Auslöser eines Substanzkonsums sein (Walters und Kosten 2019; Andersen 2019; Strathearn et al. 2019; Zilberman et al. 2019; Zimic und Jukic 2012). Wie sehr belastende Erlebnisse einen Einfluss haben können, sieht man an den aus dem Irak und Afghanistan heimgekehrten Veteraninnen und Veteranen. Bei 55 bis 75 % der Heimkehrer mit Drogen- und Alkoholproblemen wurden eine posttraumatische Belastungsstörung oder Depressionen diagnostiziert (Seal et al. 2011). Die Soldatinnen und Soldaten nutzten wohl Drogen und Alkohol als Bewältigungsstrategie, um sich von der Belastung der traumatischen Erlebnisse zu befreien oder um diese zu verdrängen. Auch wenn du eine externe Einflussnahme auf dein Leben nicht komplett verhindern kannst, liegt es völlig in deiner Hand, wie du auf die Situation reagierst.

Trotz allem kommt man nicht umhin sich zu fragen, welcher der beiden Faktoren, Gene oder die Umwelt, bei einer Abhängigkeit schwerwiegender ist. Auch wenn beide ihren Beitrag dazu leisten, scheinen die Faktoren in verschiedenen Phasen eine vorrangige Rolle zu spielen. Studien zeigen, dass bei Konsumbeginn Umwelteinflüsse wie Gruppendruck, das Bedürfnis nach Anerkennung und der leichte Zugang zu Substanzen dominieren (Wang et al. 2012). Beim Übergang vom regelmäßigen Konsum zur Abhängigkeit scheinen jedoch die Gene zum Tragen zu kommen. Mit der Umwelt fängt aber anscheinend alles an und das kann ich nur bestätigen. Laut meinen persönlichen Beobachtungen ist die kulturelle und soziale Vererbung das Hauptproblem. Lebensweise, Lebensgewohnheiten und Konsumverhalten werden bei anderen im sozialen Umfeld abgeguckt, gelernt und als

„normales Verhalten" akzeptiert. Die Quintessenz dabei lautet aber: Eine genetische Anfälligkeit für gewisse Substanzen ist bedeutungslos, wenn du die Finger davonlässt. Die Gene laufen nicht im Freien herum und spritzen dir gegen deinen Willen Drogen in die Vene. Das machen Konsumentinnen und Konsumenten schon aus freien Stücken und von ganz allein. Du entscheidest, mit wem du Freundschaften schließt und in welcher Szene du dich aufhältst. Zwischen diesen beiden Aussagen hast du die Wahl: „Ich werde nie so wie meine Eltern!" oder „Das liegt bei uns im Blut, ich kann nichts dafür!". Je nach Sichtweise, für die du dich entscheidest, lenkst du dein Leben aus eigenem Willen genau in diese Richtung! Also übernimm die Verantwortung für dein Leben und werde aktiv! Triff kluge Entscheidungen zu deinem Wohle, auch wenn es dir vielleicht an guten Vorbildern im Umfeld fehlt.

Persönliche Eigenschaften: Wer neigt eher dazu, Drogen zu konsumieren? Wer ist anfälliger und wer robuster und widerstandsfähiger? Tatsächlich haben Menschen mit bestimmten Persönlichkeitseigenschaften ein größeres Risiko, eine Abhängigkeit zu entwickeln. Welche Merkmale genau das sind, haben Wissenschaftlerinnen und Wissenschaftler anhand der fünf großen Persönlichkeitsfaktoren (engl. The Big Five) untersucht. Die wesentlichen und wichtigsten Persönlichkeitsmerkmale jeder Person werden laut diesem weltweit verwendeten Modell in folgende fünf Hauptkategorien unterteilt: 1) Offenheit für Erfahrungen, 2) Extraversion (Geselligkeit), 3) Neurotizismus (emotionale Labilität), 4) Verträglichkeit (Kooperationsbereitschaft, Rücksichtnahme, Umgang mit anderen) und 5) Gewissenhaftigkeit (Perfektionismus). Den Studienergebnissen zufolge ergeben sich aus den Persönlichkeitsmerkmalen die folgenden Konstellationen (Belcher et al. 2014):

- **Hohes Risiko und geringe Widerstandskraft:** Menschen mit geringer positiver Emotionalität und Extravertiertheit reagieren empfindlicher auf Belohnung. Die Gier und das Verlangen, sich gut zu fühlen, sind Faktoren, die bei diesen Menschen den Wunsch auslösen können, Drogen zu konsumieren. Auch Menschen mit hoher negativer Emotionalität, einem ausgeprägten Neurotizismus und einer niedrigen Verhaltenskontrolle sollen eine höhere Vulnerabilität für eine Drogenabhängigkeit haben. Diese können sich weniger regulieren, reagieren impulsiv und sind emotional weniger stabil.

- **Geringes Risiko und hohe Widerstandskraft:** Ein geringes Risiko tragen Menschen, die genau die gegensätzlichen Merkmale zu den oben angeführten riskanten Eigenschaften aufweisen. Menschen mit hoher positiver Emotionalität und Extravertiertheit, geringer negativer Emotionalität/geringem Neurotizismus und hoher Verhaltenskontrolle sind emotional stabiler und widerstandsfähiger, können sich besser beherrschen, kontrollieren und eher Versuchungen widerstehen.

Die Forschungsergebnisse von Belcher und ihrem Team werden durch aktuelle Studienergebnisse gestützt. Bei einer Umfrage unter mehr als tausend Teilnehmenden fanden Forscherinnen und Forscher Belege dafür, dass Menschen mit Persönlichkeitsmerkmalen wie Impulsivität, Hoffnungslosigkeit oder Sensationslust tendenziell eher verschiedene Arten von Substanzen konsumieren (González Ponce et al. 2019). In einer weiteren wissenschaftlichen Studie wurden Drogenkonsumentinnen und -konsumenten mit Menschen verglichen, die keine Drogen konsumieren. Mithilfe verschiedener Persönlichkeitstests fand man ebenfalls Hinweise darauf, dass bestimmte Persönlichkeitsmerkmale den Drogenkonsum begünstigen (Seyed Hashemi et al. 2019). Gemäß den Ergebnissen hatten die Drogen konsumierenden Probandinnen und Probanden einen großen Hunger auf Neues und tendierten zur Schadensvermeidung (das Bedürfnis, beunruhigende Reize zu vermeiden). In puncto Beständigkeit und Selbstbestimmung schnitten sie nicht so gut ab.

Eine abnorme Gehirnstruktur kann unter Umständen auch den Drogenkonsum begünstigen bzw. vorhersagen. In einer Studie fand die Wissenschaft heraus, dass ein kleineres Volumen im orbitofrontalen Cortex im Alter von 12 Jahren das Risiko für einen Cannabiskonsum mit 16 Jahren voraussagen kann (Cheetham et al. 2012). In einer weiteren Studie verglichen Forscherinnen und Forscher die Hirnstruktur von abhängigen und gesunden Testpersonen. Bei den abhängigen Testpersonen wurden strukturelle Anomalien in verschiedenen Hirnregionen festgestellt, darunter auch in dem Gehirnbereich, der in Verbindung mit der Selbstkontrolle steht (Ersche et al. 2012). Interessant ist, dass diese Anomalien bei den Abhängigen, allerdings auch bei den biologischen Geschwisterteilen ohne Drogenvergangenheit festgestellt wurden. Deshalb wird davon ausgegangen, dass die Anomalien genetisch bedingt sind und nicht durch den Drogenkonsum verursacht wurden. Wie kann es dann sein, dass ein biologischer Geschwisterteil drogenabhängig wird und der andere nicht, obwohl bei ihnen eine ähnliche anormale Hirnstruktur festgestellt wurde? Richtig geraten: Oben wurde schon die Wichtigkeit von Persönlichkeits- und Umweltfaktoren erwähnt, die eine Drogenabhängigkeit begünstigen oder davor schützen können. Die genetischen und persönlichen Eigenschaften, die Stärken und Schwächen und nicht zuletzt die Einstellung zu Drogen ist ein entscheidender Knackpunkt und wichtiger Einflussfaktor für das Konsumverhalten. Unsere Biologie bestimmt lediglich die Vulnerabilität und legt unser Schicksal nicht unumstößlich fest.

Gewohnheiten und Persönlichkeitsmerkmale sind, wie die Gene auch, bis zu einem gewissen Maß veränderbar. Das belegten Wissenschaftlerinnen und Wissenschaftler um Rodica Damian in einer Langzeitstudie. Sie untersuchten Testpersonen im jugendlichen Alter und dann erneut nach 50 Jahren und fanden heraus, dass sich die Persönlichkeit wie z. B. die emotionale Stabilität, verändern kann, je älter und reifer man wird (Damian et al. 2019; Hudson und Fraley 2015). Doch du musst nicht warten, bist du alt und grau wirst, um an Weisheit und Vernunft zu gewinnen.

Durch Eigeninitiative oder professionelle Hilfe kannst du dich zum Positiven wandeln. Das ist nicht nur meine persönliche Sichtweise, sondern die Wissenschaft belegt, dass einige unserer Persönlichkeitsmerkmale durch Eigeninitiative sehr wohl verändert werden können. Übten Probandinnen und Probanden ein Verhalten über Wochen aus, das zu den von ihnen gewünschten Persönlichkeitsmerkmalen gehörte, konnten sie sich diese Eigenschaften nach einiger Zeit tatsächlich aneignen (Hudson und Fraley 2017, 2015). So konnten beispielsweise diejenigen, die extrovertierter sein wollten, in wenigen Wochen dies durch Eigeninitiative erreichen. Sie berichteten hinterher nicht nur, dass sie extrovertierter seien, sondern sie benahmen sich auch dementsprechend. Dies deutet darauf hin, dass die neu erlernte Eigenschaft verinnerlicht wurde. Das ist eine tolle Nachricht für uns alle, denn das erlaubt uns, an unseren Mängeln und Schwachstellen, die uns schaden, die wir an uns nicht so gut finden oder nicht mögen, zu arbeiten.

Ein Hauch von Selbstkritik und Selbstanalyse muss natürlich sein und ist völlig in Ordnung: Nimm dir Zeit und hör in dich hinein. Frage dich dann, welche Charaktereigenschaften dir eher schaden. Bist du einfach zu überreden? Hast du ein großes Bedürfnis dazuzugehören? Neigst du dazu, etwas zu tun, ohne an die Konsequenzen zu denken? Hast du die Eigenschaft, dich vor Problemen zu drücken? Eine positive Veränderung von negativen Persönlichkeitsmerkmalen kann dir helfen, künftig zerstörerische Verhaltensweisen zu unterlassen, aber auch dazu beitragen, das Wohlbefinden zu steigern (Hudson und Fraley 2016). Manchmal muss man eine Veränderung aktiv vorantreiben, und zum Glück gibt es ausgebildete Fachkräfte, die Menschen dabei unterstützen, ihr Leben und ihren Gefühlszustand zu verbessern. Dass wir uns verändern können, ergibt Sinn und ist eigentlich ganz logisch, denn wären wir nicht veränderbar, dann wären

Psychotherapeutinnen und -therapeuten oder Psychologinnen und Psychologen ja überflüssig, oder?

Stell dir dein Leben als eine Waage vor: All die oben genannten Vorbelastungen können dich vielleicht in einen Minusbereich bringen, der einen Drogenkonsum begünstigt. Damit aber das Positive in deinem Leben überwiegt, kannst du an der anderen Seite der Waage selbst ein Gewicht anhängen. Gestalte deine Umwelt positiv, arbeite an deinen Charakterschwächen und umgib dich mit positiven Menschen, von denen du positive Eigenschaften lernen kannst. Du bist deinem Schicksal nicht machtlos ausgeliefert, sondern sehr stark und mächtig. Letztendlich bist du die Architektin bzw. der Architekt deines Lebens und hast großen Einfluss auf deine Umwelt und Lebensweise. Jede Veränderung und Verbesserung wird sich auf viele Ebenen deines Lebens auswirken und einen Dominoeffekt für weitere positive Auswirkungen auslösen.

Und jetzt du!

Wie würdest du nach den diagnostischen Leitlinien ICD-11 und/oder DSM-5 dein Konsumverhalten einstufen? Schau dir die Kriterien der beiden Leitlinien oben noch einmal genau an und mach einen Haken an den Kreisen, die auf dich zutreffen. Eine kritische und ehrliche Selbstreflexion kann dir die Augen öffnen, solltest du eine Abhängigkeit von bestimmten Substanzen entwickelt haben. So kannst du dann ohne Verzögerung Hilfe suchen!

Die wichtigsten Punkte im Überblick

- Von einer Drogenabhängigkeit kann jeder betroffen sein, unabhängig von seinem Geschlecht, seiner sozialen Herkunft, seinem Beruf oder seiner nationalen Zugehörigkeit.
- Eine körperliche Abhängigkeit kann bei Konsumstopp Entzugssymptome verursachen und lässt bei einer Entgiftung innerhalb von wenigen Tagen oder Wochen nach. Die psychische Abhängigkeit hingegen kann Jahre anhalten und ist häufig gekennzeichnet durch starkes Craving.
- ICD-Katalog und DSM geben klare diagnostische Kriterien vor, die für die Diagnose einer Abhängigkeit verwendet werden.
- Geistige Gesundheit, genetische Vorbelastung, Umwelt und die eigene Persönlichkeit der bzw. des Betroffenen können zu einem Konsumverhalten beitragen.
- Ein gelegentlicher Konsum kann leicht eskalieren und zu einer ernsthaften Abhängigkeit werden. Mit „nur einem Mal" fängt es immer an!

Literatur

American Psychiatric Association. (2013) Diagnostic and statistical manual of mental disorders. American Psychiatric Association, Arlington. https://books.google.com/books?hl=en&lr=&id=-JivBAAAQBAJ&oi=fnd&pg=PT18&ots=ceVP56IMxd&sig=pURPqaTAp46TE2Bl1KHiB0s-2k0#v=onepage&q&f=false. Zugegriffen: 31. März 2020

Andersen SL (2019) Stress, sensitive periods, and substance abuse. Neurobiol Stress. https://dx.doi.org/10.1016/j.ynstr.2018.100140Zugegriffen:30.Mai2020

Batra A, Müller CA, Mann K, Heinz A (2016) Abhängigkeit und schädlicher Gebrauch von Alkohol – Diagnostik und Behandlungsoptionen. Deutsches Ärzteblatt 113:101–110. https://cdn.aerzteblatt.de/pdf/113/17/m301.pdf?ts=22.04.2016+09%3A24%3A46. Zugegriffen: 11. Jan. 2020

Belcher AM, Volkow ND, Moeller FG, Ferré S (2014) Personality traits and vulnerability or resilience to substance use disorders. Trends Cogn Sci 18(4):211–217. https://dx.doi.org/10.1016/j.tics.2014.01.010

Bundesministerium für Gesundheit (2019a) Gesundheitsgefahren: Sucht und Drogen. https://www.bundesgesundheitsministerium.de/themen/praevention/gesundheitsgefahren/sucht-und-drogen.html. Zugegriffen: 30. Mai 2020

Bundesministerium für Gesundheit (2019) Medizinische Rehabilitation Drogenkranker gemäß SS 35 BtMG („Therapie statt Strafe"): Wirksamkeit und Trends. https://www.bundesgesundheitsministerium.de/ministerium/ressortforschung/drogen-und-sucht/verbesserung-von-beratung-behandlung-und-therapie/medizinische-rehabilitation-drogenkranker.html. Zugegriffen: 9 März 2020

Cheetham A, Allen NB, Whittle S, Simmons JG, Yücel M, Lubman DI (2012) Orbitofrontal volumes in early adolescence predict initiation of cannabis use: a 4-year longitudinal and prospective study. Biol Psychiat 71(8):684–692. https://dx.doi.org/10.1016/j.biopsych.2011.10.029

Damian RI, Spengler M, Sutu A, Roberts BW (2019) Sixteen going on sixty-six: a longitudinal study of personality stability and change across 50 years. J Pers Soc Psychol 117(3):674–695. https://dx.doi.org/10.1037/pspp0000210

De Sa ND, Merienne K, Befort K (2019) Neuroepigenetics and addictive behaviors: Where do we stand? Neurosci Biobehav Rev 106:58–72. https://dx.doi.org/10.1016/j.neubiorev.2018.08.018

Emerson F, Li CL, Lee S (2020) Epigenetics: a memory of longivity. chromosomes and gene expression, genetics and genomics. eLife 2020 9:e54296. https://elifesciences.org/articles/54296. Zugegriffen: 24. März 2020

Enoch MA (2012) The influence of gene – environment interactions on the development of alcoholism and drug dependence. Curr Psyciatr Rep 14(2):150–158. https://dx.doi.org/10.1007/s11920-011-0252-9

Ersche KD, Jones PS, Williams GB, Turton AJ, Robbins TW, Bullmore ET (2012) Abnormal brain structure implicated in stimulant drug addiction. Science 335(6068):601–604. https://dx.doi.org/10.1126/science.1214463

Evans CJ, Cahill CM (2016) Neurobiology of opioid dependence in creating addiction vulnerability. F1000 Research 5:Rev-1748. https://dx.doi.org/10.12688%2Ff1000research.8369.1

Everitt BJ (2014) Neural and psychological mechanisms underlying compulsive drug seeking habits and drug memories – indications for novel treatments of addiction. Eur J Neurosci 40(1):2163–2182. https://dx.doi.org/10.1111/ejn.12644

Goldman D, Oroszi G, Ducci F (2005) The genetics of addictions: uncovering the genes. Nature Rev Genet 6:521–532. https://dx.doi.org/10.1038/nrg1635

González Ponce BM, Díaz-Batanero C, del Valle VB, Dacosta-Sánchez D, Fernández-Calderón F (2019) Personality traits and their association with drug use and harm reduction strategies among polysubstance users who attend music festivals. J Substance Use 25(2):177–185. https://dx.doi.org/10.1080/14659891.2019.1672818

Gould TJ (2010) Addiction and cognition. Add Sci Clin Pract 5(2):4–14. https://www.ncbi.nlm.nih.gov/pmc/articles/PMC3120118/. Zugegriffen: 30. Mai 2020

Hudson NW, Fraley RC (2015) Volitional personality trait change: can people choose to change their personality traits? J Pers Soc Psychol 109(3):490–507. https://dx.doi.org/10.1037/pspp0000021

Hudson NW, Fraley RC (2016) Changing for the better? Longitudinal associations between volitional personality change and psychological well-being. Pers Soc Psychol Bull 42(5):603–615. https://dx.doi.org/10.1177%2F0146167216637840

Hudson NW, Fraley RC (2017) Volitional personality change. In: Specht J (Hrsg) Personality development across the lifespan. Elsevier, London, 555–571. https://dx.doi.org/10.1016/B978-0-12-804674-6.00033-8

Hunt GE, Siegfried N, Morley K, Sitharthan T, Cleary M (2014) Psychosocial interventions for people with both severe mental illness and substance misuse. Schizophr Bull 40(1):18–20. https://dx.doi.org/10.1093/schbul/sbt160

Kelly TM, Daley DC (2013) Integrated treatment of substance use and psychiatric disorders. Social Work Ppublic Health 28(3–4):388–406. https://dx.doi.org/10.1080/19371918.2013.774673

Kendler KS, Sundquist K, Ohlsson H, Palmer K, Maes H, Winkleby MA, Sundquist J (2012) Genetic and familial environmental influences on the risk for drug abuse: a national Swedish adoption study. Arch Gen Psychiatr 69(7):690–697. https://dx.doi.org/10.1001/archgenpsychiatry.2011.2112

Koob GF (2017) Antireward, compusivity, and addiction: seminal contributions of Dr. Athina Markou to motivational dysregulation in addiction. Psychopharmacology 234:1315–1332. https://dx.doi.org/10.1007/s00213-016-4484-6

Kopak AM, Proctor SL, Hoffmann NG (2014) Elimination of abuse and dependence in DSM-5 substance use disorders: what does this mean for treatment? Curr Add Rep 1(3):166–171. https://dx.doi.org/10.1007/s40429-014-0020-0

Lambert NM, McLeod M, Schenk S (2006) Subjective responses to initial experience with cocaine: an exploration of the incentive-sensitization theory of drug abuse. Addiction 101(5):713–725. https://dx.doi.org/10.1111/j.1360-0443.2006.01408.x

Liu M, Jiang Y, Wedow R, Li Y, Brazel DM, Chen F, Datta G, Davila-Velderrain J, McGuire D, Tian C, Zhan X, 23andMe Research Team, HUNT All-In Psychiatry, Choquet H, Docherty AR, Faul JD, Foerster JR, Fritsche LG, Elvestad Gabrielsen M, Gordon SD, Haessler J, Hottenga J-J, JHuang, Jang SK, Jansen PR, Ling Y, Mägi R, Matoba N, McMahon G, Mulas A, Orrù V, Palviainen T, Pandit A, Reginsson GW, Skogholt AH, Smith JA, Taylor AE, Turman C, Willemsen G, Young H, Young KA, Zajac GJM, Zhao W, Zhou W, Bjornsdottir G, Boardman JD, Boehnke M, Boomsma DI, Chen C, Cucca F, Davies GE, Eaton CB, Ehringer MA, Esko T, Fiorillo E, Gillespie NA, Gudbjartsson DF, Haller T, Mullan Harris L, Heath AC, Hewitt JK, Hickie IB, Hokanson JE, Hopfer CJ, Hunter DJ, Iacono WG, Johnson EO, Kamatani Y, Kardia SLR, Keller MC, Kellis M, Kooperberg C, Kraft P, Krauter KS, Laakso M, Lind PA, Loukola A, Lutz SM, Madden PAF, Martin NG, McGue M, McQueen MB, Medland SE, Metspalu A, Mohlke KL, Nielsen JB, Okada Y, Peters U, Polderman TJC, Posthuma D, Reiner AP, Rice JP, Rimm E, Rose RJ, Runarsdottir V, Stallings MV, Stančáková A, Stefansson H, Thai KK, Tindle HA, Tyrfingsson T, Wall TL, Weir DR, Weisner C, Whitfield JB, Slagsvold Winsvold B, Yin J, Zuccolo L, Bierut LB, Hveem K, Lee JJ, Munafò MR, Saccone NL, Willer CJ, Cornelis MC, David SP, Hinds DA, Jorgenson E, Kaprio J, Stitzel JA, Stefansson K, Thorgeirsson TE, Abecasis G, Liu DJ, Vrieze S (2019) Association studies of up to 1.2 million individuals yield new insights into the genetic etiology of tobacco and alcohol use. Nature Genetics 51:237–244. https://dx.doi.org/10.1038/s41588-018-0307-5

Martin CC (2019) High socioeconomic status predicts substance use and alcohol consumption in U.S. undergraduates. Substance Use Misuse 54(6):1035–1043. https://psycnet.apa.org/doi/10.1080/10826084.2018.1559193 Zugegriffen: 30. Mai 2020

Miguel AQC, Yamauchi R, Simões V, da Silva CJ, Laranjeiro RR (2015) From theory to treatment: Understanding addiction from a operant behavioral perspective. J Modern Edu Rev 5(8):778–787. https://dx.doi.org/10.15341/jmer(2155-7993)/08.05.2015/006

Mueser KT, Gingerich S (2013) Treatment of co-occurring psychotic substance use disorders. Social Work Public Health 28(3–4):424–439. https://dx.doi.org/10.1080/19371918.2013.774676

Pelletier KR (2018) Change your genes, change your life: creating optimal health with the new science of epigenetics. Origin Press, Kalifornien

Pinel C, Prainsack B, McKevitt C (2018) Markers as mediators: a review and synthesis of epigenetics literature. BioSocieties 13(276):303. https://dx.doi.org/10.1057/s41292-017-0068-x

Poling A, Braatz D (2001) Principles of learning: respondent and operant conditioning and human behavior. In: Redmon WK, Mawhinney TC, Johnson CM (Hrsg) Handbook of organizational performance: behavior analysis and management. Routledge, New York, S 23–50

Ross S, Peselow E (2012) Co-occuring psychotic and addictive disorders: neurobiology and diagnosis. Clin Neuropharmacol 35(5):235–243. https://dx.doi.org/10.1097/WNF.0b013e318261e193

Runegaard AH, Jensen KL, Wörtwein G, Gether U (2019) Initial rewarding effects of cocaine and amphetamine assessed in a day using the single-exposure place preference protocol. Eur J Neurosci 50(3):2156–2163. https://dx.doi.org/10.1111/ejn.14082

Santucci K (2012) Psychiatric disease and drug abuse. Curr Opin Pediatr 24(2):233–237. https://dx.doi.org/10.1097/MOP.0b013e3283504fbf

Seal KH, Cohen G, Waldrop A, Cohen BE, Maguen S, Ren L (2011) Substance use disorders in Iraq and Afghanistan veterans in VA healthcare, 2001–2010: Implications for screening, diagnosis and treatment. Drug Alcohol Depend 116(1–3):93–101. https://dx.doi.org/10.1016/j.drugalcdep.2010.11.027

Seyed Hashemi SG, Merghati Khoei E, Hosseinnezhad S, Mousavi M, Dadashzadeh S, Mostafaloo T, Mahmoudi S, Yousefi H (2019) Personality traits and substance use disorders: comparative study with drug user and non-drug user population. Personality Individ Differ 148(1):50–56. https://dx.doi.org/10.1016/j.paid.2019.05.015

Silverman BC, Najavits LM, Weiss RD (2016) Co-occuring substance use disorders and other psychiatric disorders. In: Mack AH, Brady KT, Miller SI, Frances RJ (Hrsg) Clinical textbook of addictive disorders. The Guilford Press, New York, London, 292–326. https://books.google.com/books?hl=en&lr=&id=sR7ACwAAQBAJ&oi=fnd&pg=PA292&dq=SUD+and+psychiatric+disorder+&ots=D32VHWA2Nz&sig=zegkjnDgal6zXKat0Uq9S05VrDA#v=onepage&q=SUD%20and%20psychiatric%20disorder&f=false. Zugegriffen: 6. März 2020

Strathearn L, Mertens CE, Mayes L, Rutherford H, Rajhans P, Xu G, Potenza MN, Kim S (2019) Pathways relating the neurobiology of attachment to drug addiction. Front Psyciatr. https://www.frontiersin.org/articles/10.3389/fpsyt.2019.00737/full. Zugegriffen: 30. Mai 2020

Walters H, Kosten TA (2019) Early life stress and the propensity to develop addictive behaviors. Int J Dev Neurosci 78:156–169. https://dx.doi.org/10.1016/j.ijdevneu.2019.06.004

Wang JC, Kapoo M, Goate AM (2012) The genetics of substance dependence. Annu Rev Genomics Hum Genet 13:241–261. https://dx.doi.org/10.1146/annurev-genom-090711-163844

Watkins A, John A, Bradshaw C, Jones J, Jones M (2019) Schizophrenia in high risk opioid users: a short communication on an autopsy study. Psychiatr Res 276:112–114. https://dx.doi.org/10.1016/j.psychres.2019.04.026

Weltgesundheitsorganisation (WHO) (2019) International classification of diseases, 11. Aufl. https://icd.who.int/en. Zugegriffen: 30. März 2020

Weltgesundheitsorganisation (WHO) (2020) Dependence syndrome. https://www.who.int/substance_abuse/terminology/definition1/en/. Zugegriffen: 2. Mai 2020

Zilberman N, Yadid G, Efrati Y, Rassovsky Y (2019) Negative and positive life events and their relation to substance and behavioral addiction. Drug Alcohol Depend 204:117562. https://dx.doi.org/10.1016/j.drugalcdep.2019.107562

Zimić JI, Jukić V (2012) Familial risk factors favoring drug addiction onset. J Psychoactive Drugs 44(2):173–185. https://dx.doi.org/10.1080/02791072.2012.685408

Welche legalen Drogen machen süchtig?

Bei legalen Drogen handelt es sich um Substanzen, die einfach und rechtmäßig erhältlich sind. Der Konsum und Besitz von diesen Substanzen und der Handel mit ihnen sind straffrei und sie können im Supermarkt, am Kiosk oder in der Tankstelle um die Ecke erworben werden. Doch Vorsicht: Legal bedeutet auf keinen Fall, dass diese Substanzen harmlos sind, denn den Körper interessiert das kleine Wörtchen „legal" kein bisschen, und nur weil diese Suchtmittel ohne strafrechtliche Folgen zu erwerben sind, rechtfertigt dies die negativen Folgen für Gesundheit und Lebensqualität nicht. Vergleicht man Menschen mit Alkohol- (legal) und Kokainabhängigkeit (illegal), wird klar deutlich, dass beide unter ihrer Abhängigkeit extrem stark leiden. Und in der Tat kamen Forscherinnen und Forscher, die die Krankheitslast von Alkohol in physischer, sozialer und wirtschaftlicher Hinsicht untersuchten, zu dem Ergebnis, dass Alkohol viel gefährlicher ist als Heroin (Lee und Forsythe 2011).

Im Folgenden findest du eine Liste der am häufigsten konsumierten legalen Substanzen mit ihren Risiken und Nebenwirkungen im Überblick:

Medikamente: Arzneimittel haben für unsere Gesundheit, besonders für die Heilung, Linderung und Vorbeugung von Krankheiten und Beschwerden, eine wesentliche Bedeutung. Sie können Leben retten und verlängern und die Lebensqualität deutlich verbessern. Gegen einen ordnungsgemäßen und indikationsbezogenen Gebrauch von Arzneimitteln habe ich natürlich nichts einzuwenden und dieser steht hier auch nicht zur Debatte. Warum ich Medikamente in diesem Ratgeber dennoch aufgenommen habe? Ganz einfach: Medikamente, vor allem psychoaktive Medikamente, die einen Einfluss auf die Psyche und das Bewusstsein haben, können bei nicht ordnungsgemäßer Einnahme zu einer Abhängigkeit führen. Und dies kommt viel häufiger vor als von vielen angenommen, denn allein von Schlaf- und Beruhigungsmitteln sind bundesweit 1,5 Mio. Menschen abhängig (DHS 2019). Bei langzeitiger und regelmäßiger Einnahme können auch diese zu einer körperlichen und psychischen Abhängigkeit führen, also süchtig machen.

Es fängt damit an, dass sich der Körper bei regelmäßiger und kontinuierlicher Einnahme an die Arzneimittel gewöhnt und deshalb der Konsum auch dann fortgesetzt wird, wenn die ursprünglichen Beschwerden gar nicht mehr da sind. Hier spricht man von einem „Medikamentenmissbrauch". Zwar entsteht hier bei einigen Arzneimitteln keine körperliche Abhängigkeit, aber ein Schaden für Körper und Leben ist die Folge. Über eine Abhängigkeit spricht man erst dann, wenn drei der sechs im vorherigen Kapitel erwähnten Kriterien der ICD-11-Leitlinien erfüllt sind. Auch hier fängt eine Abhängigkeit langsam, schleichend und unbeabsichtigt an. Meist wird ein Medikament für einen bestimmten Zweck ärztlich verschrieben, sei es bei Depressionen, Überforderungsgefühlen, Niedergeschlagenheit, Unruhe, Schlafstörungen, Ängsten oder auch zur Steigerung der Leistungsfähigkeit. Ziel dabei ist es, kurzfristig eine Krise zu überwinden. Diese Lösung möchten Patientinnen und Patienten jetzt aber möglichst beibehalten. Aussagen wie „Jetzt kann ich wieder richtig durchschlafen" oder „Meine Beschwerden haben sich in Luft aufgelöst" geben Anlass, die Arzneimittel kontinuierlich, aber unnötigerweise weiter einzunehmen. Wenn beim Versuch, die Medikamente abzusetzen, unangenehme Absetzeffekte (engl. rebound) und Nebenwirkungen eintreten, stärkt dies irrtümlicherweise den Glauben vieler, dass die Medikamente für die körperliche Gesundheit zwingend notwendig sind. Dass dahinter ein normaler Absetzeffekt bei einer Medikamentenabhängigkeit steckt, darauf kommt meist keiner. Nicht umsonst wird die Medikamentenabhängigkeit auch „stille Sucht" genannt, weil diese sich schleichend und unbemerkt entwickelt und kaum jemandem auffällt. Selbst Betroffene merken es oft viel zu spät oder gar nicht. Diese Form der Abhängigkeit wird auch als „weiße Sucht" bezeichnet, da Medikamente meistens ärztlich verschrieben werden und ungewollt zur Suchtentwicklung der Patientinnen und Patienten beitragen.

Eine Medikamentenabhängigkeit entwickelt sich sehr schnell! Schon nach vier Wochen ununterbrochener Einnahme können Schlaf- und Beruhigungsmittel zu einer Arzneimittelabhängigkeit führen, die zur

Bewältigung oft suchtmedizinische Hilfe erfordert (DHS 2019). Im Grunde ist dies vergleichbar mit einer Drogensucht, mit dem Unterschied, dass die entsprechenden Medikamente üblicherweise für die Behandlung von psychosomatischen Beschwerden ärztlich verschrieben werden. Auch hier werden die Risiken und Nebenwirkungen ignoriert oder nicht ernst genommen. Die Arzneimittel wurden schließlich legal beschafft, was den Konsum mühelos rechtfertigt. Getreu dem Motto: „Sonst würde mein Arzt oder Psychiater mir das ja nicht verschreiben." Um den Dauerkonsum sicherzustellen und das zwanghafte Verlangen zu stillen, rennen viele bei einer Medikamentenabhängigkeit von einem Arzt zum anderen, um sich die lieb gewonnenen Mittel zu beschaffen (dies wird auch als „Doctor Shopping" bezeichnet). Es gibt ja schließlich genügend Medizinerinnen und Mediziner im Land, die bereitwillig die gewünschten Arzneimittel verschreiben, oder Apotheken, die rezeptfreie Medikamente ausgeben. Auch mangelt es bei der Beschaffung nicht an einfallsreichen Tricks und Methoden und diese reichen von Ausreden wie „Ich habe das Rezept verloren" oder „Es wurde gestohlen" bis hin zur Fälschung von Rezepten, um die gewünschten Medikamente in die Hände zu kriegen.

Opiathaltige Medikamente sind wie Drogen
Opiathaltige Medikamente (Opioide) sind sehr wirksame und starke Arzneimittel, die häufig gegen starke Schmerzen eingesetzt werden (siehe auch unten unter „Opioid-Analgetika"). Im Gehirn entfalten Opioide ihre Wirkung, indem sie an den Opiatrezeptoren andocken und so schmerzlindernde, beruhigende und bei höherer Dosierung auch positive Gefühle auslösen können. Bei Einhaltung der ärztlich vorgeschriebenen Dosis und Dauer können diese gegen Schmerzen sehr effektiv sein, doch das Problem fängt dann an, wenn die Einnahme langfristig fortgesetzt wird. Denn diese Medikamente können bei regelmäßiger und längerer Einnahme zu einer Abhängigkeit und Toleranzbildung führen. Das bedeutet, die Dosis muss erhöht werden, um den ursprünglichen euphorisierenden Effekt zu erzielen. Durch Gewöhnung verlieren die Medikamente irgendwann ihre Wirkung und die Opioide werden dann nur noch eingenommen, um quälende Entzugssymptome zu verhindern.

Opioidhaltige Arzneimittel wirken auf den Körper ähnlich wie Heroin. Wegen der ähnlichen pharmakologischen Wirkung und chemischen Struktur können opioidhaltige Arzneimittel, die nicht zu medizinischen Zwecken und nur aufgrund ihrer euphorisierenden Wirkung eingenommen werden, einen Übergang zum Heroinkonsum begünstigen. Belege dazu liefert eine Studie, der zufolge Menschen, die opioidhaltige Arzneimittel missbrauchen, 19-mal häufiger Heroin konsumieren als diejenigen, die keine Opioide missbrauchen (Muhuri et al. 2013).

Auch für medizinische und therapeutische Zwecke und bei ordnungsgemäßer Einnahme sind Opioid-Analgetika gegen Schmerzen auf Dauer nicht wirksam! Bei langfristiger Einnahme machen sie nicht nur abhängig, sondern sind sie auch kontraproduktiv, da sie die Schmerzempfindlichkeit noch weiter erhöhen (Strelter und Linden 2008). Weil auch diese ein großes Abhängigkeitspotenzial haben, unterliegen die meisten opioidhaltigen Medikamente dem Betäubungsmittelgesetz (BtMG). Sie dürfen nur mit einem entsprechenden BtMG-Rezept ärztlich verschrieben werden, wobei die gesetzlich festgesetzte Höchstmenge nicht überschritten werden darf. Opioidhaltige Arzneimittel sind zwar rezeptpflichtig (engl. prescription drugs), können aber auch auf dem Schwarzmarkt oder in Online-Apotheken leicht erworben werden. Da sie oft auch als Ersatz für illegale Opiate wie Heroin eingenommen werden können, sind sie auch in der illegalen Szene als Suchtmittel beliebt. Im Folgenden findest du einen kleinen Überblick über einige verschiedene Substanzgruppen mit enormem Suchtpotenzial:

Substanzgruppen mit hohem Abhängigkeitspotenzial

- **Opioid-Analgetika:** Dabei handelt es sich um stark wirkende, opioidhaltige Schmerz- und Betäubungsmittel (auch „Analgetika" genannt) wie z. B. Morphin und Fentanyl, die oft zur Behandlung von starken akuten und chronischen Schmerzen (z. B. bei Tumorschmerzen) eingesetzt werden. Diese lindern nicht nur die Schmerzen, sondern beeinflussen auch das psychische Befinden, und werden daher von vielen nur für Rauschzwecke oder als Heroinersatz missbräuchlich eingenommen (siehe auch Kap. 4 unter „Heroin").
- **Psychostimulanzien:** Stimulanzien wie Amphetamine sind Aufputschmittel und werden für die Behandlung von Narkolepsie und ADHS (Aufmerksamkeitsdefizit-Hyperaktivitätsstörung) häufig eingesetzt. Sie werden aber auch Arzneimitteln beigemischt, beispielsweise Mitteln gegen Asthma und Grippe. Wegen der stimulierenden Wirkung auf die Leistung (a. k. a. Doping) und das Wohlbefinden und der Unterdrückung des Schlafbedürfnisses und der Müdigkeit werden diese häufig missbräuchlich genutzt und auf illegalem Wege erworben (siehe auch Kap. 4 unter „Amphetamine").
- **Benzodiazepine:** Benzodiazepine (auch „Benzos" genannt) sind eine Gruppe von rezeptpflichtigen Medikamenten, die gegen verschiedene

Symptome eingesetzt werden und sich in Dosierung, Halbwertzeit und Wirkdauer unterscheiden. Sie lindern zahlreiche Beschwerden und haben eine angstlösende, entspannende und beruhigende Wirkung. Diese Medikamente kommen oft gegen Schlafstörungen, innere Unruhe, Nervosität, Panikattacken, Phobien, Depressionen, Angststörungen, Muskelspannungen und epileptische Anfälle zum Einsatz. Weltweit sollen Benzos zu den am meisten verordneten Schlaf- und Beruhigungsmitteln gehören (Pallenbach 2015).

- **Z-Drugs:** Dieser Begriff steht für sämtliche Schlafmittel, die mit dem Buchstaben „Z" beginnen. Zolpidem, Zaleplon und Zopiclon sind die bekanntesten unter ihnen und in ihrer Wirkung ähnlich wie Benzos, mit dem Unterschied, dass Z-Drugs eine kürzere Wirkungsdauer haben und sich in ihrer chemischen Zusammensetzung von Benzos unterscheiden. Sie werden deshalb auch „Non-Benzodiazepine" genannt.

Risiken und Nebenwirkungen von psychotropen Medikamenten
Die Risiken und Nebenwirkungen einer dauerhaften Medikamenteneinnahme sind enorm und steigen erheblich a) je länger die Arzneimittel eingenommen werden, b) je mehr Sorten von Medikamenten gleichzeitig (Polypharmazie) eingenommen werden und c) wenn gleichzeitig andere legale und illegale Drogen wie z. B. Alkohol konsumiert werden. Im Folgenden erhältst du eine kurze Übersicht, welche Schäden die chronische Einnahme der oben genannten Substanzgruppen verursachen kann:

> **Risiken und Nebenwirkungen**
> - **Sucht durch Opioid-Analgetika:** Opioidhaltige Schmerzmittel sollen nicht nur körperlich abhängig machen, sondern noch viele weitere schädliche Nebenwirkungen haben, darunter kognitive Defizite, Atemdämpfung, Magen-Darm-Störungen und Beschädigung von Nervenzellen (Guthrie und Teter 2016; Liu et al. 2013).
> - **Suizidrisiko:** Bei Analysen im Rahmen von 17 wissenschaftlichen Studien fanden Forscherinnen und Forscher heraus, dass Benzodiazepine das Selbstmord- und Selbstmordversuch-Risiko erhöhen (Dodds 2017). Es wird vermutet, dass eine gesteigerte Impulsivität und Aggression, Entzugssymptome oder eine Überdosierung ursächlich dafür sein könnten.
> - **Psychische Störungen:** Benzos können bei einer Intoxikation (d. h. Vergiftung) oder während des Entzugs Psychosen mit visuellen und akustischen Halluzinationen auslösen (Brown et al. 2019). Ebenso gibt es Hinweise, dass auch Psychostimulanzien wie Amphetamine Psychosen auslösen können (Berman et al. 2009).

- **Alzheimer-Risiko:** Die langfristige Einnahme von Benzos soll das Alzheimer-Risiko erhöhen. Unter Seniorinnen und Senioren, die in der Vergangenheit Benzos einnahmen, stieg das Risiko um 43 bis 51 % (Billioti de Gage et al. 2014).
- **Kognitive Störungen:** Die langfristige Einnahme von Benzos kann kognitive Schäden hervorrufen wie Beeinträchtigungen des Arbeitsgedächtnisses, der aktuellen Erinnerungen, der Aufmerksamkeitsteilung, der Ausdrucksfähigkeit und der Verarbeitungsgeschwindigkeit (Crowe und Stranks 2017). Auch bei Stimulanzien wurden kognitive Störungen verzeichnet, z. B. in Bezug auf Konzentration, Aufmerksamkeit, Denken, Kreativität, Gedächtnis, Motivation und Stimmungslage (Kovshoff et al. 2016).
- **Unfall- und Sturzgefahr:** Schlaf- und Beruhigungsmittel, insbesondere diejenigen, die zu den Benzos und Z-Drugs gehören, sollen die Gefahr für Autounfälle und Stürze mit Frakturrisiko besonders bei älteren Menschen erhöhen (Brandt und Leong 2017).
- **Überdosierungsgefahr:** Opioid-Analgetika und Benzos können zu einer unbeabsichtigten und tödlichen Überdosierung führen und die gleichzeitige Einnahme beider Medikamente stellt eine umso größere Gefahr dar (Hernandez et al. 2018; Jann et al. 2014).
- **Hang-over-Effekt:** Die Wirkung von Schlafmitteln kann lange anhalten und auch dann noch gegeben sein, wenn dies nicht mehr gewünscht ist. Es können Übergangseffekte auftreten, d. h. Konsumentinnen und Konsumenten sind durch die Schlafmittel auch tagsüber recht schläfrig: keine gute Voraussetzung, wenn man für einen produktiven Tag topfit auf der Matte stehen muss (Fink und Hellweg 2010)!

Typische Entzugssymptome: Schlafstörungen, innere Unruhe, Stimmungsschwankungen, Aggressivität, Angstzustände, Durchfall, Schwäche, Schmerzen, Erbrechen, Schwindel, Panikattacken, Krampfanfälle, Kopfschmerzen, Depressionen, Schwindelanfälle, Nervosität.

Medikamentenentzug: Die Medikamente werden nicht schlagartig abgesetzt, sondern langsam abdosiert, um gesundheitliche Komplikationen zu verhindern. Der Entzug von starken Medikamenten, vor allem von Benzos, ist ein langwieriger Prozess, der Wochen bis Monate andauern kann, und erfolgt am sichersten in einem stationären Rahmen.

Tipps für einen verantwortungsvollen Umgang mit Medikamenten:

- **Arzt oder Ärztin informieren:** Dies gilt für alle Arzneimittel, die du einnimmst, einschließlich rezeptfreier Medikamente. Der Grund dafür: Die Wirkungen von verschiedenen Medikamenten können sich gegenseitig negativ beeinflussen und die Nebenwirkungen dramatisch erhöhen. Am besten lässt du dir einen Medikationsplan erstellen und aushändigen.

Bei drei verordneten Arzneimitteln hast du seit Oktober 2016 dank E-Health-Gesetz Anspruch darauf (Bundesgesundheitsministerium 2016). Der Medikationsplan soll helfen, Patientinnen und Patienten vor Wechselwirkungen zu schützen, und enthält alle von dir eingenommenen Arzneimittel mit Dosierungs- und Einnahmehinweisen.
- **Übrig gebliebene Medikamente entsorgen:** Nach der verordneten Einnahmezeit kannst du die Arzneimittel ordnungsgemäß entsorgen. Du solltest diese nicht im Schrank für eine künftige Selbstbehandlung und auch nicht „für alle Fälle" deponieren. Denn das verführt dazu, bei den nächsten Beschwerden ohne ärztliche Absprache darauf zurückzugreifen. Am besten entsorgst du deine Hausapotheke ganz!
- **Medikamente nicht an andere weitergeben:** Tu dies bitte nicht! Du bist keine Ärztin bzw. kein Arzt! Diese Form der Übernahme bzw. Schenkung von Medikamenten scheint populär zu sein. In den USA erhielten beispielsweise Menschen, die einen Medikamentenmissbrauch betrieben hatten, ihre Substanzen in 50,5 % der Fälle gratis von Freundinnen und Freunden oder Verwandten und nur bei 22,1 % wurden diese von Ärztinnen oder Ärzten verschrieben (Lipari und Hughes 2017).
- **Bei Beschwerden nicht gleich zu Medikamenten greifen:** Medikamente sind keine dauerhafte Lösung! Durch sie erfolgt eine vorübergehende Linderung des Leids, was das Problem wie ein Pflaster nur zudeckt. Verbergen sich hinter dem Leiden vielleicht Übergewicht, Bewegungsmangel oder andere ungesunde Lebensgewohnheiten wie Fastfood oder Schlafmangel? Probiere zuerst alternative (arzneimittelfreie) Methoden wie Physiotherapie, Aromatherapie, Akupunktur, Tai-Chi, Massagen, Krankengymnastik, nicht-medikamentöse Schmerztherapie, Schlafschulungen, Verhaltenstherapie, Muskelentspannungsübungen etc. aus! Hier kannst du verschiedene Techniken testen und gucken, welche Methode deinem Körper am besten tut.

Wie kann ich mich von meiner Abhängigkeit befreien?

Eine Abhängigkeit zu durchbrechen ist nicht einfach, da der Körper genauso, wie er sich an die Arzneimittel gewöhnt hat, sich diese wieder abgewöhnen muss. Eins ist klar: Es ist in vielen Fällen möglich, medikamentenfrei zu leben und die Beschwerden eventuell mit nicht-medikamentösen Maßnahmen und Therapiemöglichkeiten zu lindern.

Folgende Tipps können dir bei der Entgiftung und Entwöhnung von Arzneimitteln helfen:

- **Professionelle Hilfe und Beratung:** Suche eine Suchtberatungsstelle, Selbsthilfegruppe oder eine Hausarztpraxis auf, um erste Informationen über geeignete Therapieformen (ambulante oder stationäre Behandlung) zu erhalten. Es gibt spezielle Schmerzkliniken, Schmerztherapeutinnen und -therapeuten, neurologische Einrichtungen und auch viele Suchtkliniken, die auf Medikamentenabhängigkeit spezialisiert sind.
- **Regelmäßiges Aufsuchen von Selbsthilfegruppen:** Dies ist in allen Phasen – ob Beratung, Entzug oder Entwöhnung, aber auch für die Zeit nach einer Entgiftung – als zusätzliche Unterstützung stark zu empfehlen.
- **Ursachenforschung:** Die Ursache von Erkrankung und Leid sollte behoben und bei jeglichen Problemen sollte nach Lösungsmöglichkeiten gesucht werden. Vielleicht ist eine psychotherapeutische Maßnahme notwendig, um tieferliegende Traumata, Depressionen, Ängste oder andere behandlungsbedürftige Belastungen zu verarbeiten!
- **Stressbewältigung:** Vermeide die Entstehung von Dauerbelastungen, Hektik und Stress (siehe Kap. 8) und lerne, damit richtig umzugehen.
- **Sport:** Bei Schmerzen kann auch Bewegung helfen, denn sie soll diese lindern und bringt gleichzeitig noch viele weitere gesundheitliche Vorteile mit sich (mehr dazu in Kap. 8) (Ellingson und Black 2019). Verzichte auch bei Schmerzen nicht auf Bewegung, sondern versuche vielmehr, dich erst recht zu bewegen. Wissenschaftliche Studien beweisen immer wieder, dass Sport Schmerzen lindert (Wasser et al. 2017; Ambrose und Golightly 2015). Am besten erarbeitest du gemeinsam mit deiner Ärztin bzw. deinem Arzt einen Bewegungsplan, der ganz auf deine Bedürfnisse zugeschnitten ist!
- **Achtsamkeit:** Achtsamkeit hilft laut Studien bei der Schmerzlinderung (Voss et al. 2019; Zeidan und Vago 2016). Als Tipp kann ich das Buch *Achtsamkeit und Schmerz* von Claus Derra und Corrina Schilling wärmstens empfehlen!

Wie kann ich eine Arzneimittelabhängigkeit vermeiden?
Für einen verantwortungsvollen Konsum von und Umgang mit Medikamenten, die ein enormes Suchtpotenzial haben, und zur Vermeidung einer Abhängigkeit solltest du die *4-K-Regel* unbedingt beachten:

1. **Klare Indikation:** Nur einnehmen, wenn es unbedingt notwendig ist. Die Packungsbeilage auf Abhängigkeitspotenzial und Nebenwirkungen checken!
2. **Kurze Anwendung:** Die Medikamente nicht über die ärztlich verschriebene Dauer hinaus und nur für kurze Zeit einnehmen.

3. **Korrekte Dosierung:** Ärztlich verschriebene und verordnete Dosierung nicht überschreiten und immer nur so wenig wie möglich einnehmen!
4. **Kein sofortiges Absetzen:** Die Medikamente nicht schlagartig absetzen, sondern die Dosis langsam und schrittweise reduzieren, was sich über einige Wochen oder Monate hinziehen kann, um Entzugssymptome zu vermeiden.

Rezeptfreie Arzneimittel sind manchmal auch schädlich
Auch frei verkäufliche, aus der Apotheke oder Drogerie bezogene Arzneimittel können bei lang anhaltendem Konsum schädlich sein. Werden die empfohlene Dosierung und Häufigkeit der Einnahme nicht eingehalten oder ist die Einnahme nicht zwingend und medizinisch notwendig, kann dies als „Medikamentenmissbrauch" betrachtet werden. Nasentropfen, Abführmittel, Nasensprays, Hustensäfte und Schmerzmittel wie Paracetamol und Ibuprofen sind nur einige Beispiele für Medikamente, die rezeptfrei (engl. over-the-counter) und günstig zur „Selbstmedikation" erworben werden können. Das heißt, man spielt hier selbst den Doktor und behandelt die eigenen Symptome. Gehen die Kopfschmerzen immer noch nicht weg? Schnell wird noch eine Tablette mehr geschluckt und es werden manchmal auch direkt zwei hintereinander eingenommen. Dadurch kann aber alles noch viel schlimmer werden. Die längerfristige Anwendung von Schmerz- oder Migränemitteln kann z. B. zu Dauerkopfschmerzen führen, was auch als „Rebound-Kopfschmerzen" bezeichnet wird (Diener et. al. 2018). So können sich gelegentliche Kopfschmerzen bei einer dauerhaften Überdosierung von Schmerzmitteln in chronische medikamenteninduzierte Kopfschmerzen verwandeln. Damit das nicht passiert, wird Folgendes geraten:

> **Hinweis**
> Schmerzmittel mit mehreren Wirkstoffen nicht mehr als zehn Tage im Monat und bei nur einem Wirkstoff nicht mehr als 15 Tage im Monat einnehmen (Pallenbach 2015). Zu beachten ist auch, dass die Schmerz- oder Migränemittel nicht mehr als drei aufeinanderfolgende Tage lang eingenommen werden sollten.

Auch der Dauerkonsum von Nasensprays ist nicht bedenkenlos und diese gehören zu den am häufigsten missbrauchten Arzneimitteln. Die Sprays zerstören regelrecht die Nasenschleimhäute, und da nach dem Absetzen die Nasenschleimhaut rasch wieder anschwillt, wird der Konsum fortgesetzt (Glaeske und Holzbach 2015). Und was ist mit Abführmitteln, den Laxanzien, einem beliebten Mittel zum Gewichtsverlust? Auch diese haben Nebenwirkungen: Sie sollen die normale Darmtätigkeit beeinflussen und zu Herzrhythmusstörungen, Magen-Darm-Beschwerden bis hin zu Darmreizungen führen (Glaeske und Holzbach 2015). Und wenn sich nach dem Absetzen die Verstopfung wieder meldet, wird dies zur Motivation, die Mittel erneut und dauerhaft einzunehmen. Ganz zu schweigen von den Allheilmitteln Ibuprofen und Paracetamol. Auch diese haben bei anhaltender Einnahme viele Nebenwirkungen wie Bluthochdruck und Magen-Darm Blutungen (Ngo und Bajaj 2020; McCrae et al. 2018).

Ich kann hier noch Dutzende weitere rezeptfreie Medikamente auflisten, aber die Botschaft ist klar: „Verschreibungsfrei" bedeutet ebenso wenig wie das Wort „legal", dass diese „harmlos" oder „risikofrei" sind. Die rezeptfreien Medikamente bewirken zwar keine körperliche Abhängigkeit wie Schlaf- und Beruhigungsmittel, aber ihre Wirkung reicht oft allemal aus, um körperliche Schäden zu verursachen. Ein gewissenhafter Umgang mit verschreibungsfreien Medikamenten liegt daher bei der Konsumentin bzw. dem Konsumenten und diese tragen somit auch die Verantwortung, die Verpackungsbeilage zu lesen und mit den Arzneimitteln bestimmungsgemäß und sicher umzugehen.

Nikotin: Nikotin, der süchtig machende Hauptwirkstoff in Tabakpflanzen, wird am meisten in Form von Zigaretten konsumiert. Wie andere Substanzen auch zeigt dieser Stoff seine Wirkung im Gehirn. Schon wenige Sekunden nach dem Einatmen erreicht Nikotin das Gehirn, dockt an die Acetylcholin-Rezeptoren an und setzt verschiedene Botenstoffe wie Dopamin, Endorphin, Serotonin und Norepinephrin frei (Cosgrove et al. 2015). Dopamin sorgt für die positiven Gefühle, Serotonin für eine positive Stimmungslage, Norepinephrin und Acetylcholin sorgen für eine erhöhte Wachsamkeit und verbesserte kognitive Funktionen und Endorphine für die Linderung von Stress und Angstgefühlen (Prochaska und Benowitz 2019; Benowitz 2010). Wie du nachstehend gleich lesen wirst, gehen die positiven Effekte jedoch mit einer langen Liste von verheerenden gesundheitlichen Problemen einher. Das Rauchen wird in der Gesellschaft bei einem immer enger werdenden Konsumfreiraum immer weniger toleriert. Während Rauchen früher an vielen Orten wie im Flugzeug, in Bus und Bahn, in Restaurants oder am Arbeitsplatz erlaubt war, gilt jetzt fast überall ein Rauchverbot. Bundesweit ist das Rauchen in allen öffentlichen Einrichtungen sowie Verkehrsmitteln strengstens untersagt. Es hat schon ein

Grund, warum Raucherinnen und Raucher mit zunehmenden Hürden zu kämpfen haben. Der Staat versucht, mit steigender Tabaksteuer, Werbebeschränkungen und anderen Hemmschwellen die Konsumentinnen und Konsumenten zum Aufhören zu bewegen. So sollen beispielsweise Schockbilder und Warnhinweise auf der Zigarettenschachtel vom Konsum abschrecken. Und dies scheint zu helfen: Laut einer Umfrage unter mehr als 7000 Schülerinnen und Schülern aus der 5. bis 10. Klasse lösten Horrorbilder gerade bei Jugendlichen, die noch nie geraucht hatten, negative Gefühle wie Ekel und Angst aus. Dies ist genau die Wirkung, die man anstrebt, nämlich eine permanente Fernhaltung vom Konsum (Deutsche Apotheker Zeitung 2018). Das sind erfreuliche Nachrichten, denn die Auswirkungen von Nikotin auf das jugendliche Gehirn sind noch viel gravierender als bei Erwachsenen. Der Grund: Das Gehirn von Jugendlichen ist noch nicht komplett ausgereift und wie ein Umbauprojekt dabei, sich neu zu gestalten, neue Verknüpfungen herzustellen und die unbrauchbaren auszumisten. Deshalb kann jede Substanz in diesen Prozess eingreifen, den normalen Reifungsprozess stören und bleibende Schäden verursachen. So ist es keinesfalls verwunderlich, dass ein Nikotinkonsum im jugendlichen Alter das Risiko erhöhen soll, im späteren Leben psychische und kognitive Störungen zu entwickeln (Goriounova und Mansvelder 2012). Präventionsmaßnahmen sind deshalb wichtig und zahlen sich aus: Jugendliche rauchen heute um 2/3 weniger als früher und auch bei Erwachsenen ist die Raucherquote erheblich gesunken, nämlich um 30 % seit 2003 (Nationale Strategie zur Drogen- und Suchtpolitik 2018).

Warum es nicht so einfach ist, das Rauchen aufzugeben, hat denselben Grund wie bei anderen Drogen auch: Das Gehirn hat eine Vorliebe und Abhängigkeit entwickelt, und als Bestandteil der Lebensweise und täglichen Gewohnheit wird ritualmäßig zu bestimmten Zeiten, an bestimmen Orten und in bestimmten Situationen geraucht. Im Gegensatz zu anderen psychotropen Substanzen wie Heroin, Kokain und Alkohol beeinträchtigt Nikotin das Leben kaum und genießt daher als Substanz einen vergleichsweise besseren Ruf in der Bevölkerung. Dies gilt auch deshalb, weil sich Raucherinnen und Raucher kaum in ihrer Art und Weise verändern. Die Tatsache, dass Rauchen hingenommen wird, hat aber wenig zu sagen, wenn es um die gesundheitlichen Schäden geht. Die zeigen sich meist erst viele Jahre später und sind für Raucherinnen und Raucher daher weder ein Grund, Angst um die eigene Gesundheit zu haben, noch Motivation, das Rauchen möglichst zügig aufzugeben. Laut Nationaler Strategie zur Drogen- und Suchtpolitik sterben jährlich 120.000 Menschen an den Folgen des Rauchens und davon sind 3000 noch nicht einmal aktive Raucherinnen und Raucher (2018). Passivrauchende sollen nämlich wie herkömmliche Raucherinnen und Raucher auch ein erhöhtes Risiko tragen, an Lungenkrebs zu erkranken (Jayes et al. 2016). Im Endeffekt inhalieren beide den giftigen Dampf, da macht es für die Lunge keinen Unterschied, ob dieser passiv eingeatmet oder aktiv inhaliert wird. Auf jeden Fall ist das Rauchen von Tabak mit vielen gesundheitlichen Folgen und Risiken verbunden. Alle aufzuzählen, würde den Rahmen dieses Kapitels sprengen. Hier deshalb nur ein kurzer Überblick über die negativen Folgen des Rauchens:

Risiken und Nebenwirkungen
- **Beeinträchtigung der Mundgesundheit:** Rauchen schadet der Mundgesundheit. Es kann vielfältige orale Erkrankungen hervorrufen wie Parodontitis und Mundkrebs (Chaturvedi et al. 2019; Leite et al. 2018).
- **Tuberkulose:** Rauchen erhöht das Risiko, an Tuberkulose zu erkranken, um das Doppelte und steigert auch das Risiko, nach einer Erkrankung daran zu sterben (Amere et al. 2018).
- **Verdauungssystem:** Rauchen kann verschiedene Störungen in Verbindung mit dem Verdauungsapparat verursachen wie z. B. Leberleiden, Magengeschwüre, Dickdarmpolypen, Pankreatitis, Morbus Crohn (chronische Darmentzündung) (National Institute of Diabetes and Digestive and Kidney Diseases 2013).
- **Atemwegserkrankungen:** Weil Tabak üblicherweise eingeatmet wird, werden Atemwege und Gewebe geschädigt, und durch das kontinuierliche Rauchen haben sie keine Chance, sich zu erholen (U.S. Department of Health and Human Services 2014).
- **Impotenz:** Gründe für die Impotenz sind z. B. eine geringere Spermienqualität, Samenbildung und Spermiendichte (Dai et al. 2015).
- **Kognitive Schäden und Demenz:** Im Gegensatz zu nichtrauchenden Menschen haben Raucherinnen und Raucher ein erhöhtes Risiko für Demenz und eine Verschlechterung der kognitiven Fähigkeiten (Anstey et al. 2007).
- **Schlaganfallrisiko:** Für das Risiko, einen Schlaganfall zu erleiden, brauchst du keine Kettenraucherin bzw. kein Kettenraucher zu sein. Schon eine Zigarette am Tag soll genügen, um das Risiko um 25 bis 30 % zu erhöhen (Larsson et al. 2019).
- **Herzversagen:** Rauchen schadet dem Herzen. Das konnten Forscherinnen und Forscher bei einer Meta-Analyse mit einer Gesamtteilnehmerzahl von fast 4 Mio. Teilnehmenden feststellen. Im Gegensatz zu Menschen, die niemals geraucht haben, hatten Raucherinnen und Raucher ein um 75 % erhöhtes Risiko, ein Herzversagen zu erleiden (Aune et al. 2019). Bei einem wissenschaftlichen Vergleich von ehemaligen Raucherinnen und Rauchern mit Menschen, die noch nie geraucht hatten, war das Risiko nur noch um 16 % höher. Doch es reicht schon eine Zigarette am Tag, um das Risiko einer koronaren Herzerkrankung erheblich zu steigern. Dieses liegt bei 50 % des Risikos von Raucherinnen und Rauchern, die täglich 20 Zigaretten konsumieren (Hackshaw et al. 2018).

- **Diabetes:** Rauchen erhöht das Risiko für Typ-2-Diabetes um 30 bis 40 % und dieses Risiko steigt mit der Konsummenge (Maddatu et al. 2017, U.S. Department of Health and Human Services 2014).
- **Sehschädigung:** Die Augen bleiben von dem ganzen Qualm auch nicht verschont. Laut Studien soll Rauchen für viele Störungen in den vorderen Augensegmenten sorgen und ein Risikofaktor für eine altersbedingte Katarakt, den sogenannten „grauen Star", sein (Malgorzata und Andrzej 2017).
- **Verminderte Immunfunktion:** Durch Rauchen wird das Immunsystem geschwächt, was verschiedene Krankheiten hervorrufen kann. Krank machende Immunreaktionen können sich weiter verschlimmern oder die normale Abwehrkraft des Immunsystems kann gedämpft werden (Qiu et al. 2017).
- **Muskel-Skelett-Erkrankungen:** Zu den Folgen des Rauchens gehören Knochenbrüche, Knochenschwund, Implantat-Misserfolge sowie Knorpel- und Gelenkerkrankungen (Al-Bashaireh et al. 2017).
- **Lungenschäden:** Rauchen beeinträchtigt die Lungenfunktion und erhöht das Risiko, an Lungenkrebs zu erkranken (Jayes et al. 2016).
- **Krebskrankheiten:** Es wurden mehr als 5.300 chemische Substanzen im Tabak entdeckt und ca. 90 davon sind krebserregend (Deutsches Krebsforschungszentrum 2019). Lunge, Rachen, Speiseröhre, Luftröhre, Kehlkopf, Magen und Leber sind nur einige der davon betroffenen Bereiche. Besonders Lungenkrebs stellt ein großes Risiko dar. Satte 90 % aller Lungenkrebsfälle sollen auf das Rauchen zurückzuführen sein (Deutsches Krebsforschungszentrum 2019). Rauchen ist für 30 % aller Krebstoten und 80 % aller Lungenkrebstoten verantwortlich (National Cancer Policy Forum 2013).
- **Hautalterung:** Falls die oben genannten Risiken als Motivation nicht ausreichen, hier zum Schluss und zur Abwechslung eine unschöne Nebenwirkung, die sich nicht im Inneren des Körpers abspielt, sondern rein äußerlich zu sehen ist. Durch Rauchen soll die Haut vorzeitig altern! Ein Grund für diese vorzeitige Hautalterung ist laut Untersuchungen die Störung der Kollagenproduktion (Morita 2007). Für alle, die auf ihr Erscheinungsbild Wert legen, sollte allein das schon ein triftiger Grund sein, das Rauchen aufzugeben.

Typische Entzugssymptome: Verlangen nach der nächsten Zigarette, Schlafstörungen, Angst, Konzentrationsschwäche, Unruhe, Gereiztheit, schlechte Laune, Depressionen, Kopfschmerzen.

Nikotinentzug: siehe unten unter „Optionen für einen Rauchstopp".

E-Zigaretten: Zigaretten kommen nicht nur als klassische Zigarette in der Schachtel daher, sondern sind mittlerweile auch in elektronischer Form als elektronische Zigaretten, oder kurz E-Zigaretten, bekannt. Vom Aussehen her sind einige Varianten herkömmlichen Zigaretten zum Verwechseln ähnlich. Bei ihnen entsteht durch das Erhitzen des flüssigen Materials Dampf, der inhaliert wird. E-Zigaretten werden von vielen Konsumentinnen und

Konsumenten als weniger schädlich wahrgenommen und ihre gesundheitlichen Folgen werden aufgrund der falschen Annahme, es sei ja nur Wasserdampf, unterschätzt. Letztendlich werden diese auch von den Herstellern als „weniger schädlich" beworben. Doch auch diese modernen Rauchgeräte sind, wie du gleich sehen wirst, nicht frei von toxischen Inhaltsstoffen und äußerst gesundheitsschädlich, worauf wir im Folgenden genauer eingehen werden:

> **Risiken und Nebenwirkungen**
> - **Krebserregende Inhaltsstoffe:** E-Zigaretten enthalten zwar keinen Tabak, dafür aber meist Nikotin und andere krebserzeugende Substanzen wie herkömmliche Zigaretten auch (Shmerling 2019).
> - **Lungenschäden:** Das Dampfen kann Lungenschäden verursachen und Berichten zufolge ist dieses auch Ursache für Hunderte von Lungenkrebsfällen (Shmerling 2019).
> - **Beeinträchtigung der Mundschleimhautzellen:** Die Abwehr- und Schutzfunktion des Mundes wird durch das Dampfen beeinträchtigt und dies kann zu Zahnfleischproblemen, Infektionen und Entzündungen führen (Université Laval 2016).
> - **Freie Radikale:** Die Wissenschaft untersuchte 50 verschiedene aromatisierte Flüssigkeiten für E-Zigaretten und fand bei 43 davon Chemikalien, die freie Radikale produzieren, welche mit Krankheiten wie Krebs sowie Zellschäden in Verbindung stehen (Penn State College of Medicine News 2018).
> - **Toxische Metalle:** Untersuchungen an 56 Varianten von E-Zigaretten zeigen, dass diese toxische und krankheitserregende Metalle freisetzen können, darunter Chrom, Nickel, Blei und Mangan (Olmedo et al. 2018).
> - **Suchtpotenzial:** E-Zigaretten enthalten üblicherweise auch Nikotin. So fanden Wissenschaftlerinnen und Wissenschaftler heraus, dass die in E-Zigaretten enthaltene Nikotinart zu der Sorte gehört, die am meisten süchtig macht (El-Hellani et al. 2015).
> - **Falsche Verpackungsinformationen:** Untersuchungen zeigen, dass die Angaben auf der Verpackung von der tatsächlichen Konzentration abweichen können. Auch solche E-Zigaretten, die als „nikotinfrei" vermarktet werden, sollen nicht ganz frei von Nikotin sein: Mit diesen gefährlichen und irreführenden Informationen werden Konsumentinnen und Konsumenten bewusst getäuscht (El-Hellani et al. 2015).

Welche langfristigen Folgen vom sogenannten „Dampfen" von E-Zigaretten in Zukunft noch zu erwarten sind, bleibt abzuwarten. Klinische Langzeitstudien fehlen, weil diese modernen Rauchgeräte im Gegensatz zu den normalen Zigaretten noch nicht so lange auf dem Markt sind. Besorgniserregend ist zudem, dass E-Zigaretten auch bei Jugendlichen an Beliebtheit gewinnen, die von den vielen Varianten und Geschmäckern der aromatisierten Flüssigkeit (Liquid) ganz besonders angezogen werden

(Deutsches Krebsforschungszentrum 2018). Es wurde sogar festgestellt, dass jugendliche Dampfer eher dazu tendieren, mit dem Rauchen von herkömmlichen Zigaretten zu beginnen (Shmerling 2019). Das Rauchen von E-Zigaretten setzt anscheinend die Hemmschwelle in Bezug auf normale Zigaretten herunter. Dennoch scheinen E-Zigaretten wohl doch einen Vorteil für einige zu haben: Laut Studien erleichtern sie es Raucherinnen und Rauchern, mit dem Rauchen aufzuhören oder weniger zu rauchen (Rahman et al. 2015). Weil E-Zigaretten oft weniger Nikotin enthalten, werden Raucherinnen und Raucher anscheinend langsam und auf weniger dramatische Weise entwöhnt. Das Studienergebnis lässt aber keine eindeutige Schlussfolgerung ziehen. Es gibt auch Beweise dafür, dass E-Zigaretten genau das Gegenteil bewirken. Laut einer Meta-Analyse ist die Wahrscheinlichkeit, mit dem Rauchen aufzuhören, bei Konsumentinnen und Konsumenten von E-Zigaretten um 28 % geringer als bei herkömmlichen Raucherinnen und Rauchern, die keine E-Zigaretten konsumieren (Kalkhoran und Glantz 2016). Wenn dein Ziel also ein permanenter Rauchstopp ist, solltest du E-Zigaretten als Hilfsmittel nur mit Bedacht wählen und am besten lieber gleich ganz auf Nikotin verzichten. Weniger schädlich heißt noch lange nicht gesund! Die Liste der elektronischen Rauchvarianten kannst du beliebig weiterführen, z. B. mit E-Shishas, Tabakerhitzern, Wasserpfeifen und ähnlichen Dampf- und Rauchgeräten. Wer weiß, welche Suchtquellen uns in Zukunft noch in Form von innovativen Erfindungen erwarten, die neue Gefahren für die Gesundheit mit sich bringen und die Gesellschaft vor neue Herausforderungen stellen werden.

Ein persönlicher Tipp: Alles, was mit Chemikalien hergestellt und nicht durch die Weltgesundheitsorganisation und das Bundesgesundheitsministerium als „harmlos" eingestuft wird, sollte vermieden werden. Dann doch lieber nur Luft einatmen und ein Stückchen Bitterschokolade essen, denn Letztere ist nicht nur lecker, sondern verringert gleichzeitig auch das Diabetesrisiko und Herzkrankheiten. Vorteile, von denen Glimmstängel jeder Art wohl nur träumen können (Grassi et al. 2015; Buijsse et al. 2010).

Liebe Raucherinnen und Raucher: Je länger und mehr ihr raucht, desto mehr steigt das Risiko, an Krebs zu erkranken, insbesondere an Lungenkrebs. Raucherinnen und Raucher haben im Gegensatz zu Menschen, die nicht rauchen, ein mehr als 20-fach höheres Risiko, an Lungenkrebs zu erkranken (Mons et al. 2018). Untersuchungen von 52.914 Lungenkrebsfällen liefern den Beweis dafür. Von den mehr als 52.000 untersuchten Fällen waren 89 % auf das Rauchen zurückzuführen (Mons et al. 2018). Rauchen verringert darüber hinaus die Lebensdauer! Raucherinnen und

Raucher leben im Durchschnitt **zehn Jahre kürzer** als Menschen, die nicht rauchen (Doll et al. 2004). Im Jahr 2013 war das Rauchen Ursache für mehr als 121.000 vermeidbare Todesfälle (Mons und Kahnert 2019).

Jetzt aber bloß nicht das Handtuch werfen und denken, dass ja sowieso schon genug Schaden entstanden ist. Du kannst, wenn du jetzt aufhörst, Lebensjahre zurückgewinnen. In einer prospektiven Studie wurden mehr als 30.000 britische männliche Ärzte über einen Zeitraum von 50 Jahren beobachtet. Das Ergebnis: Diejenigen, die mit dem Rauchen in ihren 60er-Jahren aufhörten, gewannen drei Jahre an Lebenserwartung zurück. Bei einem Rauchstopp mit 50 Jahren konnten sie sechs Jahre wiedergutmachen, während es in den 40er-Jahren satte neun Jahre waren (Doll et al. 2004). Am besten ist es laut Studie jedoch, in den 30er-Jahren aufzuhören, weil dann zehn Jahre Lebenserwartung zurückgewonnen werden und gar nichts an Lebenszeit verloren geht. Es verbleiben einem also die zehn Jahre, die man sonst verschenkt hätte. Du rettest so nicht nur einige Lebensjahre, sondern senkst gleichzeitig das Risiko für viele chronische Krankheiten, darunter Krebs und Herzkrankheiten (National Cancer Institute 2017). Du siehst also: Auch wenn du viele Jahre geraucht hast, kann der Schaden teilweise rückgängig gemacht werden. Hier ist es umso besser, je früher du das Rauchen aufgibst, und es empfiehlt sich, dass du nicht erst in späten Jahren damit anfängst, wenn sich die Folgeschäden schon bei dir bemerkbar machen. Um Schäden zu vermeiden, reicht es allerdings nicht, weniger zu rauchen. Du musst schon ganz damit aufhören, damit dein Körper sich erholt. Bei einer Studie unter starken Raucherinnen und Rauchern (darunter auch Kettenraucherinnen und -raucher), die ihren Konsum um die Hälfte reduzierten, nahmen die Risiken, vorzeitig an den Folgen zu sterben, dennoch nicht ab (Tverdal und Bjartveit 2006).

Optionen für einen Rauchstopp
Bist du fest entschlossen, das Rauchen endgültig aufzugeben, hast du mehrere Möglichkeiten.

Hier als Anregung einige davon:

- Plötzlich von heute auf morgen aufhören und einen sogenannten „kalten Entzug" (engl. cold turkey) durchführen.
- Eine langsame Entwöhnung durch einen immer geringeren Zigarettenkonsum durchführen, z. B. jeden Tag eine Zigarette weniger und mit längeren Pausen dazwischen rauchen.
- Mithilfe von Nikotinersatzprodukten wie Pflastern, Tabletten, Inhaliergeräten, Nasensprays oder Kaugummis das Rauchen aufgeben. Bei einer

Meta-Analyse von mehr als 100 Studien mit fast 50.000 Probandinnen und Probanden zeigte sich, dass Nikotinersatzprodukte helfen können. Laut den Ergebnissen erhöhten diese Produkte die Erfolgsquote um 50 bis 70 % (Stead et al. 2012). Lass dich am besten von deiner Ärztin oder deinem Arzt beraten, um herauszufinden, welche Methoden und Therapiemöglichkeiten für dich infrage kommen.
- Beratungsstellen, Gruppentherapien und Seminare können besonders hilfreich sein und bieten häufig nützliche Tipps und Methoden, um erfolgreich das Rauchen aufzugeben!
- Tipp: Steck das Geld, das du sonst für Zigaretten ausgegeben hättest, in eine Spardose! Siehst du dann, wie viel Geld du gespart hast, ist dies Grund und Motivation, weiterhin abstinent zu bleiben!

In der Tat schafften 2/3 bis 3/4 der Ex-Raucherinnen und -Raucher den Konsumstopp mit einem kalten Entzug und ohne jegliches Hilfsmittel (Chapman und MacKenzie 2010). Ein sofortiger Konsumstopp kann auch durch einschneidende Erlebnisse wie Ekelgefühle, gesundheitliche Folgen etc. hervorgerufen werden und diese können eine gewaltige Motivation sein, um direkt und ohne Verzögerung mit dem Rauchen aufzuhören. Dies ist ein klarer Beweis dafür, dass der eigene Wille und eine entsprechende Motivation komplett ausreichen. Studien belegen, dass ein abrupter Rauchstopp erfolgreicher als andere Methoden ist (Lindson-Hawley et al. 2016). Das könnte daran liegen, dass bei einer langsamen Entwöhnung der Körper zwar mit weniger, aber trotzdem mit Nikotin versorgt wird und somit das Konsumverhalten fortgesetzt wird. Ob es nun besser für dich ist, von heute auf morgen oder eher langsam mit dem Rauchen aufzuhören, musst allein du entscheiden. Du kennst dich schließlich am besten! Wähle die Methode, die deine Erfolgschancen am meisten erhöht. An einer Teilhabe an Selbsthilfegruppen kannst du aber nur profitieren!

Es macht aber wenig Sinn, so lange zu warten, bis sich gesundheitliche Schäden bemerkbar machen. Soweit soll es ja gerade nicht kommen. Auch soll es nicht dazu kommen, dass du z. B. wegen einer Gewichtszunahme erneut mit dem Konsum beginnst. Das ist nämlich gar nicht so unwahrscheinlich, denn um dies zu vermeiden, musst du schon einen Tick weniger essen. Hast du unbedingt das Bedürfnis, dir statt einer Zigarette etwas in den Mund zu stopfen, dann greife lieber zu Kaugummis statt zu Knabbereien. Das hat einen wissenschaftlichen Grund: Der Körper verbraucht beim Rauchen mehr Kalorien und dieses zügelt auch den Appetit (Batra 2016). Das bedeutet also, dass du nach dem Rauchstopp weniger

Kalorien verbrauchst und mehr Appetit hast. Damit sich aber kein Extra-Speck anhäuft, ist besondere Vorsicht geboten, denn dieser kann zu Frustration und Enttäuschung führen und einen dazu bringen, wieder mit dem Rauchen anzufangen.

Etwas nicht zu konsumieren, worauf man Lust hat, kann gerade am Anfang stressig sein. Man hat schließlich gewohnheitsmäßig zu den Glimmstängeln gegriffen, sei es nach dem Essen, bei einem Kaffee, in der Mittagspause oder auch bei Leid, Kummer und Aufregung. Diese Lücken musst du jetzt clever mit neuen unschädlichen Gewohnheiten füllen. Doch bis sich neue Angewohnheiten etabliert haben, musst du durch die momentane „Trauerphase" einfach durch. Vor allem musst du lernen, mit Stress umzugehen (mehr zu Stress in Kap. 8), denn Raucherinnen und Raucher sehnen sich nach Zigaretten am meisten, wenn sie gestresst sind (Woodcock et al. 2019). Was auch Stress verursachen kann, sind andere Menschen im Haushalt, die qualmen, was das Zeug hält. Das Aufhören ist ohnehin schon eine große Herausforderung, und anderen dabei zuzusehen, macht das Ganze nur noch schlimmer. Deine Mitmenschen sollten deine Entscheidung respektieren und dich dabei voll und ganz unterstützen, und wenn sie das nicht von alleine tun, dann sollest du sie höflich darum bitten, draußen oder auf dem Balkon zu rauchen und die Zigarettenschachtel nicht herumliegen zu lassen. Idealerweise findest du Familienmitglieder oder Freundinnen und Freunde, mit denen du gemeinsam aufhören kannst. Dies ist nicht immer einfach umsetzbar, weil jeder zu einem anderen Zeitpunkt die Motivation dazu hat. Aber ein Versuch schadet nicht und vielleicht kannst du den einen oder anderen mit ins Boot nehmen und ihr könnt euch dabei gegenseitig unterstützen. Und wer weiß: Vielleicht werden sie dir als Vorreiterin oder Vorreiter sogar danken! Als Belohnung kannst du dir so richtig etwas gönnen, aber bitte nicht in Form von überflüssigen Kalorien: aus den oben genannten Gründen, versteht sich!

Koffein: Ich weiß, es erscheint absurd, dass Koffein einen Platz in einem Drogenratgeber gefunden hat. Verglichen mit anderen legalen und illegalen Drogen ist Koffein ein harmloses und ungefährliches Stimulans mit keinen nennenswerten gesundheitlichen Risiken. Trotzdem hat meine Entscheidung einen simplen Grund: Das von der Weltgesundheitsorganisation entwickelte Klassifikationssystem ICD-11 hat Koffeinabhängigkeit als eine klinische Störung anerkannt und auch das US-Klassifikationssystem DSM-5 stuft Koffeinabhängigkeit als ein Störungsbild ein, das weitere Untersuchungen erfordert (DMDI 2020; Meredith et al. 2013). Wie andere psychoaktive Stimulanzien zeigt Koffein seine Hauptwirkung im Gehirn, wo es an die

Adenosinrezeptoren andockt und diese blockiert. Adenosin ist ein Neurotransmitter, der Schläfrigkeit und Müdigkeit fördert. So wird das Gehirn – statt sich zu entspannen – angeregt, und dies sorgt für eine Steigerung der geistigen Wachsamkeit, körperlichen Ausdauer, Konzentration und für eine Verringerung der Müdigkeit (Heckman et al. 2010).

Koffein kommt ganz natürlich in Kakaobohnen, Kolanüssen, Mate-Tee, Guarana-Beeren, Kaffeebohnen, Teepflanzen sowie in vielen anderen Pflanzen vor und wird am meisten in Form von Kaffee konsumiert (Heckman et al. 2010). Es kann aber auch als Nahrungsinhaltsstoff Lebensmitteln, Getränken und sogar Medikamenten beigemischt werden. Unser Muntermacher-Favorit ist jedoch eindeutig das Heißgetränk Kaffee! Ohne den morgendlichen Kaffee läuft bei vielen gar nichts und ich bin zugegebenermaßen eine davon. Konsumiert in Maßen haben Koffein und Kaffee viele gesundheitliche Vorteile, wobei betont werden muss, dass die vorteilhafte Wirkung von Kaffee nicht ausschließlich auf Koffein zurückzuführen ist, denn Kaffee enthält mehr als 1000 bioaktive Substanzen, die sicherlich auch einen Beitrag zur positiven Wirkung leisten (Jeszka-Skowron et al. 2015). Lass uns ausnahmsweise einen kleinen Abstecher machen und einen Blick auf die zahlreichen Vorteile werfen, bevor wir auf die Risiken und Nebenwirkungen eingehen:

Vorteile von Koffein für Körper und Geist

- **Mindert das Risiko von Krebs- und Herz-Kreislauf-Erkrankungen:** Koffein und Kaffee sollen das Risiko für Brustkrebs, Darmkrebs, Prostatakrebs, Gebärmutterkrebs und das Risiko für Herz-Kreislauf-Erkrankungen mindern (Grosso et al. 2017).
- **Schützt vor Alzheimer und Parkinson:** Koffein steht auch im Ruf, das Risiko von Alzheimer und Parkinson zu verringern (Kolahdouzan und Hamadeh 2017).
- **Ist gut für die Leber:** Ein Zusammenhang zwischen einem Koffeinkonsum und weniger Lebererkrankungen wurde festgestellt und außerdem soll Koffein auch vor Leberkrebs schützen (Tamura et al. 2018; Saab et al. 2013). Eine Langzeitstudie des Deutschen Instituts für Ernährungsforschung (DIfE) mit mehr als einer halben Million Europäern aus zehn europäischen Ländern ergab, dass sich bei täglichem Konsum von vier Tassen Kaffee das Leberkrebsrisiko um 75 % verringert (Aleksandrova et al. 2015).

- **Fördert die Darmgesundheit:** Koffein soll dafür sorgen, dass sich die nützlichen Darmbakterien vermehren und sich die schädlichen verringern (Gurwara et al. 2019).
- **Verringert das Risiko von Typ-2-Diabetes:** Kaffee und selbst entkoffeinierter Kaffee sollen das Risiko von Typ-2-Diabetes reduzieren (Cornelis 2020; Grosso et al. 2017).
- **Schützt Haut und Haare:** Bei einer Analyse von sieben wissenschaftlichen Studien mit mehr als 1,4 Mio. Teilnehmenden wurde herausgefunden, dass Kaffee gegen Hautkrebs schützt (Micek et al. 2017). Die Friedrich-Schiller-Universität Jena kam sogar zu der Erkenntnis, dass Koffein das Haarwachstum fördert (Fischer et al. 2007).
- **Schützt das Herz:** Ein moderater Kaffeekonsum von ein bis vier Tassen am Tag soll das Risiko mindern, eine koronare Herzerkrankung zu bekommen (Mostofsky et al. 2012; Wu et al. 2009).
- **Mindert das Schlaganfallrisiko:** Ein hoher Kaffeekonsum (mehr als drei Tassen pro Tag) wurde mit einem geringeren Schlaganfallrisiko in Zusammenhang gebracht (Liebeskind et al. 2016).
- **Erhöht die Ausdauer:** Koffein soll die Leistung im Ausdauersport und die Widerstandsfähigkeit verbessern (Southward et al. 2018; Ratamess et al. 2015).
- **Mindert Depressionen:** Koffein und Kaffee wird nachgesagt, dass sie das Risiko von Depressionen erheblich mindern (Grosso et al. 2015; Wang et al. 2015).
- **Ist vorteilhaft für die kognitiven Funktionen:** Koffein soll vor dem kognitiven Verfall schützen und die kognitive Leistung steigern (van der Wel et al. 2017).
- **Verlängert die Lebenszeit:** Bei einer multinationalen Kohortenstudie mit mehr als einer halben Million Teilnehmenden aus zehn europäischen Ländern stellte die Wissenschaft einen Zusammenhang zwischen Kaffeekonsum und einer verringerten Sterblichkeitsrate fest (Gunter et al. 2017; Grosso et al. 2017).

> **Risiken und Nebenwirkungen**
>
> - **Schlafstörungen:** Koffein kann Schlafzeit und Schlafqualität beeinträchtigen. Es soll die Produktion des Schlafhormons Melatonin hemmen (Carter und Hamdan 2019; Shilo et al. 2002). Weniger Schlaf bedeutet Müdigkeit am nächsten Morgen, die man erneut mit Koffein zu kompensieren versucht. Der Koffeinkonsum sollte so sein, dass die Nachtruhe nicht beeinträchtigt wird, da diese für die körperliche und geistige Gesundheit von essenzieller Bedeutung ist!

- **Suchtpotenzial:** Durch dauerhaft große Konsummengen kann Koffein abhängig machen, was auch als „Coffeinismus" bezeichnet wird. Der Körper kann sich an das Aufputschmittel gewöhnen und wie bei anderen Drogen auch eine Toleranz bilden (Meredith et al. 2013).
- **Kopfschmerzen:** Ein chronischer Koffeinkonsum kann Kopfschmerzen verursachen oder diese verschlimmern (Jovel und Mejia 2017).
- **Gefahr für Schwangere:** Bei Schwangeren kann Koffeinkonsum (mehr als 300 mg pro Tag) zu einer Fehlgeburt oder zu einem geringeren Geburtsgewicht des Kindes führen (WHO 2018a, b).
- **Gefahr durch Substanzkombination:** Koffein in Kombination mit anderen Substanzen wie z. B. Medikamenten und Alkohol kann schlimme Folgen haben. Ein gleichzeitiger Konsum von Alkohol und Koffein kann z. B. zu einem höheren Alkoholkonsum verleiten. Wird Koffein gemeinsam mit Medikamenten eingenommen, kann daraus eine Wechselwirkung entstehen und dies bedeutet Folgendes: Eine Substanz kann die Wirkung der anderen deutlich verstärken, vermindern oder die Substanzen können ihre Wirkung gegenseitig aufheben. Deshalb sollte eine Kombination der Substanzen mit Bedacht erfolgen, um schwerwiegende gesundheitliche Folgen zu vermeiden (Temple et al. 2017; Broderick et al. 2005).
- **Anstieg des Blutdrucks:** Wenn du an Bluthochdruck leidest, solltest du Koffein mit Vorsicht genießen, denn dieses hat eine blutdrucksteigernde Wirkung (Grosso et al. 2017).
- **Gefahr bei Überdosierung:** Bei zu hoher Konsummenge (mehr als 400 mg) kann es zu Herzrhythmusstörungen, Übelkeit, Schwindel, Herzklopfen, Schlaganfall, Hypokaliämie, Rhabdomyolyse bis hin zu einem plötzlichen Herztod kommen (Willson 2018). Auch die Europäische Behörde für Lebensmittelsicherheit (EFSA) bestätigt, dass zu viel Koffein Schlaflosigkeit, Herzrasen, Nervosität, Erregbarkeit und Herz-Kreislauf-Störungen verursachen kann (2020).
- **Gefahr für Kinder und Jugendliche:** Junge Leute reagieren empfindlicher auf die Wirkung von Koffein. Vor allem Energiegetränke, die meist eine hohe Koffeinkonzentration haben, sind bei Jugendlichen populär. Untersuchungen zeigen, dass diese gesundheitliche Probleme wie Herzrasen, Brustschmerzen, Schlafstörungen, Übelkeit und Erbrechen verursachen können (Hammond et al. 2018; Beauchamp et al. 2017). Es wurde sogar ein Zusammenhang zwischen Energiegetränken und Schlaganfällen, Drogenkonsum und riskantem Verhalten gefunden (Fahad et al. 2015).

Typische Entzugssymptome: Kopfschmerzen, Unruhe, Müdigkeit, Antriebslosigkeit, Reizbarkeit, depressive Stimmung, Konzentrationsschwäche.

Koffeinentzug: Von körperlichen Entzugserscheinungen ist kaum auszugehen und der Entzug kann in der Regel durch eine Konsumreduzierung oder einen abrupten Konsumstopp in Eigenregie durchgeführt werden.

Wie viel Koffein darf man konsumieren?
Jetzt, da du die Vor- und Nachteile des Koffeinkonsums kennst, fragst du dich sicherlich und zu Recht, wie viel Koffein als sicher und ungefährlich gilt. Als Faustregel gibt die Europäische Behörde für Lebensmittelsicherheit (EFSA) folgende Werte an:

- **Für Erwachsene:** Auf den Tag verteilt 5,7 mg Koffein pro kg Körpergewicht (ca. 400 mg). Einzeldosis: 3 Milligramm pro kg Körpergewicht (ca. 200 mg)
- **Für schwangere und stillende Frauen:** 200 mg pro Tag sollen für den Fötus unbedenklich sein
- **Für Kinder und Jugendliche:** Die empfohlene Tages- sowie Einzeldosis beträgt 3 mg/pro kg Körpergewicht

Alkohol: Eins ist klar: Deutschland liebt Alkohol und liegt mit 10,7 L Verbrauch pro Kopf im Jahr verglichen mit dem Durchschnittswert der gesamten Weltbevölkerung von 6,2 L auf Platz eins (John und Hanke 2018). Alkohol ist in vielerlei Hinsicht ein Teil der deutschen Kultur und Lebensweise. Von Einweihungen, Geburtstagen oder anderen gesellschaftlichen Anlässen bis hin zum abendlichen Bier in der Stammkneipe: Alkohol gehört hier wie das tägliche Brot zum Leben. Das merkt man schon daran, dass ohne alkoholische Getränke wohl kaum eine Feier stattfindet und wenn doch, wird diese als öde, langweilig und total daneben eingestuft. Auch als Nichttrinkerin wird mir oft bei Feierlichkeiten ein Glas Sekt in die Hand gedrückt, ohne mich zu fragen – gefolgt von schiefen Blicken, wenn ich das Glas noch voll wieder hinstelle. Der Gruppenzwang ist nicht zu leugnen. Aber warum ist Alkohol so populär und was haben die Konsumentinnen und Konsumenten davon? Alkohol hat eine enthemmende, angstlösende und entspannende Wirkung, sodass man sich angetrunken anders fühlt und benimmt als üblich. Alkohol spült regelrecht die Hemmungen und Ängste weg und verbessert die Laune. Verantwortlich für die positiven und entspannenden Gefühle ist wie bei allen Drogen das Gehirn, wo der Alkohol seine Wirkung entfaltet. Durch den Blutkreislauf gelangt Alkohol in wenigen Minuten ins Gehirn und setzt Botenstoffe wie Serotonin, Endorphin und Dopamin frei, die für die Glücksgefühle, Euphorie und das Wohlbefinden zuständig sind. Für die verlangsamte Bewegung und Sprache sind die Neurotransmitter Glutamat und GABA (Gamma-Aminobuttersäure) verantwortlich. Die Aktivität von GABA (eines enthemmenden Neurotransmitters) wird angeregt, während die Aktivität von Glutamat (eines erregenden Neurotransmitters) verringert wird (Banerjee 2014). Kurz gesagt: Das zentrale Nervensystem wird heruntergefahren und gedämpft.

Der Spaß beim Alkoholkonsum kommt mit erheblichen negativen Auswirkungen daher. Die herabgesetzte Hemmschwelle führt dazu, dass Konsumentinnen und Konsumenten sich nicht mehr so gut zügeln können, sich leichtsinnig verhalten und risikobereit oder auch aggressiv sind. Die Risikobereitschaft zeigt sich auch beim Sexualverhalten. Schon eine leichte Betrunkenheit kann zu risikoreichen Entscheidungen (wie unverhütetem Sex oder Sex mit mehreren Sexualpartnern) führen und dies erhöht (was nicht gerade überrascht) das Risiko, sich mit HIV und Geschlechtskrankheiten anzustecken (WHO 2018a, b). Hinzu kommt eine Beeinträchtigung des Sehvermögens, der Reaktionszeit, der räumlichen Orientierung, des Gleichgewichts und der Koordination: der Grund, warum Angetrunkene lallend durch die Gegend torkeln. Eine Alkoholabhängigkeit schleicht sich langsam ein und die meisten bemerken erst mal nicht, dass sie ein Trinkproblem oder eine Abhängigkeit entwickelt haben. Die Grenze zwischen gelegentlichem und häufigem Alkoholgenuss kann leicht überschritten werden und der regelmäßige Alkoholkonsum kann in einen täglichen übergehen. Der Körper gewöhnt sich bei regelmäßigem Konsum an den Alkohol und die Konsummenge und bildet eine Toleranz. Deshalb muss die Menge irgendwann erhöht werden, um die gleiche Wirkung zu erzielen. Nach diesem oder einem ähnlichen Muster dürfte es wohl für die mehr als 1,8 Mio. Alkoholabhängigen und 1,6 Mio. Menschen mit schädlichem Alkoholkonsumverhalten in Deutschland verlaufen sein (Batra et al. 2016). Bei einem schädlichen Alkoholkonsum handelt es sich zwar um keine Abhängigkeit, doch reicht dieser allemal aus, um körperliche und psychische Schäden sowie negative soziale Folgen zu verursachen. Jährlich sterben in Deutschland ca. 74.000 Menschen an einem missbräuchlichen Alkoholkonsum und weltweit sind es ungefähr 3 Mio. Todesfälle (WHO 2018a, b; Batra et al. 2016). Das sind 5,3 % aller Todesfälle und bei der Altersgruppe von 20 bis 39 Jahren liegt die Rate mit 13,5 % bei mehr als dem Doppelten.

Wie sieht dein Trinkverhalten aus?
Um ein Trinkproblem festzustellen, kannst du dich an den diagnostischen Kriterien der ICD-11- oder DSM-5-Leitlinien (siehe Kap. 2) orientieren. Eine vereinfachte und simple Methode, um einen schädlichen Konsum festzustellen, ist der **Cage-Test,** ein weitverbreitetes Screening-Instrument (Ewing 1984). Hierbei musst du die folgenden vier Fragen beantworten:

1. **C**ut down (reduzieren): Hast du schon mal versucht, weniger zu trinken?
2. **A**nnoyed (sich ärgern): Hat dich Kritik von anderen wegen deines Alkoholkonsums geärgert?
3. **G**uilty (sich schuldig fühlen): Hast du dich je wegen deines Trinkverhaltens schuldig gefühlt?
4. **E**ye Opener (zum Aufwachen): Hast du morgens schon mal zur Flasche gegriffen, um zu dir zu kommen oder aufzuwachen?

Auswertung: Hast du mindestens zwei der Fragen mit „ja" beantwortet, besteht die Wahrscheinlichkeit eines Trinkproblems, das du von deiner Ärztin oder deinem Arzt genauer untersuchen lassen solltest. Hinweis: Auch wenn dieser Test aus nur vier Fragen besteht, zeichnet er sich laut Untersuchungen durch eine hohe Gültigkeit und Zuverlässigkeit aus (Dhalla und Kopec 2007). Den Cage-Test kannst du auch durch folgende Fragen ergänzen, die dich zu mehr Selbstreflexion bewegen werden. Diese Bewertung ist, wenn du sie ehrlich beantwortest, vielsagend und eindeutig!

- Ist Alkohol ein Bestandteil deines Alltags und trinkst du mehrmals am Tag?
- Seit wie vielen Jahren, wie oft und in welchen Mengen trinkst du?
- Konsumiert dein engster Freundeskreis viel Alkohol?
- Wie oft am Tag denkst du an alkoholische Getränke?
- Vergeht kein Tag ohne Alkoholkonsum?
- Sind deine Freizeitaktivitäten mit Alkohol verbunden?
- Sorgst du dafür, dass du immer Alkohol im Vorrat hast?
- Wirst du nervös, wenn zu Hause die alkoholischen Getränke ausgehen?

Alkoholkonsum steht mit vielen gesundheitlichen Folgen in Zusammenhang. Unmittelbar nach dem Trinken verteilt sich der Alkohol durch die Blutbahn im ganzen Körper und beeinträchtigt viele körperliche Funktionen und Organe. Ein übermäßiger Alkoholkonsum ist laut der Weltgesundheitsorganisation mit mehr als 200 verschiedenen Krankheiten verbunden, und auf jede einzelne hier einzugehen, würde allein schon ein ganzes Buch ergeben (WHO 2018a, b). Um dir eine grobe Vorstellung zu vermitteln, sind hier als Übersicht einige negative Folgen für die Gesundheit aufgelistet:

Risiken und Nebenwirkungen

- **Verändert Gehirnstruktur und -funktion:** Alkohol kann strukturelle und funktionelle Veränderungen in verschiedenen Hirnbereichen hervorrufen wie z. B. eine Verminderung des Volumens der grauen und weißen Hirnsubstanz (Bühler und Mann 2011). Forscherinnen und Forscher der University of Oxford fanden in einer Langzeitstudie mit 550 Teilnehmenden heraus, dass der Hippocampus (wichtig für das Lernen, die räumliche Orientierung und das Gedächtnis) von starken Alkoholkonsumentinnen und -konsumenten (mit einem Konsum von ca. 110 bis 170 g Reinalkohol pro Woche) schrumpfen kann. Das Risiko war dabei 2- bis 3-mal so hoch wie bei Nichttrinkerinnen und -trinkern (Topiwala et al. 2017).
- **Beeinträchtigt kognitive Funktionen:** Hirnschäden durch Alkoholkonsum gehen mit zahlreichen kognitiven Einbußen einher, darunter die Beeinträchtigung der Entscheidungsfähigkeit, Gedächtniseinbußen, eine Verringerung der Aufmerksamkeit und die Beeinträchtigung der exekutiven Funktionen (Maillard et al. 2020; Castellanos-Ryan und Conrod 2020; Crowe et al. 2019; Fauth-Bühler und Kiefer 2016; Le Berre et al. 2014). Selbst bei einem leichten oder mäßigen Konsum soll man nicht vor einem Rückgang der kognitiven Fähigkeiten gefeit sein (Hassing 2018).
- **Schwächt das Immunsystem:** Alkohol kann die Immunabwehr unterdrücken und das Risiko für Infektionen erhöhen, wodurch der Körper krankheitserregende bakterielle und virale Infektionen nicht angemessen bekämpfen kann (Molina et al. 2010).
- **Löst Alkoholpsychosen aus:** Alkohol kann chemische Anomalien im Gehirn verursachen und dies kann geistige Störungen wie Halluzinationen, Wahnvorstellungen, Angst und Paranoia begünstigen (Stankewitcz und Salen 2020, Freudenreich 2019; Brown et al. 2019).
- **Verursacht Leberschäden:** Alkohol wird hauptsachlich über die Leber abgebaut und diese leidet erheblich unter starkem Konsum. Es kann zu einer Leberzirrhose (Vernarbung des Lebergewebes), Leberkrebs bis hin zu Leberversagen kommen (Wolter 2018; Moriggia und Stickel 2017).
- **Führt zu sexuellen Störungen:** Bei Männern kann es bei übermäßigem und chronischem Konsum und bei einem frühzeitigen Konsumbeginn zu erektilen Dysfunktionen kommen (Seenivasan und Kumar 2017). Nach Konsumstopp sollen sich diese aber meist wieder zurückbilden: ein starker Motivationsgrund für alle hier mitlesenden Herren!
- **Fördert Herzschäden:** Ein starker Alkoholkonsum steht mit diversen kardiovaskulären Störungen in Zusammenhang wie z. B. kongestivem Herzversagen, Herzinfarkt und Herzrhythmusstörungen (Whitman et al. 2017).
- **Erhöht das Schlaganfallrisiko:** Ein starker Alkoholkonsum steigert laut Untersuchungen das Risiko für einen Schlaganfall, und zwar für alle Schlaganfallarten (Patra et al. 2010). Bei einem mehr als zweieinhalbmaligen (>2,5) Konsum pro Woche soll sich unabhängig von der Menge die Schlaganfallmortalität bei Männern um das Dreifache erhöhen (Rantakömi et al. 2014).
- **Führt zu Schlafstörungen:** Alkohol ist kein Schlafmittel, sondern wird mit Schlafstörungen wie Schlaflosigkeit, circadianen Rhythmusstörungen und kurzer Schlafdauer in Verbindung gebracht (He et al. 2019).

- **Begünstigt verschiedene Krebsarten:** Starker Alkoholkonsum erhöht das Risiko von verschiedenen Krebsformen wie z. B. Mundhöhlen-, Dickdarm-, Enddarm-, Rachen-, Speiseröhren-, Leber- und bei Frauen Brustkrebs (Connor 2017; Seitz 2017).
- **Verkürzt das Leben:** Das Sterberisiko von starken Trinkerinnen und Trinkern ist im Vergleich zum dem von abstinenten Menschen um das Zweifache erhöht (Plunk et al. 2014). Laut einer Langzeitstudie mit fast 600.000 Teilnehmenden aus 19 einkommensstarken Ländern sollen schon 100 g Alkohol pro Woche genügen, um das Sterberisiko zu vergrößern (Wood et al. 2018). Den erhobenen Daten zufolge verkürzt ein Alkoholkonsum von 100 bis 200 g pro Woche die Lebenserwartung um sechs Monate, von 200 bis 250 g um ein bis zwei Jahre und von mehr als 350 g um satte fünf Jahre.
- **Ist Ursache für weitere Störungen:** Die genannten Nebenwirkungen sind längst nicht alle! Alkohol scheint wohl kein Organ auszuklammern! Er kann noch viele weitere Krankheiten hervorrufen wie Pankreatitis, Nierenversagen, Hirnblutungen, Epilepsie bis hin zu Persönlichkeitsveränderungen und auch Magen, Speiseröhre, sowie Dünn- und Dickdarm bleiben nicht verschont (Wolter 2018; Luchetti et al. 2018).

Typische Entzugssymptome: starkes Verlangen, Schwitzen, Magenschmerzen, Mundtrockenheit, Händezittern, Krampfanfälle, Schlaflosigkeit, Unruhe, Reizbarkeit, Kopfschmerzen, Muskelschmerzen, depressive Stimmung, Angst, Blutdruckhochdruck, Herzrasen, Übelkeit, Erbrechen, Juckreiz, Konzentrations- und Gedächtnisstörungen, Halluzinationen und Delir.

Alkoholentzug: Nicht auf eigene Faust und nicht ohne ärztliche Aufsicht versuchen, den Alkohol abzusetzen. Der Entzug von einer schweren Alkoholabhängigkeit läuft üblicherweise „warm" ab, d. h. mithilfe medikamentöser Unterstützung wie Naltrexon oder Nalmefen. Bei einer schlagartigen Einstellung können riskante, unvorhersehbare und lebensbedrohliche Komplikationen durch Alkoholentzugssymptome eintreten wie das *Delirium tremens* (auch „Alkoholdelir" genannt). Dabei handelt es sich um einen Verwirrtheitszustand, der meistens zwei bis drei Tage nach Konsumtopp eintritt. Symptome sind unter anderem Halluzinationen, Zittern, Schweißausbrüche, epileptische Anfälle, hoher Blutdruck, Herzklopfen, Unruhe, Krampfanfälle, Sinnestäuschungen, Schlafstörungen und Orientierungslosigkeit.

Wie viel Alkohol ist in Ordnung?

Die Deutsche Gesellschaft für Ernährung (DGE) empfiehlt folgende Schwellenwerte, die nicht überschritten werden sollten, um eine gesundheitlich schädliche Wirkung möglichst zu verhindern (2010):

- Gesunde Männer: nicht mehr als 24 g Reinalkohol/Tag
- Gesunde Frauen: nicht mehr als 12 g Reinalkohol/Tag
- Trinkverbot für: Suchtgefährdete, Schwangere, Stillende, Kinder, Jugendliche sowie Menschen, die Medikamente einnehmen müssen!

Es wird außerdem empfohlen, dass mindestens zwei Tage in der Woche gar kein Alkohol getrunken wird. Der empfohlenen Menge müssen wir aber skeptisch gegenüberstehen: Laut Topiwala et al. fällt diese empfohlene Menge schon unter die Kategorie des „mäßigen Alkoholkonsums". Laut Untersuchungen der Forscherinnen und Forscher kann schon die oben genannte empfohlene Alkoholmenge die Gehirnfunktion und -struktur deutlich beeinträchtigen (2017). Wissenschaftlerinnen und Wissenschaftler um Max Griswold haben zwischen 1990 und 2016 insgesamt 1286 Studien aus 195 Ländern über Alkoholkonsum und damit verbundene Gesundheitsrisiken ausgewertet und kamen zu dem Ergebnis, dass absolut KEINE Alkoholmenge als „gesundheitlich unbedenklich" einzustufen ist. Deshalb plädieren sie für eine Neubewertung der empfohlenen Grenzwerte (2018).

Die Folgen von Alkoholkonsum auf die Gesundheit sind für dich jetzt sicherlich deutlich und klar, aber wie sieht es mit den sozialen Folgen aus? Es ist offensichtlich, dass neben den gesundheitlichen Folgen häufig noch soziale Folgen wie z. B. Jobverlust, Beziehungsgefährdung, Wohnungs- oder Führerscheinverlust hinzukommen. Die sozialen Folgen sind leider auch der Grund, warum viele Alkoholabhängige Familie, Beziehungen, Job und Wohnung und so den Halt im normalen Leben verlieren. Wie sehr Alkohol die Stabilität von Beziehungen gefährdet, zeigten Forscherinnen und Forscher in einer Studie, in der sie Alkohol-Verkaufs- und -Lieferungszahlen sowie Ausgaben für Alkohol zwischen 1934 und 1987 analysierten (Caces et al. 1999). Das Ergebnis: Ein zusätzlicher Pro-Kopf-Alkohol-Verbrauch von nur einem Liter führte zu einem Anstieg der Scheidungsrate um weitere 20 %. Alkohol gefährdet nicht nur Beziehungen, sondern auch das eigene Leben und das von anderen. Wie sehr ein chronischer Alkoholkonsum das Leben beeinträchtigt, sieht man an stark alkoholabhängigen Menschen, die ihr Dasein auf der Straße fristen. So wird deutlich, dass auch legale Drogen viele schwerwiegende gesundheitliche Schäden verursachen und die Lebensqualität erheblich verschlechtern oder sogar zerstören können. Eine Aufforderung an uns alle, Alkohol in Maßen, bewusster und vorsichtiger zu genießen.

Alkoholkonsum von Jugendlichen

- Alkohol stellt wie andere Suchtmittelsubstanzen besonders für Heranwachsende eine große Gefahr dar, weil das Gehirn von Jugendlichen nicht ausgereift ist und Alkohol den Reifungsprozess erheblich beeinträchtigen kann. Im jugendlichen Alter baut man viel Mist, will sich beweisen, rebelliert gegen Regeln und ist risikofreudiger. Viel Alkohol zu vertragen wird mit Stärke und Männlichkeit assoziiert und schuld daran sind nicht nur die Heranwachsenden, die Anerkennung und Akzeptanz suchen, sondern ist auch die Gesellschaft, die ein exzessives Trinkverhalten toleriert und beschönigt. Dies wird durch die Medien (wie Werbung und Filme) auch noch verstärkt, die den Eindruck erwecken, dass Trinken cool ist und zum Leben dazugehört. Dabei gibt es einen Zusammenhang zwischen der Exposition von Jugendlichen durch die Darstellung von Alkohol in den Medien und dem eigenen Konsumverhalten. Ein Experiment konnte zeigen, dass Probandinnen und Probanden, die durch Film und Werbung dem Thema Alkohol ausgesetzt waren, im Gegensatz zu den nicht ausgesetzten Testpersonen innerhalb einer Stunde zu alkoholischen Getränken griffen (Engels et al. 2009). Dass Alkohol für die Gehirnzellen von Jugendlichen keine so coole Sache ist, wurde wissenschaftlich belegt, denn die Zellen leiden erheblich unter Alkohol, insbesondere bei einem maßlosen Trinkverhalten. Das in jungen Jahren praktizierte Trinkverhalten kann die Bildung von neuen Gehirnzellen im Erwachsenenalter beeinträchtigen und sich negativ auf Schlaf und Gedächtnisleistung auswirken (Crews et al. 2016). Der Alkoholkonsum in jungen Jahren erhöht auch das Risiko, als Erwachsener alkoholabhängig zu werden. Sind die Gehirnzellen bereits in der Jugend in Richtung Sucht verdrahtet, entwickelt sich daraus wohl eine umso fester verankerte Gewohnheit. Doch keine Abhängigkeit ist in Stein gemeißelt! Alles kann sich verändern, und vor allem du kannst dich verändern. Wie das gehen soll? Jedes der folgenden Kapitel ist wie ein Puzzleteil, das dir dabei helfen wird, die richtige Motivation zu finden, Mut zu schöpfen, an dich zu glauben und wichtige Anlaufstellen (dazu mehr im Schlussteil des Ratgebers) zu finden. Also, lies einfach weiter!

Hinweis zum Schluss

Enthaltsamkeit zahlt sich aus! Das Gehirn kann sich von den durch chronischen Alkoholkonsum verursachten Schäden wieder erholen. Durch eine Alkoholabstinenz sind strukturelle und funktionelle Schäden in einigen Gehirnregionen reversibel, also umkehrbar (Dresler et al. 2011). (Mehr zur Heilkraft des Gehirns in Kap. 5).

Und jetzt du!

Wie ist deine Erfahrung mit den oben genannten Substanzen? Welche negativen Wirkungen hast du z. B. in puncto Gesundheit, Schlaf, Appetit oder soziale Beziehungen erlebt? Welche Funktion haben die Substanzen in deinem Leben erfüllt und welche Lücke gefüllt? Ging es um Stressbewältigung, Alltagsüberforderung, Schmerzvermeidung, Langeweile, Einsamkeit, innere Leere oder Kummer? Du musst in dich hineinhorchen, deine Beweggründe finden und dich an die Wurzeln des Problems heranwagen. Mach dir auch Gedanken darüber, wie und mit welchen Mitteln du zukünftig drogenfrei diese Lücken füllen und emotionale Bedürfnisse befriedigen kannst.

Die wichtigsten Punkte im Überblick

- Legale und von der Gesellschaft akzeptierte Substanzen sind nicht harmlos, sondern können zu erheblichen gesundheitlichen und sozialen Schäden führen.
- Arzneimittel haben auch Suchtpotenzial. Sie können zur Gesundheit beitragen und Beschwerden lindern, aber bei Nichteinhaltung der empfohlenen Anwendungszeit und Dosis erhebliche gesundheitliche Schäden anrichten.
- Koffein in Maßen konsumiert kann gesundheitlich vorteilhaft sein.
- Alkohol und Medikamente sollten nicht schlagartig und auf eigene Faust abgesetzt werden. Es empfiehlt sich, professionellen Rat einzuholen und entsprechende Anweisungen zu befolgen!
- Suchtmittelkonsum stellt für jeden ein großes Gesundheitsrisiko dar, doch das unausgereifte Gehirn von Jugendlichen ist besonders empfindlich und kann durch Drogen irreparable Schäden erleiden.

Literatur

Al-Bashaireh AM, Haddad LG, Weaver M, Kelly DL, Chengguo X, Yoon S (2017) The effect of tobacco smoking on musculoskeletal health: a systematic review. J Environ Public Health. https://dx.doi.org/10.1155/2018/4184190

Aleksandrova K, Bamia C, Drogan D, Lagiou P, Trichopoulou A, Jenab M, Fedirko V, Romieu I, Bueno-de-Mesquita HB, Pischon T, Tsilidis K, Overvad K, Tjønneland A, Bouton-Ruault M-C, Dossus L, Racine A, Kaaks R, Kühn T, Tsironis C, Papatesta E-M, Saitakis G, Palli D, Panico S, Grioni S, Tumino R, Vineis P, Peeters PH, Weiderpass E, Lukic M, Braaten T, Quirós JR, Luján-Barroso Ö, Sánchez M-J, Chilarque M-D, Ardanas E, Dorronsoro M, Nilsson LM, Sund M, Wallström P, Ohlsson B, Bradbury KE, Khaw KT, Wareham N, Stepien M, Duarte-Salles T, Assi N, Murphy N, Gunter MJ, Riboli E, Boeing H, Trichopoulos D (2015) The association of coffee intake with liver cancer risk is mediated by biomarkers of inflammation and hepatocellular injury: data from the European prospective investigation into cancer and nutrition. AmJ Clin Nut 102(6):1498–1508. https://dx.doi.org/10.3945/ajcn.115.116095

Ambrose KR, Golightly YM (2015) Physical exercise as non-pharmacological treatment of chronic pain: why and when Best practice & Research. Clinical Rheumatology 29(1):120–130. https://dx.doi.org/10.1016%2Fj.berh.2015.04.022

Amere GA, Nayak P, Salindri AD, Narayan KMV, Magee MJ (2018) Contribution of smoking to tuberculosis incidence and mortality in high-tuberculosis-burden countries. Am J Epidemiol 187(9):1846–1855. https://dx.doi.org/10.1093/aje/kwy081

Anstey KJ, von Sanden C, Salim A, O'Kearney R (2007) Smoking as a risk factor for dementia and cognitive decline: a meta-analysis of prospective studies. Am J Epidemiol 166(4):367–378. https://dx.doi.org/10.1093/aje/kwm116

Aune D, Schlesinger S, Norat T, Riboli E (2019) Tobacco smoking and the risk of heart failure. A systematic review and meta-analysis of prospective studies. Eur J Prevent Cardiol 26(3):279–288. https://dx.doi.org/10.1177%2F2047487318806658

Banerjee N (2014) Neurotransmitters in alcoholism: a review of neurobiological and genetic studies. Indian J Hum Genet 20(1):20–31. https://dx.doi.org/10.4103%2F0971-6866.132750

Batra A (2016) Nikotinsucht: Warum nimmt man zu, wenn man mit dem Rauchen aufhört? Spektrum der Wissenschaft 4:30–32. https://www.spektrum.de/frage/warum-nimmt-man-zu-wenn-man-mit-dem-rauchen-aufhoert/1415926

Batra A, Müller CA, Mann K, Heinz A (2016) Abhängigkeit und schädlicher Gebrauch von Alkohol – Diagnostik und Behandlungsoptionen. Deutsches Ärzteblatt 113:101–110. https://cdn.aerzteblatt.de/pdf/113/17/m301.pdf?ts=22.04.2016+09%3A24%3A46. Zugegriffen: 11. Jan. 2020

Beauchamp G, Amaducci A, Cook M (2017) Caffeine toxicity: a brief review and update. Clin Pediatr Emerg Med 13(3):197–202. https://dx.doi.org/10.1016/j.cpem.2017.07.002

Benowitz NL (2010) Nicotine addiction. New England J Med 362:2295–2303. https://dx.doi.org/10.1056/NEJMra0809890

Berman SM, Kuczenski R, McCracken JT, London ED (2009) Potential adverse effects of amphetamine treatment on brain and behavior: a review. Molecular Psychiatr 14(2):123–142. https://dx.doi.org/10.1038/mp.2008.90

Billioti de Gage S, Moride Y, Ducruet T, Kurth T, Verdoux H, Tournier M, Pariente A, Begaud B (2014) Benzodiazepine use and risk of Alzheimer's disease: case-control study. BMJ 349:g5205. https://dx.doi.org/10.1136/bmj.g5205

Brandt J, Leong C (2017) Benzodiazepines and Z-drugs: an updated review of major adverse outcomes report on in epidemiologic research. Drugs in R&D 17:493–507. https://dx.doi.org/10.1007/s40268-017-0207-7

Broderick PJ, Benajmin AB, Dennis LW (2005) Caffeine and psychiatric medication. J Oklahoma State Med Assoc 98(8):380–384. https://europepmc.org/article/med/16206866. Zugegiffen: 30. Mai 2020

Brown HE, Kaneko Y, Donovan AL (2019) Substance-induced psychosis and co-occuring psychotic disorders. In: Donovan A, Bird S (Hrsg) Substance use and the acute psychiatric patient. Humana, Cham, 111–124. https://dx.doi.org/10.1007/978-3-319-23961-3_7

Bühler M, Mann K (2011) Alcohol and the human brain: a systematic review of different neuroimaging methods. Alcoholism 35(10):1771–1793. https://dx.doi.org/10.1111/j.1530-0277.2011.01540.x

Buijsse B, Weikert C, Drogan D, Bergmann M, Boeing H (2010) Chocolate consumption in relation to blood pressure and risk of cardiovascular disease in German adults. Eur Heart J 31(13):1616–1623. https://dx.doi.org/10.1093/eurheartj/ehq068

Bundesministerium fur Gesundheit (2016) Medikationsplan. https://www.bundesgesundheitsministerium.de/medikationsplan.html. Zugegriffen: 30. Mai 2020

Caces MF, Harford TC, Williams GD, Hanna EZ (1999) Alcohol consumption and divorce rates in the United States. J Stud Alcohol Drugs 60(5):647–652. https://dx.doi.org/10.15288/jsa.1999.60.647

Carter GS, Hamdan H (2019) Insomnia and caffeine. In: Khawaja I, Hurwitz T (Hrsg) Comorbid sleep and psychiatric disorders. Springer, Cham, 247–252. https://dx.doi.org/10.1007/978-3-030-11772-6_23

Castellanos-Ryan N, Conrod P (2020) Cognitive risk factors for alcohol and substance addiction. In: Verdejo-Garcia A (Hrsg) Cognition and Addiction. A researcher's guide from mechanisms towards interventions. Elsevier, London, 91–102. https://dx.doi.org/10.1016/B978-0-12-815298-0.00007-1

Chapman S, MacKenzie R (2010) The global research neglect of unassisted smoking cessation: causes and consequences. PLoS Med7(2):e1000216. https://www.ncbi.nlm.nih.gov/pmc/articles/PMC2817714/. Zugegriffen: 30. Mai 2020

Chaturvedi P, Singh A, Chien CY (2019) Tobacco related oral cancer. BMJ 365:l2142. https://dx.doi.org/10.1136/bmj.l2142

Connor J (2017) Alcohol consumption as a cause of cancer. Addiction 112(2):222–228

Cornelis MC (2020) Coffee and type 2 diabetes: time to consider alternative mechanisms? Am J Clin Nutr 111(2):248–249. https://dx.doi.org/10.1093/ajcn/nqz346

Cosgrove KP, Esterlis I, Sandiego C, Petrulli R, Morris ED (2015) Imaging tobacco smoking with PET and SPECT. In: Balfour D, Munafò M (Hrsg) The neuropharmacology of nicotine dependence. Springer, Cham, 1–17. https://dx.doi.org/10.1007/978-3-319-13482-6_1

Crews FT, Vetreno RP, Broadwater MA, Robinson DL (2016) Adolescent alcohol exposure persistently impacts adult neurobiology and behavior. Pharmacol Rev 68(4):1074–1109. https://dx.doi.org/10.1124/pr.115.012138

Crowe SF, Stranks EK (2017) The residual medium and long-term cognitive effects of benzodiazepine use: an updated meta-analysis. Arch Clin Neuropsychol 33(7):901–911. https://dx.doi.org/10.1093/arclin/acx120

Crowe SF, Cammisuli DM, Stranks EK (2019) Widespread cognitive deficits in alcoholism persistent following prolonged abstinence: an updated meta-analysis of studies that used standardized neuropsychological assessment tools. Arch Clin Neuropsychol 35(1):31–45. https://dx.doi.org/10.1093/arclin/acy106

Dai JB, Wang ZX, Qiao ZD (2015) The hazardous effects of tobacco smoking on male fertility. Asian Journal of Andrology 17(6):954–960. https://www.ncbi.nlm.nih.gov/pmc/articles/PMC4814952/. Zugegriffen: 18. März 2020

Deutsche Apotheker Zeitung (2018) DAK-Studie bei Schülern: Ekelbilder auf Zigaretten wirken vor allem auf Nichtraucher. https://www.deutsche-apotheker-zeitung.de/news/artikel/2018/05/29/ekelbilder-auf-zigaretten-wirken-vor-allem-auf-nichtraucher. Zugegriffen: 19. Okt. 2019

Deutsche Gesellschaft fur Ernährung (2010) Prävention durch moderaten Alkoholkonsum? https://www.dge.de/presse/pm/praevention-durch-moderaten-alkoholkonsum/. Zugegriffen: 25. März 2020

Deutsches Krebsforschungszentrum (2018) E-Zigaretten: Konsumverhalten in Deutschland 2014–2018. https://www.dkfz.de/de/tabakkontrolle/download/Publikationen/AdWfP/AdWfdP_2018_E-Zigaretten-Konsumverhalten-in-Deutschland-2014-2018.pdf?m=1528124062. Zugegriffen: 20. Okt. 2019

Deutsches Krebsforschungszentrum (2019) Fakten zum Rauchen: Rauchen und Lungenerkrankungen. Stabsstelle Krebsprävention. https://www.dkfz.de/de/tabakkontrolle/download/Publikationen/FzR/FzR_2019_Rauchen-und-Lungenerkrankungen.pdf?m=1558446907. Zugegriffen: 19. Okt. 2019

Dhalla S, Kopec JA (2007) The CAGE questionnaire for alcohol misuse: a review of reliability and validity studies. Clin Invest Med 30(1):33–41. https://dx.doi.org/10.25011/cim.v30i1.447

DHS (2019) DHS Jahrbuch Sucht 2019. Deutsche Hauptstelle für Suchtfragen e. V. (Hrsg) Pabst Science Publishers, Lengerich

Diener HC, Gaul C, Kropp P (2018) Kopfschmerz bei Übergebrauch von Schmerz- oder Migränemitteln (Medication Overuse Headache = MOH), S1-Leitlinie. In: Deutsche Gesellschaft für Neurologie (Hrsg) Leitlinien für Diagnostik und Therapie in der Neurologie. https://www.awmf.org/uploads/tx_szleitlinien/030-131l_S1_Kopfschmerz-Uebergebrauch-Schmerzmitteln-Medication-Overuse-Headache_2018-07.pdf. Zugegriffen: 10. Mai 2020

Dodds TJ (2017) Prescribed benzodiazepines and suicide risk: a review of the literature. Primary Care Companion CNS Disord 19(2):16r02037 https://dx.doi.org/10.4088/pcc.16r02037

Doll R, Peto R, Boreham J, Sutherland I (2004) Mortality in relation to smoking: 50 years' obervations on male British doctors. BMJ 328:1519. https://dx.doi.org/10.1136/bmj.38142.554479.AE

DIMDI (2020) ICD-11 – 11. Revision der ICD der WHO. https://www.dimdi.de/dynamic/de/klassifikationen/icd/icd-11/. Zugegriffen: 30. März 2020

Dresler T, Schecklmann M, Ernst LH, Pohla C, Warrings B, Fischer M, Polak T, Fallgatter AJ (2011) Recovery of cortical functioning in abstinent alcohol-dependent patients: prefrontal brain oxygenation during verbal fluency at different phases during withdrawal. World J Biol Psychiatr 13(2):135–145. https://dx.doi.org/10.3109/15622975.2011.564654

Ellingson LD, Black CD (2019) Characteristics, mechanisms, and health implications of exercise-induced hypoalgesia. Pain Rep 5(5):e823. https://dx.doi.org/10.1093/acrefore/9780190236557.013.207

Engels RCME, Hermans R, van Baaren RV, Hollenstein T, Bot SM (2009) alcohol portrayal on television affects actual drinking behaviour. Alcohol Alcohol 44(3):244–249. https://dx.doi.org/10.1093/alcalc/agp003

EFSA (2020) Was ist Koffein? https://www.efsa.europa.eu/sites/default/files/corporate_publications/files/efsaexplainscaffeine150527de.pdf. Zugegriffen: 6. März 2020

El-Hellani A, El-Hage R, Baalbaki R, Salman R, Talih S, Shihadeh A, Saliba NA (2015) E-cigarettes may be as addictive as traditional ones. Am Chem Soc 28(8):1532–1537. https://dx.doi.org/10.1021/acs.chemrestox.5b00107

Ewing JA (1984) Detecting alkoholism: The CAGE questionnaire. JAMA 252(14):1905–1907. https://jamanetwork.com/journals/jama/article-abstract/394693. Zugegriffen: 31. Mai 2020

Fahad A, Rehman H, Babayan Z, Stapleton D, Joshi DD (2015) Energy drinks and their adverse effects: a systematic review of the current evidence. Postgrad Med 127(3):308–322. https://dx.doi.org/10.1080/00325481.2015.1001712

Fauth-Bühler M, Kiefer F (2016) Alcohol and the human brain: a systematic review of recent functional neuroimaging and imaging genetics findings. Curr Add Rep 3(1):109–124. https://dx.doi.org/10.1007/s40429-016-0082-2

Fink H, Hellweg R (2010) Schlafstörungen. In: Lemmer B, Brune K (Hrsg) Pharmakotherapie. Springer, Berlin, 381–387. https://dx.doi.org/10.1007/978-3-642-10541-8_27

Fischer TW, Hipler UC, Elsner P (2007) Effect of caffeine and testosterone on the proliferation of human hair follicles *in vitro*. Int J Dermatol 46(1):27–35. https://dx.doi.org/10.1111/j.1365-4632.2007.03119.x

Freudenreich O (2019) Psychotic disorders. Current clinical psychiatry. Humana, Cham, 37–48. https://dx.doi.org/10.1007/978-3-030-29450-2_4

Glaeske G, Holzbach R (2015) Medikamentenabhängigkeit. Deutsche Hauptstelle für Suchtfragen e. V., Hamm. https://www.dhs.de/fileadmin/user_upload/pdf/Broschueren/Suchtmed_Reihe_5_Medikamente.pdf. Zugegriffen: 30. März 2020

Goriounova NA, Mansvelder HD (2012) Short- and long-term consequences of nicotine exposure during adolescence for prefrontal cortex neuronal network function. Cold Spring Harbor Perspect Med 2(12):a012120. https://dx.doi.org/10.1101/cshperspect.a012120

Grassi D, Desideri G, Mai F, Martella L, De Feo M, Soddu D, Fellini E, Veneri M, Stamerra CA, Ferri C (2015) Cocoa, glucose tolerance, and insulin signaling: cardiometabolic protection. J Agric Food Chem 63(45):9919–9926. https://dx.doi.org/10.1021/acs.jafc.5b00913

Griswold MG, Fullman N, Hawley C et al (2018) Alcohol use and burden for 195 countries and territories, 1990–2016: a systematic analysis for the Global Burden of Disease Study 2016. Lancet 392(10152):1015–1035. https://dx.doi.org/10.1016/S0140-6736(18)31310-2

Grosso G, Micek A, Castellano S, Pajak A, Galvano F (2015) Coffee, tea, caffeine and risk of depression: a systematic review and dose-response meta-analysis of observational studies. Mol Nutr Food Res 60(1):223–234. https://dx.doi.org/10.1002/mnfr.201500620

Grosso G, Godos J, Galvano F, Giovannucci EL (2017) Coffee, caffeine, and and health outcomes: an umbrella review. Annu Rev Nutr 37:131–156. https://dx.doi.org/10.1146/annurev-nutr-071816-064941

Gunter MJ, Murphy N, Cross AJ et al. (2017) Coffee drinking and mortality in 10 European countries: a multinational cohort study. Ann Intern Med. https://annals.org/aim/article-abstract/2643435/coffee-drinking-mortality-10-european-countries-multinational-cohort-study. Zugegriffen: 20. März 2020

Gurwara S, Dai A, Ajami N, El-Serag H, Graham DY, Jiao L (2019) Caffeine consumption and the colonic mucosa-associated gut microbiota. Am J Gastroenterol 114:119–120. https://dx.doi.org/10.14309/01.ajg.0000590316.43252.64

Guthrie SK, Teter C (2016) Opioid Analgesics. In: Jann M, Penzak S, Cohen L (Hrsg) Applied clinical pharmacokinetics and pharmacodynamics of psychopharmacological agents. Adis, Cham, 267–301. https://dx.doi.org/10.1007/978-3-319-27883-4_11

Hackshaw A, Morris JK, Boniface S, Tang JL, Milenković D (2018) Low cigarette consumption and risk for coronary heart disease and stroke: meta-analysis of 141 cohort studies in 55 study reports. BMJ 360:j5855. https://dx.doi.org/10.1136/bmj.j5855

Hammond D, Reid JL, Zukowski S (2018) Adverse effects of caffeinated energy drinks among youth and young adults in Canada: a web-based survey. CMAJ Open 6(1):E19-E21. https://www.cmajopen.ca/content/6/1/E19/suppl/DC1. Zugegriffen: 31. Mai 2020

Hassing LB (2018) Light alcohol consumption does not protect cogntive function: a longitudinal prospective study. Front Aging Neurosci. https://dx.doi.org/10.3389/fnagi.2018.00081

He S, Hasler BP, Chakravorty S (2019) Alcohol and sleep-related problems. Curr Opin Psychol 30:117–122. https://dx.doi.org/10.1016/j.copsyc.2019.03.007

Heckman MA, Weil J, Gonzalez de Mejia E (2010) Caffeine (1, 3, 7-trimethylxanthine) in foods: a comprehensive review on consumption functionality, safety, and regulatory matters. J Food Sci 75(3):R77-87. https://dx.doi.org/10.1111/j.1750-3841.2010.01561.x

Hernandez I, He M, Brooks MM, Zhang Y (2018) Exposure-response association between concurrent opioid and benzodiazepine use and risk of opioid-related overdose in medicare part D beneficiaries. JAMA Network Open 1(2):e180919. https://dx.doi.org/10.1001/jamanetworkopen.2018.0919

Jann M, Kennedy WK, Lopez G (2014) Benzodiazepines: a major component in unintentional prescription drug overdoses with opioid analgesics. J Pharm Pract 27(1):5–16. https://dx.doi.org/10.1177%2F0897190013515001

Jayes L, Haslam PL, Gratziou CG, Powell P, Britton J, Vardavas C, Jimenez-Ruiz C, Leonardi-Bee J (2016) SmokeHaz: systematic reviews and meta-analyses of the effects of smoking on respiratory health. Chest 150(1):164–179. https://dx.doi.org/10.1016/j.chest.2016.03.060

Jeszka-Skowron M, Zgoła-Grześkowiak A, Grześkowiak T (2015) Analytical methods applied for the characterization and the determination of bio-active compounds in coffee. Eur Food Res Technol 240:19–31. https://dx.doi.org/10.1007/s00217-014-2356-z

John U, Hanke M (2018) Trends des Tabak- und Alkoholkonsums über 65 Jahre in Deutschland. Das Gesundheitswesen 80(2):160–171

Jovel CAE, Mejía FES (2017) Caffeine and headache: specific remarks. Neurología 32(6):394–398. https://dx.doi.org/10.1016/j.nrleng.2014.12.022

Kalkhoran S, Glantz SA (2016) E-cigarettes and smoking cessation in real-world and clinical settings: a systematic review and meta-analysis. Lancet Respir Med 4(2):116–128. https://dx.doi.org/10.1016/S2213-2600(15)00521-4

Kolahdouzan M, Hamadeh MJ (2017) The neuroprotective effects of caffeine in neurogenerative diseases. CNS Neurosci Ther 23(4):272–290. https://dx.doi.org/10.1111/cns.12684

Kovshoff H, Banaschewski T, Buitelaar JK, Carucci S, Coghill D, Danckaerts M, Dittmann RW, Falissard B, Gojkovic Grimshaw D, Hollis C, Inglis S, Konrad K, Liddle E, McCarthy S, Nagy P, Thompson M, Wong ICK, Zuddas A, Sonuga-Barke EJS (2016) Reports of perceived adverse events of stimulant medication on cognition, motivation, and mood: qualitative investigation and the generation of items for the medication and cognition rating scale. J Child Adolesc Psychopharmacol 26(6):537–547. https://dx.doi.org/10.1089/cap.2015.0218

Larsson SC, Burgess S, Michaëlsson K (2019) Smoking and stroke: a Mendelian randomization study. Ann Neurol 86(3):468–471. https://dx.doi.org/10.1002/ana.25534

Le Berre AP, Rauchs G, La Joie R, Mézenge F, Boudehent C, Vabret F, Segobin S, Viader F, Allain P, Eustache F, Pitel AL, Beaunieux H (2014) Impaired decision-making and brain shrinkage in alcoholism. Eur Psychiatr 29(3):125–133. https://dx.doi.org/10.1016/j.eurpsy.2012.10.002

Lee GA, Forsythe M (2011) Is alcohol more dangerous than heroin? The physical, social and financial costs of alcohol. Int Emerg Nurs 19(3):141–145. https://dx.doi.org/10.1016/j.ienj.2011.02.002

Leite FRM, Nascimento GG, Scheutz F, López R (2018) Effect of smoking on periodontitis: a systematic review and meta-regression. Am J Prev Med 54(6):831–841. https://dx.doi.org/10.1016/j.amepre.2018.02.014

Liebeskind DS, Sanossian N, Fu KA, Wang HJ, Arab L (2016) The coffee paradox in stroke: increased consumption linked with fewer strokes. Nutr Neurosci 19(9):406–413. https://dx.doi.org/10.1179/1476830515Y.0000000035

Lindson-Hawley N, Banting M, West R, Michie S, Shinkins B, Aveyard P (2016) Gradual versus abrupt smoking cessation: a randomized, controlled noninferiority trial. Ann Intern Med. https://annals.org/aim/article-abstract/2501853/gradual-versus-abrupt-smoking-cessation-randomized-controlled-noninferiority-trial?doi=10.7326%2fM14-2805. Zugegriffen: 17. März 2020

Lipari RN, Hughes A (2017) How people obtain the prescription pain relievers they misuse. The CBHSQ Report: January 12, 2017. National Survey on Drug Use and Health. SAMHSA. https://www.samhsa.gov/data/sites/default/files/report_2686/ShortReport-2686.html. Zugegriffen: 5. Feb. 2020

Liu LW, Wang XH, Fu SK, Li Q, Lin FQ (2013) Neuronal apoptosis in morphine addiction and its molecular mechanism. Int J Clin Exp Med 6(7):540–545. https://www.ncbi.nlm.nih.gov/pmc/articles/PMC3731185/. Zugegriffen: 31. Mai 2020

Luchetti M, Terracciano A, Stephan Y, Sutin AR (2018) Alcohol use and personality change in middle and older adulthood: findings form the health and retirement study. J Pers 86(6):1003–1016. https://dx.doi.org/10.1111/jopy.12371

Maddatu J, Anderson-Baucum E, Evans-Molina C (2017) Smoking and the risk of type 2 diabetes. Trans Res 184:101–107. https://dx.doi.org/10.1016/j.trsl.2017.02.004

Maillard A, Cabé N, Viader F, Pitel L (2020) Neuropsychological deficits in alcohol use disorder: impact on treatment. In: Verdejo-Garcia A (Hrsg) Cognition and addiction. a researcher's guide from mechanisms towards interventions. Elsevier, London, 103–128. https://dx.doi.org/10.1016/B978-0-12-815298-0.00008-3

Malgorzata N, Andrzej G (2017) Smoking and eye pathologies. a systematic. Part I. Anterior eye segment pathologies. Curr Pharm Des 23(4):629–639. https://www.ingentaconnect.com/contentone/ben/cpd/2017/00000023/00000004/art00013. Zugegriffen: 18. März 2020

McCrae JC, Morrison EE, MacIntyre IM, Dear JW, Webb DJ (2018) Long-term adverse effects of paracetamol a review. Br J Clin Pharmacol 84(10):2218–2230. https://dx.doi.org/10.1111/bcp.13656

Meredith SE, Juliano LM, Hughes JR, Griffiths RR (2013) Coffeine use disorder: a comprehensive review and research agenda. J Caffeine Res 3(3):114–130. https://dx.doi.org/10.1089%2Fjcr.2013.0016

Micek A, Godos J, Lafranconi A, Marranzano M, Pajak A (2017) Caffeinated and decaffeinated consumption and melanoma risk: a dose-response meta-analysis of prospective cohort studies. Int J Food Sci Nutr 69(4):417–426. https://dx.doi.org/10.1080/09637486.2017.1373752

Molina PE, Happel KI, Zhang P, Kolls JK, Nelson S (2010) Focus on: alcohol and the immune system. Alcohol Res Health 33(1–2):97–108. https://www.ncbi.nlm.nih.gov/pmc/articles/PMC3887500/. Zugegriffen: 25. März 2020

Mons U, Gredner T, Behrens G, Stock C, Brenner H (2018) Cancers due to smoking and high alcohol consumption. Estimation of the attributable cancer burden in Germany. Deutsches Ärzteblatt 115:571–577. https://dx.doi.org/10.3238/arztebl.2018.0571

Mons U, Kahnert S (2019) Neuberechnung der tabakattributablen Mortalität – Nationale und regionale Daten für Deutschland. Das Gesundheitswesen 81(1):24–33. https://dx.doi.org/10.1055/s-0042-123852

Moriggia A, Stickel F (2017) Alkoholische Lebererkrankung – Update 2017. Ther Umsch 74:133–144. https://dx.doi.org/10.1024/0040-5930/a000896

Morita A (2007) Tobacco smoke causes premature skin aging. J Dermatol Sci 48(3):169–175. https://dx.doi.org/10.1016/j.jdermsci.2007.06.015

Mostofsky E, Rice MS, Levitan EB, Mittleman MA (2012). Habitual coffee consumption and risk of heart failure: a dose-response meta-analysis. Circulation: Heart Failure 5(4):401–405. https://dx.doi.org/10.1161/CIRCHEARTFAILURE.112.967299

Muhuri PK, Gfroerer JC, Davies C (2013) Associations of nonmedical pain reliever use and initiation of heroin use in the United States. CBHSQ Data Review. SAMHSA. https://www.samhsa.gov/data/sites/default/files/DR006/DR006/nonmedical-pain-reliever-use-2013.pdf. Zugegriffen: 12. Apr. 2020

National Cancer Institute (2017) Harms of cigarette smoking and health benefits of quitting. U.S. Department of Health and Human Services, National Institute of Health. https://www.cancer.gov/about-cancer/causes-prevention/risk/tobacco/cessation-fact-sheet. Zugegriffen: 10. Juni 2020

National Cancer Policy Forum (2013) Reducing tobacco-related cancer incidence and mortality. National Cancer Policy Forum, Board on Health Care Services, Institute of Medicine. https://www.ncbi.nlm.nih.gov/books/NBK206891/. Zugegriffen: 18. März 2020

National Institute of Diabetes and Digestive and Kidney Diseases (2013) Smoking and digestive system. U.S. Department of Health and Human Services. https://www.niddk.nih.gov/health-information/digestive-diseases/smoking-digestive-system. Zugegriffen: 19. März 2020

Nationale Strategie zur Drogen- und Suchtpolitik (2018) Drogen- und Suchtbericht. Die Drogenbeauftragte der Bundesregierung. https://www.drogenbeauftragte.de/fileadmin/dateien-dba/Drogenbeauftragte/Drogen_und_Suchtbericht/pdf/DSB-2018.pdf. Zugegriffen: 18. Jan. 2020

Ngo VTH, Bajaj T (2020) Ibuprofen. Treasure Island, StatPearls Publishing. https://www.ncbi.nlm.nih.gov/books/NBK542299/. Zugegriffen: 31. März 2020

Olmedo P, Goessler W, Tanda S, Grau-Perez M, Jarmul S, Aherrera A, Chen R, Hilpert M, Cohen JE, Navas-Acien A, Rule AM (2018) Metal concentrations in e-cigarette liquid and aerosol samples: the contribution of metallic coils. Environ Health Perspect 126(2). https://dx.doi.org/10.1289/EHP2175

Pallenbach E (2015) Pharmazeutische Beratung bei Arzneimittelabhängigkeit. Pharmakon 3(1):66–75. https://dx.doi.org/10.1691/pn.20150007

Patra J, Taylor B, Irving H, Roerecke M, Baliunas D, Mohapatra S, Rehm J (2010) Alcohol consumption and the risk of morbidity and mortality for different stroke types – a systematic review and meta-analysis. BMC Public Health 10:258. https://dx.doi.org/10.1186/1471-2458-10-258

Penn State College of Medicine News (2018) Flavors affect free radicals produced by e-cigarettes. https://pennstatehealthnews.org/2018/04/flavor-affects-free-radicals-produced-by-e-cigarettes/. Zugegriffen: 13. Jan. 2020

Plunk AD, Syed-Mohammed H, Cavazos-Rehg P, Bierut LJ, Grucza RA (2014) Alcohol consumption, heavy drinking, and mortality: rethinking the j- shaped curve. Alcoholism: Clin Exp Res 38(2):471–478. https://dx.doi.org/10.1111%2Facer.12250

Prochaska JJ, Benowitz NL (2019) Current advances in research in treatment and recovery: Nicotine addiction. Sci Adv 5(10):eaay9763. https://www.ncbi.nlm.nih.gov/pmc/articles/PMC6795520/. Zugegriffen: 19. März 2020

Qiu F, Liang CL, Liu H, Zeng YQ, Hou S, Huang S, Lai X, Dai Z (2017) Impacts of cigarette smoking on immune responsiveness: up and down or upside down? Oncotarget 8(1):268–284. https://dx.doi.org/10.18632%2Foncotarget.13613

Rahman MA, Hann N, Wilson A, Mnatzaganian G, Worrall-Carter L (2015) E-cigarettes and smoking cessation: evidence from a systematic review and meta-analysis. PLoS 10(3):e0122544. https://dx.doi.org/10.1371%2Fjournal.pone.0122544

Rantakömi SH, Kurl S, Sivenius J, Kauhanen J, Laukkanen JA (2014) The frequency of alcohol consumption is associated with the stroke mortality. Neurologica 130(2):118–124. https://dx.doi.org/10.1111/ane.12243

Ratamess NA, Bush JA, Kang J, Kraemer WJ, Stohs SJ, Nocera VG, Leise MD, Diamond KB, Faigenbaum AD (2015) The effects of supplementation with *P-Synephrine* alone and in combination with caffeine on resistance exercise performance. J Int Soc Sports Nutr 12(35). https://dx.doi.org/10.1186/s12970-015-0096-5

Saab S, Mallam D, Cox GA II, Tong MJ (2013) Impact of coffee on liver diseases: a systematic review. Liver Int 34(4):495–504. https://dx.doi.org/10.1111/liv.12304

Seenivasan MM, Kumar VM (2017) Erectile dysfunction and severity of alcohol dependence. J Med Sci Clin Res 5(6):23474–23478. https://dx.doi.org/10.18535/jmscr/v5i6.111

Seitz HK (2017) Alcohol and cancer-individual risk factors. Addiction 112(2):232–233

Shilo L, Sabbah H, Hadari R, Kovatz S, Weinberg U, Dolev S, Dagan Y, Senkman L (2002) The effects of coffee consumption on sleep and melatonin secretion. Sleep Med 3(3):271–273. https://dx.doi.org/10.1016/S1389-9457(02)00015-1

Shmerling R (2019) Can vaping damage your lungs? What we do (and don't) know. Harvard Health Publishing. https://www.health.harvard.edu/blog/can-vaping-damage-your-lungs-what-we-do-and-dont-know-2019090417734. Zugegriffen: 6. Jan. 2020

Southward K, Rutherfurd-Markwick KJ, Ali A (2018) The effect of acute caffein ingestion on endurance performance: a systematic review. Sports Med 48:1913–1928. https://dx.doi.org/10.1007/s40279-018-0939-8

Stankewicz HA, Salen P (2020) Alcohol related psychosis. StatPearls Publishing, Treasure Island. https://www.ncbi.nlm.nih.gov/books/NBK459134/. Zugegriffen: 25. März 2020

Stead LF, Perera R, Bullen C, Mant D, Hartmann-Boyce J, Cahill K, Lancaster T (2012) Nicotine replacement therapy for smoking cessation. Cochrane Database Syst Rev. https://dx.doi.org/10.1002/14651858.CD000146.pub4

Streltzer J, Linden M (2008) Erhöhte Schmerzempfindlichkeit unter Dauerbehandlung mit Opiaten. Der Nervenarzt 79:607–611. https://dx.doi.org/10.1007/s00115-008-2454-x

Tamura T, Wada K, Konishi K, Goto Y, Mizuta F, Koda S, Hori A, Tanabashi S, Matsushita S, Tokimitsu N, Nagata C (2018) Coffee, green tea, and caffeine intake and liver cancer risk: a prospective cohort study. Nutr Cancer 70(8):1210–1216. https://dx.doi.org/10.1080/01635581.2018.1512638

Temple JL, Bernard C, Lipschultz SE, Czachor JD, Westphal JA, Mestre MA (2017) The safety of ingested caffeine: a comprehensive review. Front Psychiatr 8. https://dx.doi.org/10.3389/fpsyt.2017.00080

Topiwala A, Allan CL, Valkanova V, Zsoldos E, Filippini N, Sexton C, Mahmood A, Fooks P, Singh-Manoux A, Mackay CE, Kivimäki M, Ebmeier KP (2017) Moderate alcohol consumption as risk factor for adverse brain outcomes and cognitive decline: longitudinal cohort study. BMJ 357:j2353. https://dx.doi.org/10.1136/bmj.j2353

Tverdal A, Bjartveit K (2006) Health consequences of reduced daily cigarette consumption. Tobacco Control 15(6):472–480. https://dx.doi.org/10.1136%2Ftc.2006.016246

Université Laval (2016) Smoking electronic cigarettes kills large number of mouth cells. ScienceDaily. https://www.sciencedaily.com/releases/2016/11/161116101821.htm. Zugegriffen: 13. Jan. 2020

U.S. Department of Health and Human Services (2014) The health consequences of smoking – 50 years of progress: a report of the surgeon general. Atlanta: U.S. Department of Health and Human Services, Centers for Disease Prevention and Health Promotion, Office on Smoking and Health

van der Wel P, Boer OD, Colzato LS (2017) Caffeine. In: Colzato LS (Hrsg) Theory-driven approaches to cognitive enhancement. Springer, Cham, S 47–57. https://dx.doi.org/10.1007/978-3-319-57505-6_4

Voss MW, Atisme K, Yaugher A, Sulzer SH (2019) Mindfulness for chronic pain management. All Current Publications, Paper 2000. https://digitalcommons.usu.edu/extension_curall/2000. Zugegriffen: 28. März 2020

Wang L, Shen X, Wu Y, Zhang D (2015) Coffee and caffeine consumption and depression: a meta-analysis of observational studies. Aust New Zealand J Psychiatr 50(3):228–242. https://dx.doi.org/10.1177%2F0004867415603131

Wasser JG, Vasilopoulos T, Zdziarski LA, Vincent HK (2017) Exercise benefits for chronic low back pain in overweight and obese individuals. PM&R 9(2):181–192. https://dx.doi.org/10.1016/j.pmrj.2016.06.019

Whitman IR, Agarwal V, Nah G, Dukes JW, Vittinghoff E, Dewald TA, Marcus GM (2017) Alcohol abuse and cardiac disease. J Am Coll Cardiol 69(1):13–24. https://dx.doi.org/10.1016/j.jacc.2016.10.048

Willson C (2018) The clinical toxicology of caffeine: a review and case study. Toxicol Rep 5:1140–1152. https://dx.doi.org/10.1016/j.toxrep.2018.11.002

Wolter DK (2018) Folgeerkrankungen bei Alkoholmissbrauch. CME 15:55–66. https://dx.doi.org/10.1007/s11298-018-6516-5

Wood AM, Kaptoge S, Butterworth AS, Willeit P, Warnakula S, Bolton T, Ellie Paige E, Paul DS, Sweeting M, Burgess S, Bell S, Astle W, Stevens D, Koulman A, Selmer RM, Verschuren WMM, Sato S, Njølstad I, Woodward P, Salomaa V, Nordestgaard BG, Yeap BB, Fletcher A, Melander O, Kuller LH, Balkau B, Marmot M, Koenig W, Casiglia E, Cooper C, Arndt V, Franco OH, Wennberg P, Gallacher J, Gómez de la Cámara A, Völzke H, Dahm CC, Dale CE, Bergmann MM, Crespo CJ, van der Schouw YT, Kaaks R, Simons LA, Lagiou P, Schoufour JD, Boer JMA, Key TJ, Rodriguez B, Moreno-Iribas C, Davidson KW, Taylor JO, Sacerdote C, Wallace RB, Quiros JR, Tumino R, Blazer DG, Linneberg A, Daimon M, Panico S, Howard B, Skeie G, Strandberg T, Weiderpass E, Nietert PJ, Psaty BM, Kromhout D, Salamanca-Fernandez E, Kiechl S, Krumholz HM, Grioni S, Palli D, Huerta JM, Price J, Sundström J, Arriola L, Arima H, Travis RC, Panagiotakos DB, Karakatsani A, Trichopoulou A, Kühn T, Grobbee DE, Barrett-Connor E, van Schoor N, Boeing H, Overvad K, Kauhanen J, Wareham N, Langenberg C, Forouhi N, Wennberg M, Després J-P, Cushman M, Cooper JA, Rodriguez CJ, Sakurai M, Shaw JE, Knuiman M, Voortman T, Meisinger C, Tjønneland A, Brenner H, Palmieri L, Dallongeville J, Brunner EJ, Assmann G, Trevisan M, Gillum RF, Ford I, Sattar N, Lazo M, Thompson SG, Ferrari P, Leon DA, Davey Smith G, Peto R, Jackson R, Banks E, Di Angelantonio E, Danesh J (2018) Risk thresholds for alcohol consumption: combined analysis of individual-participant data for 599.912 current drinkers in 83 prospective studies. The Lancet 391(10129):1513–1523. https://dx.doi.org/10.1016/S0140-6736(18)30134-X

Woodcock EA, Stanley JA, Diwadkar VA, Khatib D, Greenwald MK (2019) A neurobiological correlate of stress-induced nicotine-seeking behavior among cigarette smokers. Add Biol: Article e12819. https://dx.doi.org/10.1111/adb.12819

World Health Organization (WHO) (2018a) Global status report on alcohol and health 2018. https://apps.who.int/iris/bitstream/handle/10665/274603/9789241565639-eng.pdf?ua=1. Zugegriffen: 29. Dez. 2019

World Health Organization (WHO) (2018b) WHO recommendation on caffein intake during pregnancy. https://extranet.who.int/rhl/topics/preconception-pregnancy-childbirth-and-postpartum-care/antenatal-care/who-recommendation-caffeine-intake-during-pregnancy. Zugegriffen: 21. März 2020

Wu JN, Ho SC, Zhou C, Ling W, Chen W, Wang C, Chen Y (2009) Coffee consumption and risk of coronary heart disease: a meta-analysis of 21 prospective cohort studies. Int J Cardiol 137(3):216–225. https://dx.doi.org/10.1016/j.ijcard.2008.06.051

Zeidan F, Vago D (2016) Mindfullness meditation-based pain relief: a mechanistic account. Ann New York Acad Sci 1373(1):114–127. https://dx.doi.org/10.1111%2Fnyas.13153

Illegale Drogen: Welche Arten gibt es und was sind ihre Eigenschaften?

Wir sprechen von illegalen Drogen, wenn Konsumentinnen und Konsumenten beim Erwerb einmal nach links und nach rechts schauen müssen, um auszuschließen, dass die Polizei in Sichtweite ist. Nach dem Betäubungsmittelgesetz (BtMG) sind der Erwerb, der Anbau, die Herstellung, die Ein- und Ausfuhr sowie der Besitz und der Handel in Zusammenhang mit den unten aufgeführten Substanzen verboten. Wer gegen dieses Gesetz verstößt, kann laut Paragraf 29 ff. des BtMG mit einer Freiheitsstrafe von bis zu fünf Jahren oder einer Geldstrafe rechnen. Im Folgenden werden die gängigsten und am meisten konsumierten illegalen Drogen beschrieben:

Kokain (Schnee, Coke, Rocks, Flake, Nose Candy, Crack, Koks): Bei Kokain handelt es sich um ein bekanntes Suchtmittel aus der Gruppe der Stimulanzien, das aus den Blättern der Coca-Pflanze gewonnen wird. Es kann auf verschiedene Arten konsumiert werden, aber am häufigsten wird es „gesnifft". Dabei wird Kokain als Pulver (Kokainhydrochlorid) mithilfe eines Strohhalmes, aufgerollten Papierstücks oder Geldscheins in die Nase gezogen (was auch als „Linie ziehen" bezeichnet wird). Kokain kann auch aufgelöst in die Vene gespritzt (also intravenös eingenommen) oder in Form von Kristallen, d. h. als „Crack", in speziellen Pfeifen geraucht werden. Als Konsumform ist auch der sogenannte „Speedball" oder „Cocktail" bekannt. In diesem Fall werden Kokain und Heroin gemeinsam konsumiert, um die Wirkung zu intensivieren. Die Wirkung von Kokain entfaltet sich wie bei anderen Substanzen auch im Gehirn. Unmittelbar nach dem Kokainkonsum wird die Dopaminausschüttung angekurbelt und es werden Serotonin und Norepinephrin freigesetzt, was zusammen für die dynamische

Hochstimmung, ein erhöhtes Selbstwertgefühl und ein starkes Rauschgefühl sorgt. Konsumentinnen und Konsumenten berichten außerdem über einen gesteigerten Sexualtrieb, eine höhere Leistungsfähigkeit, die Unterdrückung von Müdigkeit sowie ein verringertes Hunger- und Durstgefühl. Weil Kokain das zentrale Nervensystem massiv stimuliert, bringt es den Körper auf Hochtouren und erhöht die Herzfrequenz, den Blutdruck und die Körpertemperatur. Auch hier kommt es nach einer gewissen Zeit zu einer schweren Abhängigkeit, Gewöhnung und Toleranzbildung. Die Dosis muss erhöht werden, weil die ursprüngliche stimmungsaufhellende Wirkung nachlässt. Auf das nachlassende Hochgefühl folgt der berüchtigte Absturz oder „Crash", der durch eine depressive Stimmung, Energiemangel, Niedergeschlagenheit und Reizbarkeit gekennzeichnet ist. Diese Auswirkungen verleiten zum erneuten Konsum, denn schließlich möchte man aus dem Crash-Loch herauskommen und sein Wohlbefinden wieder nach oben katapultieren. Die Liste der Nebenwirkungen von Kokain ist ebenfalls lang. Deshalb hier ein kleiner Ausblick auf die Risiken und Nebenwirkungen, die mit einem Kokainkonsum verbunden sind:

> **Risiken und Nebenwirkungen**
> - **Schäden an Lunge und Co:** Kokainkonsum wird mit diversen Lungenerkrankungen und anderen Störungen in Zusammenhang gebracht, darunter Atemwegserkrankungen, Asthma, Lungenkrebs, die sogenannte „Crack-Lunge", Lungenentzündungen, Tuberkulose-Infektionen, akute Atemstörungen und noch viele weitere (Underner et al. 2020). Kokain kann auch zu akuten und chronischen Nierenschäden führen wie Rhabdomyolysen, ischämischen und hypertensiven Nephropathien und Niereninfarkten (Nikolova et al. 2019).
> - **Kognitive Einbußen:** Bei Kokainabhängigen, aber auch bei einem regelmäßigen Konsum ohne eine Abhängigkeit, konnten kognitive Defizite festgestellt werden (Quednow 2016). Die kognitiven Einbußen waren laut Untersuchungen noch gravierender, wenn der Konsum vor dem 18. Lebensjahr begann, und nahmen mit der Konsummenge zu. Wurde jedoch der Konsum innerhalb eines Jahres deutlich reduziert, konnten sich die kognitiven Leistungen beispielsweise in Bezug auf Arbeitsgedächtnis, Aufmerksamkeit und Langzeitgedächtnis verbessern. Abstinente konnten ihre Leistungen sogar auf das Niveau der Kontrollgruppe (die sich aus nicht-konsumierenden Menschen zusammensetzte) steigern, während bei anhaltendem Konsum die kognitiven Leistungen noch weiter zurückgingen. Für die negativen Folgen des Kokainkonsums muss man nicht einmal abhängig sein. Auch ein Freizeitkonsum kann kognitive Störungen hervorrufen wie z. B. Aufmerksamkeitsstörungen und Einbußen beim räumlichen Gedächtnis (Soar et al. 2012).
> - **Schlaganfallrisiko:** Kokain soll das ischämische und hämorrhagische Schlaganfallrisiko erhöhen, wobei verschiedene Faktoren laut Forschung eine Rolle

spielen könnten wie z. B. eine erhöhte Plättchenaggregation, eine zerebrale Vaskulitis und Gefäßspasmen (Treadwell und Robinson 2007).
- **Psychische Störungen:** Kokainkonsum kann Psychosen wie Paranoia, Halluzinationen und Wahnvorstellungen auslösen (Basu und Basu 2015). Betroffene können auch unter einer seltenen Störung namens „Dermatozoenwahn" (engl. parasitosis) leiden, bei der sie der festen Überzeugung sind, dass sie von Parasiten wie Insekten und Würmern befallen sind (Lee 2008). Sie denken dann oft, dass sich die Insekten unter der Haut bewegen und müssen sich deshalb unheimlich häufig kratzen.
- **Veränderung der Hirnstruktur:** Kokain kann sogar die Hirnstruktur in verschiedenen Hirnregionen verändern. Untersuchungen zeigen z. B. strukturelle Veränderungen des Dopaminsystems, der intrazellulären Signalwege, des frontalen Hirnbereichs und eine reduzierte graue Substanz in verschiedenen Hirnregionen (Hirsiger et al. 2019; Camarini et al. 2017; Chiang-Shan 2016).
- **Herz-Kreislauf-Erkrankungen:** Da Kokain Herzfrequenz und Blutdruck erhöht, kann das Herz überstrapaziert werden und es können Störungen entstehen, die vom akuten Koronarsyndrom zur Aortendissektion bis hin zum plötzlichen Herztod reichen (Afonso et al. 2007).
- **Infektionsgefahr:** Kokainkonsum erhöht das Risiko für Infektionskrankheiten wie Hepatitis C und HIV. Die Infektionen können durch einen unhygienischen intravenösen Konsum, aber auch durch ein riskantes Sexualverhalten erfolgen. Vermehrte sexuelle Beziehungen, Sex als Geschäft (Sex für Geld oder Drogen) und ungeschützter Geschlechtsverkehr sind ebenfalls häufige Folgen des Kokainkonsums, was das Risiko für Infektionen weiter erhöht (Schuch-Goi et al. 2017; Cardozo et al. 2015).
- **Schwächung des Immunsystems:** Kokain kann die Funktion des Immunsystems auf direkte oder indirekte Weise durch das zentrale Nervensystem schwächen und so verschiedene Infektionskrankheiten begünstigen (Ersche und Döffinger 2017; Friedman et al. 2006).
- **Sexuelle Funktionsstörungen:** Kokain kann wie viele andere Drogen auch verschiedene sexuelle Funktionsstörungen verursachen wie z. B. erektile Funktionsstörungen, bei denen eine Erektion des Penis nicht möglich ist (Haney et al. 2018).
- **Unterernährung:** Kokain ist bekannt dafür, dass es das Hungergefühl unterdrückt. Bei einer systematischen Datenanalyse von 27 wissenschaftlichen Studien konnten Forscherinnen und Forscher zahlreiche Folgen ermitteln, darunter ein niedriges Körpergewicht, das von einem niedrigen Body-Mass-Index (BMI) gekennzeichnet war, und Unterernährung (Urhan et al. 2018). Konsumentinnen und Konsumenten ließen häufig mal eine Mahlzeit ausfallen und gaben dafür Gründe wie Geldmangel, Arbeitslosigkeit und Obdachlosigkeit an.
- **Schädigung der Nase:** Bei regelmäßigem nasalem Kokainkonsum kann die Nasenschleimhaut beschädigt werden und sich entzünden und kann das Gewebe im Nasen- und Rachenbereich zerstört werden. Als Resultat können Nasenbluten, Stimmstörungen, Schluck- und Riechstörungen, eine Geschmacksminderung bis hin zu Löchern in der Nasenscheidewand auftreten (Molteni et al. 2016).

Typische Entzugssymptome: zwanghaftes Verlangen, Müdigkeit, Energiemangel und Erschöpfung, sexuelle Lustlosigkeit, erhöhter Appetit, Unruhe, Reizbarkeit, ängstliche und depressive Stimmung, Krampfanfälle und Schlafstörungen.

Kokainentzug: Es treten kaum körperliche Entzugssymptome auf, dafür aber starke psychische Symptome. Ein Entzug im stationären Rahmen ist ratsam, um die psychische Abhängigkeit zu überwinden, der Rückfallgefahr entgegenzuwirken und die Erfolgschancen zu erhöhen.

Amphetamine (Speed, Ecstasy, Glass, Pep): Amphetamine sind synthetisch (also künstlich) hergestellte Stimulanzien mit hohem Abhängigkeitspotenzial. Wie schon im vorherigen Kapitel erwähnt, können amphetaminhaltige Medikamente zu medizinischen Zwecken verschrieben werden. Der Handel, der Besitz sowie die Herstellung von Amphetaminen als Suchtmittel sind illegal und verboten. In der illegalen Szene sind sie sehr beliebt und sie werden von Partygängern als Mittel zur Enthemmung und von Sportlerinnen und Sportlern als Mittel zur Leistungssteigerung (d. h. zum Doping) genutzt. Sie werden geraucht, aber auch nasal in Pulverform gesnifft oder intravenös konsumiert. Abgesehen davon, dass Konsumentinnen und Konsumenten wegen der enthemmenden Wirkung kontaktfreudiger werden, berichten diese auch über eine gesteigerte Konzentrationsfähigkeit, aufgehellte Stimmung, erhöhte Libido und ein höheres Selbstbewusstsein und Selbstwertgefühl. Amphetamine wirken direkt auf das sympathische Nervensystem, das für die Kampf-oder-Flucht-Reaktion zuständig ist, und versetzen den Körper in höchste Alarmbereitschaft: Man fühlt sich dann so, als wenn Tausende von Hyänen hinter einem herlaufen würden. Blutdruck und Körpertemperatur steigen an, während der Herzschlag sich beschleunigt. Nicht umsonst werden diese Substanzen auch „Weckamine" genannt, weil sie Körper und Geist auf heftige und gefährliche Weise wachrütteln! Für die positiven Gefühle, vermehrte Energie und Leistungsfähigkeit sorgen Noradrenalin (Stresshormon) und Dopamin (Glückshormon), die in Unmengen ausgeschüttet werden. Diese Energiesteigerung kommt aber nicht aus heiterem Himmel, sondern die Kraftreserven des Körpers werden geplündert und ausgebeutet!

Eine beliebte Form von Amphetaminen ist die illegale Droge und das Amphetaminderivat **„Ecstasy"** (auch „XTC", „E", „Molly", „MDMA" genannt), das als Hauptwirkstoff MDMA (Methylendioxymethamphetamin) enthält. Ecstasy gibt es als weißes Pulver und es wird gesnifft, aber auch geraucht oder gespritzt. Auch ist es in Form von Pillen, Kapseln oder

Tabletten erhältlich. Die Pillen gibt es in vielen verschiedenen Farben und oft mit unterschiedlichen bunten und lustigen Motiven, die dieser Droge ein harmloses Erscheinungsbild verleihen und junge Leute zu Kauf und Konsum bewegen. Für Drogenhersteller ist dies eine wirksame Marketingstrategie, doch für die Konsumentinnen und Konsumenten verbirgt sich dahinter ein gefährliches Aufputschmittel. Es lässt Herzfrequenz und Blutdruck sowie Körpertemperatur ansteigen, während das Durst- und Hungergefühl abnimmt und das Schlafbedürfnis ausgeschaltet wird. Konsumentinnen und Konsumenten werden gesellig und aufgeschlossen, sind in guter Stimmung und haben eine veränderte visuelle Wahrnehmung (da Silva et al. 2018). Durch starke körperliche Bewegung, beispielsweise durch Tanzen, verliert man beim Konsum aber viel Flüssigkeit, was zur Austrocknung und Überhitzung führen und lebensbedrohlich werden kann.

Methamphetamin (Ice, Glass, Crystal, Meth), kurz oft auch „Meth" genannt, ist ein psychostimulatorisches Aufputschmittel und Amphetaminderivat, das mit den oben erwähnten Amphetaminen eng verwandt ist. Der Unterschied ist, dass Meth eine zusätzliche Methylgruppe enthält, die es intensiver, wirkungsvoller, aber auch gefährlicher macht. Genau wie Amphetamine stimuliert Meth das zentrale Nervensystem und regt den Körper an. Blutdruck, Körpertemperatur und Herzfrequenz steigen, während sich die Atmung beschleunigt. Zudem kommt es zur Ausschüttung von Dopamin, Serotonin und Norepinephrin (Radfar und Rawson 2014). Konsumentinnen und Konsumenten haben mehr Selbstbewusstsein, erfahren eine Leistungs- und Konzentrationssteigerung und empfinden sexuelle Erregung: Sie fühlen sich unbesiegbar, als würden sie hoch oben über der Welt thronen. Auch durch Meth wird das Schlaf- und Hungergefühl unterdrückt und Konsumentinnen und Konsumenten sind wie ein laufender Motor ständig in Bewegung und können mehrere Tage am Stück wach bleiben. Meth wird gewöhnlich wie oft auch Kokain gesnifft, kann aber auch geraucht, als Tabletten geschluckt, als Dampf inhaliert oder in aufgelöster Form intravenös konsumiert werden. Wenn du wissen möchtest, wie Meth sich auf das Aussehen auswirkt, gib im Internet als Suchbegriff „Meth Face" ein und schau selbst, was es mit Menschen anstellt. Die Opfer dieser Droge sehen nicht nur um Jahre gealtert, sondern auch schockierend gruselig aus.

Dass Konsumentinnen und Konsumenten unter Wahnvorstellungen leiden können, erlebe ich nicht selten hautnah mit. Mir wurde von Meth-Konsumentinnen und -Konsumenten öfters berichtet, dass sie das Gefühl haben, ständig von Undercover-Polizisten und Geheimdiensten verfolgt zu werden. Und selbst ich wurde von weiblichen Häftlingen beschuldigt,

Mitglied des Geheimdienstes zu sein (die von mir aus Neugier gestellten Fragen haben sicherlich dazu beigetragen). Wenn sich die Menschen unter Drogen mit fester Überzeugung gegenseitig bestätigen, sie hätten die Verfolger mit eigenen Augen gesehen, habe ich in der Regel wenig Chancen, sie vom Gegenteil zu überzeugen. Die Nachteile für Körper und Geist gehen aber noch weiter! Diese durch Amphetamine und Derivate ausgelösten euphorischen und berauschenden Gefühle haben einen hohen Preis und bringen eine ganze Palette von gesundheitlichen Folgen und Risiken mit sich. Dazu gehören folgende:

> **Risiken und Nebenwirkungen**
> - **Schlaganfall:** Es gibt Hinweise darauf, dass der Meth-Konsum hämorrhagische Schlaganfälle verursachen kann (Lappin et al. 2017). Dahinter stecken laut Forschung verschiedene Ursachen, wie Bluthochdruck, vaskuläre Toxizität, Vaskulitis und Gefäßspasmen.
> - **Schäden an Nieren und Co.:** Verschiedene Organe leiden unter den Amphetaminen und ihren Derivaten. Durch sie kann es zu Lungenschäden, Atemwegserkrankungen und Nierenfunktionsstörungen kommen, um hier nur einige Beeinträchtigungen zu nennen (McCarthy und McClain 2019; Mokhtari et al. 2018; Tseng et al. 2013).
> - **Hirnschäden:** Amphetamine können die Hirnstruktur und Gehirnzellen beschädigen und Anomalien in mehreren Hirnregionen verursachen (London et al. 2015; Yu et al. 2015). Diese können auch zu einer Verringerung der grauen Hirnsubstanz führen und somit möglicherweise auch die geistige Funktionstüchtigkeit beeinträchtigen (Nakama et al. 2011).
> - **Herzschäden:** Meth-Konsumentinnen und -Konsumenten haben ein erhöhtes Risiko, ein Herzversagen zu erleiden (Richards et al. 2018). Beim Konsum von Ecstasy wurde ein Zusammenhang mit Herzklappenerkrankungen gefunden (Droogmans et al. 2007).
> - **Schwächung des Immunsystems:** Meth und Ecstasy schwächen die Immunabwehr und können dadurch die Anfälligkeit für Krankheiten und Infektionen erhöhen (Salamanca et al. 2015; Boyle und Connor 2010).
> - **Kognitive Einbußen:** Amphetamine können kognitive Fähigkeiten wie die Lernfähigkeit, Wahrnehmung und Problemlösungskompetenz beeinträchtigen (Baig 2018). Eine Meta-Analyse von 44 wissenschaftlichen Studien offenbarte ebenfalls Beeinträchtigungen von verschiedenen kognitiven Fähigkeiten durch Meth. Dazu gehörten Einbußen in Bezug auf Aufmerksamkeit, exekutive Funktionen, soziale Kognition, Impulsivität und Gedächtnisfähigkeit (Potvin et al. 2018). Kognitive Einbußen wie Gedächtnisprobleme wurden auch beim Freizeitkonsum von Ecstasy festgestellt (Parrott 2013).
> - **Parkinson-Krankheit:** Der Konsum von Amphetaminen, insbesondere von Meth, steht im Verdacht, das Risiko für Parkinson zu erhöhen (Todd et al. 2016).
> - **Auslösung von Psychosen:** Meth kann Psychosen, die mit Verfolgungswahn, visuellen und akustischen Halluzinationen, Feindseligkeit, Desorganisation und Depressionen einhergehen, auslösen (Voce et al. 2019).

- **Infektionsgefahr:** Das Urteilsvermögen und die Hemmschwelle nehmen beim Meth-Konsum oft ab, was zu einem riskanten Konsum- und Sexualverhalten wie unhygienischem intravenösem Konsum und ungeschütztem Geschlechtsverkehr verleiten kann. Das wiederum erhöht die Infektionsgefahr in Bezug auf HIV, Hepatitis C und verschiedene Geschlechtskrankheiten (Salamanca et al. 2015).
- **Schäden an Haut und Zähnen:** Meth frisst regelrecht den Zahnschmelz, führt zu Zahnfleischentzündungen und lässt die Zähne verfaulen, bis sie schließlich ausfallen (Mullen und Crawford 2020; Baig 2018). Das Ergebnis wird auch als „Meth-Mund" (engl. Meth mouth) bezeichnet und verantwortlich für diese Schäden sind neben den starken Chemikalien in Meth Zähneknirschen, eine Abnahme des Speichelflusses und die schlechte Mundhygiene der Konsumentinnen und Konsumenten. Auch die Haut leidet erheblich unter dieser Droge. Es kommt oft zu Hautabszessen und Akne, wobei der Schaden an der Haut durch „Hautzupfen" (engl. skin picking) deutlich verschlimmert wird, da Meth-Konsumentinnen und -Konsumenten ständig an der Haut oder an Pickeln kratzen und drücken.

Typische Entzugssymptome: starkes Verlangen, Müdigkeit, Angst und depressive Stimmung, Schlafstörungen, Niedergeschlagenheit, Angststörungen, Unruhe, Zittern, Schwitzen.

Amphetaminentzug: Der Entzug von Amphetaminen und insbesondere von Meth erfolgt am besten im geschützten Rahmen einer Suchtklinik. Körperliche Entzugssymptome sind nicht so stark ausgeprägt wie die seelische Abhängigkeit, die eine psychotherapeutische Behandlung zur Gewährleistung einer langfristigen und dauerhaften Abstinenz sinnvoll macht.

Heroin (Stoff, Braunes, Shore, H): Heroin ist ein starkes, euphorisierendes und betäubendes Suchtmittel, das aus Schlafmohn gewonnen wird. Es gehört zur Stoffgruppe der Opioide und ist das bekannteste und meist konsumierte unter ihnen. Dieses Suchtmittel wird häufig intravenös konsumiert (dies wird auch „fixen" genannt), also direkt in die Vene gespritzt. Es kann aber auch gesnifft, als Dampf inhaliert oder geraucht werden. Die Droge dockt bei intravenösem Konsum binnen weniger Sekunden über die Blutbahn an den Opioidrezeptoren im Gehirn an. Man kann sich Opioide auch als Schlüssel vorstellen und die Rezeptoren an den Zellen als das Schloss. Dieses Schloss ist eigentlich nur für die körpereigenen Opioide, die Endorphine, bestimmt, doch Heroin imitiert, oder besser ausgedrückt, verkleidet sich so geschickt, dass das Gehirn nicht zwischen den körpereigenen Opioiden und den Drogen unterscheiden kann und das Schloss der Rezeptoren öffnet. So wird der Parasympathikus aktiviert und die Droge entfaltet ihre Wirkung und sorgt für weniger Schmerzempfinden, Beruhigung, Entspannung und eine gehobene Stimmung. Im Körper werden die Funktionen etwas heruntergefahren und es kommt z. B. zu einer langsameren Atmung und Sprache, zu schleppenderen Bewegungen sowie zu einem niedrigeren Blutdruck und einem langsameren Herzschlag. Auch ein kontinuierlicher Heroinkonsum führt zur Toleranzbildung, was eine ständige Steigerung der Konsummenge erfordert, um den ursprünglichen Effekt zu erzielen, und das ist gefährlich! Die Dosiserhöhung ist ein Grund, warum es zu versehentlichen Todesfällen kommt. Die ungewollte Überdosierung wird dabei auch als „Goldener Schuss" bezeichnet. Mehr als 8000 Menschen starben im Jahr 2017 in der Europäischen Union an einer Drogen-Überdosis und Heroinkonsumentinnen und -konsumenten sind hier besonders gefährdet (Europäische Beobachtungsstelle für Drogen und Drogensucht 2019). Die Mortalität unter Opioid-Konsumentinnen und -Konsumenten in Europa soll nämlich 5- bis 10-mal höher sein als in der restlichen Bevölkerung desselben Alters und Geschlechts und Opioide sind somit für die meisten Drogentote verantwortlich. Ohne Zweifel gehört Heroin zu den harten Drogen mit großem Abhängigkeitspotenzial, was häufig einen sozialen Abstieg zur Folge hat. Heroinkonsum führt oft in die Arbeits- und Wohnungslosigkeit, und um die hohen Kosten für die Suchtmittel zu finanzieren, werden viele zwangsläufig zur Beschaffungskriminalität oder zur Prostitution gezwungen. Man sollte auch nicht vergessen, dass eine Heroinabhängigkeit aufgrund der erheblichen Verwahrlosung nicht zu kaschieren ist und die Betroffenen mit massiver Ablehnung, Ausgrenzung, Beleidigung und Stigmatisierung durch die Gesellschaft konfrontiert sind. Auf diese Problematik werde ich im letzten Kapitel noch einmal genauer eingehen, doch lass uns jetzt einen Blick auf die gesundheitlichen Schattenseiten von Heroin werfen:

> **Risiken und Nebenwirkungen**
> - **Infektionsgefahr:** Der intravenöse Konsum mit unsterilen Spritzen ist gefährlich und bedeutet ein hohes Risiko für HIV-, Hepatitis-B- und Hepatitis-C-Infektionen. Laut einer Studie des Robert Koch-Institutes hatten 70 % der untersuchten Teilnehmenden, die in den letzten zwölf Monaten intravenös Drogen konsumierten, mindestens eine dieser Infektionskrankheiten (2016).
> - **Verstopfung:** Verstopfungen gehören zu den häufigsten Nebenwirkungen von Opioiden und sie können zu quälenden Störungen wie abdominellen Krämpfen, Verkrampfungen und Stuhlverhärtungen führen (Panchal et al. 2007).
> - **Überdosisgefahr:** Die Überdosierung von Opioiden ist aufgrund ihrer hemmenden Wirkung gefährlich. Eine Überdosis von Heroin und von

anderen opioidhaltigen Substanzen kann zur Atemdepression bis hin zum Atemstillstand führen und so tödlich enden (Montandon und Slutsky 2019; van der Schier et al. 2014).
- **Sexuelle Dysfunktionen:** Erektionsstörungen sind unter Opioid-Konsumenten weitverbreitet. Durch den Opioid-Konsum kann es zum Androgenmangel kommen, d. h. zu einem Rückgang der männlichen Sexualhormone, was zu Erektionsstörungen beitragen kann (Ajo et al. 2015). Opioid-Konsum kann sogar Unfruchtbarkeit bei Männern und Sterilität bei Frauen auslösen (Nazmara et al. 2019; Anderson et al. 2010). Bei Frauen kann der Konsum auch zu einem Menstruationsausfall kommen (Salani et al. 2016).
- **Thrombosen:** Der intravenöse Konsum von Heroin und anderen Drogen kann die Venen beschädigen und Gefäßerkrankungen verursachen. Es wird geschätzt, dass Opioid-Konsumentinnen und -Konsumenten bis zu 100-mal mehr als die Allgemeinbevölkerung gefährdet sind, an einer tiefen Venenthrombose zu erkranken (Cornford et al. 2011). Ein besonderes Risiko besteht bei intravenösem Drogenkonsum für Sexarbeiterinnen und -arbeiter, ältere Menschen und Frauen.
- **Hirnschädigung:** Heroinabhängigkeit richtet im Gehirn großen Schaden an. Sie soll strukturelle und funktionelle Anomalien in verschiedenen Hirnregionen verursachen, insbesondere im präfrontalen Cortex, einem Hirnbereich, der wichtige kognitive Fähigkeiten reguliert (Pandria et al. 2018).
- **Kognitive Einbußen:** Die oben genannten Veränderungen führen schließlich dazu, dass sich die kognitiven Fähigkeiten allgemein verschlechtern, z. B. die Entscheidungsfähigkeit und Aufmerksamkeits- und Inhibitionsprozesse (Pandria et al. 2018; Schmidt et al. 2016).

Typische Entzugssymptome: starkes Verlangen, Unruhe, Niesen, Frieren, Schnupfen, Schwitzen, Zittern, Schüttelfrost, Muskelschmerzen und -krämpfe, Kreislaufstörungen, Bauchschmerzen, Fieber, Gliederschmerzen, Übelkeit, Erbrechen, Durchfall, Herzrasen, beschleunigte Atmung, Bluthochdruck, Schlafstörungen, Angst und depressive Stimmung.

Heroinentzug: Ein Heroinentzug ist mit starken körperlichen und seelischen Entzugserscheinungen verbunden. Wie beim Alkoholentzug läuft der Opiatentzug in der Regel „warm" ab, d. h. der Heroinkonsum wird nicht schlagartig gestoppt, sondern mithilfe von Medikamenten im Rahmen von stationären Entzugsbehandlungen langsam abdosiert, um die unangenehmen Entzugssymptome so mild wie möglich zu gestalten.

Halluzinogene: Bei den Halluzinogenen handelt es sich um Substanzen, die Wahrnehmungs- und Sinnestäuschungen hervorrufen. Unter ihrem Einfluss erlebt man Rauschgefühle und sie sorgen durch ihre halluzinogenen Eigenschaften für Illusionen und visuelle Halluzinationen, d. h. durch die chemische Struktur der Substanzen werden die Sinneswahrnehmung und das Empfinden verändert, Raum-, Zeit- und Körpergefühl stimmen mit der Realität nicht mehr überein und die Umwelt und das ganze Universum einschließlich Farben und Formen werden anders und intensiver wahrgenommen. Diese Drogen heben die Grenze zwischen ICH und UMWELT auf und lassen beides miteinander verschmelzen. Verantwortlich für diese Art von halluzinogener Wirkung sind die Nervenzellen, die durch die Substanzen in einen chaotischen Ausnahmezustand geraten. Bei einer erhöhten Aktivität der Serotoninrezeptoren sind die normalen Vorgänge in den neuronalen Netzwerken unterbrochen (Lee und Roth 2012). Serotonin sorgt für Euphorie und ist für die Unterbrechung der regulären neuronalen Aktivitäten zwischen den verschiedenen Hirnbereichen verantwortlich, was eine psychedelische Wirkung wie Bewusstseinsveränderungen und die Auflösung des Ich-Gefühls zur Folge hat (Carhart-Harris 2018; Fox et al. 2018; Carhart-Harris et al. 2012). Konsumentinnen und Konsumenten berichten über mystische und spirituelle Erlebnisse wie im Traumzustand, die aber viel heftiger und intensiver sind, wobei Dosis, Setting und seelische Verfassung der Konsumentin bzw. des Konsumenten die Wirkung beeinflussen können. Die Erlebnisse sind aber nicht immer positiv! Es können auch unangenehme Nebeneffekte wie Übelkeit, Durchfall und Erbrechen auftreten oder auch negative und unangenehme Erfahrungen gemacht werden, was als „Horrortrip" bezeichnet wird. Hier kann man nicht mal schnell das Programm wie bei einem Gruselfilm wechseln, sondern man ist in der Situation gefangen. Diese Erlebnisse können traumatisch sein und einen noch lange nach dem „Trip" verfolgen. Es gibt verschiedene Sorten von Halluzinogenen, die je nach Dosis entsprechend wirken. Zu den bekanntesten gehören die folgenden fünf Substanzen, auch wenn andere Drogen wie Cannabis und MDMA halluzinogene Effekte auslösen können, auf die an dieser Stelle nicht weiter eingegangen wird:

- **LSD (Trip, Acid, Säure):** LSD (Lysergsäurediethylamid) ist ein halbsynthetisches hochpotentes halluzinogenes Rauschmittel, das aus Mutterkorn gewonnen wird und als Tablette, Kapsel oder auf Papier gedruckt erhältlich ist. Diese Droge wirkt euphorisierend und halluzinogen und manipuliert schon in geringen Mengen die Wahrnehmung, das Bewusstsein und die Sinneseindrücke. Bei einem dauerhaften Konsum birgt LSD das Risiko einer Toleranzbildung.
- **Psilocybin (Zauberpilze, Magic Mushroom):** Psilocybin kommt in verschiedenen Pilzarten vor und wird frisch, gekocht oder auch getrocknet konsumiert. In seiner Wirkung ist Psilocybin mit LSD zu vergleichen, allerdings mit deutlich kürzerer Wirkungsdauer. Auch diese Substanz

kann Euphorie und illusorische Wahrnehmungsveränderungen hervorrufen.
- **Meskalin:** Meskalin ist eine halluzinogene Substanz, die in einigen Kakteen wie im Peyote-Kaktus zu finden ist. Die Wirkung dieser Substanz ist ähnlich wie die von LSD, allerdings in abgeschwächter Form. Meskalin kann Euphorie auslösen und die Wahrnehmung, das Bewusstsein und das Empfinden verändern.
- **Ayahuasca:** Bei Ayahuasca handelt es sich um ein pflanzlich hergestelltes Gebräu, das reich an dem stark psychedelischen Wirkstoff DMT (Dimethyltryptamin) ist. Ayahuasca sorgt genauso wie die oben genannten halluzinogenen Substanzen für Rauschgefühle und kann das Bewusstsein und die Wahrnehmung verändern.
- **25I-NBOMe (Smiles, N-Bombe):** 25I-NBOMe ist eine relativ neue und hochpotente, synthetisch hergestellte halluzinogene Substanz. Diese wirkt ähnlich wie LSD, ist aber deutlich stärker und zeigt schon bei geringen Mengen eine euphorisierende und halluzinogene Wirkung.

Wie alle Rauschmittel können auch halluzinogene Drogen langfristige Risiken und Nebenwirkungen haben, und auf diese möchte ich im Folgenden kurz aufmerksam machen:

> **Risiken und Nebenwirkungen**
> - **Mehrfachrisiko durch 25I-NBOMe:** 25I-NBOMe scheint zahlreiche Risiken mit sich zu bringen. Diese reichen von Vergiftungen und einer Überdosis über Herzrhythmusstörungen, Bluthochdruck, Schlaganfälle, Hyperpyrexie (extrem hohes Fieber) bis hin zu akuten Nierenschäden (Weltgesundheitsorganisation 2014; Rose et al. 2013; Hill et al. 2013).
> - **Unfallgefahr:** Wie oben schon erwähnt, verändern Halluzinogene die Wahrnehmung, das Bewusstsein und das Befinden. Konsumentinnen und Konsumenten können unter ihrem Einfluss nicht mehr zwischen Realität und Unwirklichkeit unterscheiden und es überrascht nicht, dass dadurch Unfälle entstehen können (National Institute on Drug Abuse 2019a, b). Wenn man überzeugt ist, fliegen zu können, und sich deshalb aus dem Fenster stürzt, kann jede Hilfe zu spät kommen. Zu den Unfallgefahren gehören auch versehentliche Vergiftungen, wenn man z. B. anstatt der Zauberpilze giftige Pilze konsumiert.
> - **Psychische Störungen:** Halluzinogene können psychische Störungen wie HPPD (engl. hallucinogen persisting perception disorder), eine fortbestehende Wahrnehmungsstörung nach Halluzinogengebrauch, auslösen. Die Substanzen können schon bei einem einmaligen Konsum halluzinogene Symptome hinterlassen, die auch als „Flashbacks" bezeichnet werden und auch nach Abklingen der Substanzen nicht verschwinden (National Institute on Drug Abuse 2015; Lerner et al. 2014). Die Wahrscheinlichkeit, HPPD zu

> entwickeln, ist insbesondere bei denjenigen gegeben, die durch eine Vorgeschichte mit psychischen Störungen oder Drogenkonsum belastet sind (Baggott et al. 2011).
> - **Horrortrips:** Die Erwartung von angenehmen Erlebnissen könnte auch unerfüllt bleiben und, wie oben schon erwähnt, mit einem Horrortrip enden. Es verhält sich in dem Fall so, dass die Halluzinogene dem Gehirn falsche Informationen liefern, eine Art Kinofilm, den man sich aber nicht selbst aussuchen kann. So berichteten beispielsweise Ayahuasca-Konsumentinnen und -Konsumenten von gewissen Nahtoterfahrungen (engl. near-death experience) (Timmermann et al. 2018). Negative Erfahrungen machten auch Konsumentinnen und Konsumenten von Zauberpilzen laut einer Umfrage mit fast 2000 Teilnehmenden. Welche Erfahrungen sie bei ihrem Trip machten, hing aber auch deutlich von ihrer eigenen Persönlichkeit ab. Waren Probandinnen und Probanden labil, fielen die Erfahrungen mit dem Psilocybinkonsum negativer und belastender aus (Barrett et al. 2017).

Typische Entzugssymptome: innere Unruhe oder Angstzustände.

Halluzinogenentzug: Die Gefahr, körperlich abhängig zu werden, besteht bei Halluzinogenen zwar nicht, aber eine seelische Abhängigkeit ist bei kontinuierlichem Konsum möglich. Der Entzug bedarf aber kaum einer begleitenden professionellen Unterstützung.

Cannabis (Haschisch, Dope, Shit, Marihuana, Gras): Cannabis ist die meistverbreitete und am meisten konsumierte illegale Droge und dies nicht nur in Deutschland, sondern weltweit (Radtke 2019; Atzendorf et al. 2019). Hergestellt wird Cannabis aus der Hanfpflanze und er gilt als Oberbegriff für verschiedene Hanfprodukte wie Marihuana, Haschisch und das hochpotente Cannabis-Öl. Marihuana wird aus den getrockneten Blüten und Blättern der weiblichen Cannabispflanze hergestellt und Haschisch aus dem Harz der weiblichen Pflanze. Wie die einzelnen Substanzen nun genannt werden, spielt im Grunde keine Rolle, denn alle enthalten je nach Pflanzensorte mehr oder weniger den bekanntesten und stärksten psychoaktiven Wirkstoff in Cannabis, das Delta-9-Tetrahydrocannabinol (THC). Konsumiert werden Marihuana und Haschisch am häufigsten als „Joint", womit eine selbstgedrehte Zigarette, die Tabak und diese Substanzen enthält, bezeichnet wird. Marihuana und Haschisch werden aber auch in speziellen Pfeifen geraucht oder mit einem Vaporizer oder einer E-Schischa inhaliert. Auch Backwaren, die sogenannten „Space Cakes", die in Form von Keksen, Brownies oder Kuchen daherkommen und mit Cannabis-Öl versetzt werden, sind eine populäre Variante, wobei es bei dieser Konsumform etwas länger dauert, bis sich die Wirkung entfaltet. Die Substanz muss schließlich erstmal verdaut werden und in den Blutkreislauf gelangen, bis sie eine psychoaktive Wirkung im Gehirn auslöst. So verlockend sich dies auch für Liebhaberinnen und Liebhaber verschiedener Backwaren anhört: Space Cakes sind besonders gefährlich, weil schwer abzuschätzen ist, wie viel THC in den jeweiligen Backwaren steckt. Diese Form des Konsums ist auch deshalb riskant, weil cannabishaltige Lebensmittel wie Kekse und Kuchen von herkömmlichen schwer zu unterscheiden sind, was eine Gefahr für Kinder und ahnungslose Mitbewohnerinnen und Mitbewohner darstellt!

Cannabis zeigt seine Wirkung wie folgt: Der starke psychoaktive Wirkstoff THC dockt im Körper und Gehirn an die Cannabinoid-Rezeptoren an und sorgt so für die Ausschüttung von Botenstoffen wie Dopamin, die angenehme Gefühle auslösen (Bossong et al. 2009). Konsumentinnen und Konsumenten berichten über eine gehobene Stimmung (der sogenannte „Lach-Flash" lässt grüßen!), gesteigerte Libido, erhöhte Kreativität, entspannende und beruhigende Wirkung und ein gesteigertes Wohlbefinden. Cannabis wirkt auch halluzinogen und kann Wahrnehmung und Bewusstsein beeinflussen. Zum Beispiel können Konsumentinnen und Konsumenten Dinge sehen und hören, die in Wirklichkeit gar nicht da sind. Innen- und Außenwelt werden ganz anders wahrgenommen. Und genau das ist auch die Absicht vieler, die damit einfach der Wirklichkeit entkommen und abschalten möchten. Doch dieser Spaß, so beliebt er auch weltweit sein mag, wird immer gefährlicher und laut neuesten Studien immer schädlicher. Zu diesem Schluss kam die Wissenschaft, als sie zwischen 2008 und 2017 mehr als 118.000 Cannabisprodukte untersuchte. Sie fand heraus, dass in diesen knapp zehn Jahren in den USA und in Europa die THC-Konzentration um fast das Doppelte gestiegen ist, und zwar von 8,9 % auf 17,1 % (Chandra et al. 2019). Die gesundheitlichen Schäden scheinen mit der THC-Konzentration zu steigen. So steht z. B. hochpotenter Cannabis mit hohem THC-Anteil in Zusammenhang mit schwerwiegender Abhängigkeit und soll das Risiko von Psychosen und Gedächtnisstörungen erhöhen (Sideli et al. 2019; Freeman und Winstock 2015). An die gesundheitlichen Folgen wird kaum gedacht und diese werden oft unterschätzt. Dazu trägt sicherlich auch die Tatsache bei, dass die Substanz in einigen US-Bundesstaaten legal ist und es im Nachbarland Niederlanden die berühmten Coffeeshops gibt. Dies erweckt die falsche Illusion, dass Kiffen unschädlich und harmlos ist. Doch das Wort „Legalität" ändert auch hier nichts daran, dass es sich um eine schädliche Droge handelt. Schädlich ist diese nicht nur für die Gesundheit, sondern auch für die Lebensqualität. Die sozialen

Folgen kommen bei einer Cannabisabhängigkeit nämlich wie bei vielen anderen Drogensorten noch hinzu. Wenn Konsumentinnen und Konsumenten dermaßen bekifft sind, können sie wichtigen Verpflichtungen wie Arbeit oder Schule nicht mehr nachgehen, was einen Jobverlust, den Abbruch von Lehre oder Schule oder auch Beziehungskrisen mit sich bringt. Wie soll es sich auch anders verhalten, wenn sich Motivation, Lust und Interesse durch die Abhängigkeit und emotionale Bindung ständig auf das Kiffen richten? Auch Studien belegen soziale Folgen: Ihnen zufolge soll ein Zusammenhang zwischen chronischem Cannabiskonsum und schlechtem Bildungsniveau, Schulabbrüchen, niedrigem Einkommen, Arbeitslosigkeit, kriminellem Verhalten, niedriger Lebenszufriedenheit und Bedarf an Sozialhilfe bestehen (Brook et al. 2013; Fergusson und Boden 2008; Townsend et al. 2007). Zu den genannten sozialen Folgen tragen sicherlich auch die gesundheitlichen Auswirkungen wie cannabisinduzierte kognitive Einbußen bei. Darauf und auf andere gesundheitliche Folgen werden wir jetzt kurz eingehen:

> **Risiken und Nebenwirkungen**
> - **Kognitive Einbußen:** Cannabiskonsum beeinträchtigt die kognitiven Fähigkeiten und exekutiven Funktionen. Die allgemeinen kognitiven Funktionen wie Gedächtnisleistung, Lernfähigkeit, Problemlösungsfähigkeit, Entscheidungskompetenz, Aufmerksamkeit und psychomotorische Leistungsfähigkeit sowie die Fähigkeit zur Kontrolle von Emotionen und Verhalten lassen nach (Petker et al. 2019; Broyd et al. 2016; Crean et al. 2011). Außerdem soll der Cannabiskonsum den IQ (Intelligenzquotienten) verringern (Petker et al. 2019; Meier et al. 2012). Besonders für jugendliche Konsumentinnen und Konsumenten ist dies eine schlechte Nachricht, weil sich dieser auch nach Abstinenz nicht vollständig wiederherstellen soll. Fazit: Cannabis macht dumm!
> - **Psychische Krankheiten:** Cannabiskonsum kann, besonders bei genetisch Anfälligen, psychotische Störungen auslösen oder eine bestehende Störung verschlimmern (Radhakrishnan et al. 2014). Eine systematische Überprüfung von elf wissenschaftlichen Studien mit mehr als 66.000 Probandinnen und Probanden bestätigt, dass der Cannabiskonsum das Risiko für eine Psychose wie Schizophrenie und andere psychotische Störungen erhöht (Marconi et al. 2016). Bei starkem Konsum stieg das Risiko für eine Psychose um das Vierfache und bei moderatem Konsum um das Doppelte. Regelmäßiger Cannabiskonsum, insbesondere von jungen Mädchen, soll die Entwicklung von Depressionen und Angststörungen in späteren Lebensphasen begünstigen (Patton et al. 2002).
> - **Unfallgefahr:** Das Autofahren unter Einfluss von Cannabis erhöht das Risiko von Autounfällen um das Doppelte (Hall 2015). Dabei soll das Risiko für tödliche Autounfälle besonders hoch sein (Nationale Strategie zur Drogen- und Suchtpolitik 2018). Mögliche Unfallursachen: Laut Studien beeinträchtigt

> Cannabiskonsum die Reaktionszeit, Aufmerksamkeitsteilung sowie psychomotorischen Funktionen (Broyd et al. 2016; Hartman und Huestis 2013).
> - **Steigerung des Herzinfarktrisikos:** Nach Cannabiskonsum steigt der Blutdruck und beschleunigt sich der Herzschlag, wobei das Herz 20- bis 30-mal mehr pro Minute schlägt. Das Herzinfarktrisiko steigt um das Fünffache innerhalb der ersten Stunde nach Marihuana-Konsum (National Institute on Drug Abuse 2019a, b).
> - **Atemwegsprobleme:** Da Cannabis meist geraucht wird, kann ein regelmäßiger Konsum den Atemwegen schaden und das Risiko erhöhen, eine chronische Bronchitis zu entwickeln (Tashkin 2013).
> - **Veränderung der Hirnstruktur:** Regelmäßiger Cannabiskonsum soll strukturelle Veränderungen in verschiedenen Hirnregionen verursachen, vor allem im Kleinhirn und in den frontalen und medialen Temporallappen (Hippocampus und Amygdala befinden sich in dieser Region, beides wichtige Hirnstrukturen für das Gedächtnis) (Lorenzetti et al. 2014; Batalla et al. 2013). In verschiedenen Gehirnteilen sollen auch die grauen Zellen abnehmen (Battistella 2014).
> - **Krebs- und Schlaganfallrisiko:** Cannabis soll das Risiko für Schlaganfall, Hodenkrebs und Lungenkrebs erhöhen (Hackam 2015; Huang et al. 2015; Callaghan et al. 2013).

Typische Entzugssymptome: starkes Verlangen, Nervosität, Ängstlichkeit, Übelkeit, Aggressivität, Kopfschmerzen, Unruhe, depressive Stimmung, Durchfall, Erbrechen, Schwitzen, Appetitlosigkeit und Schlafstörungen.

Cannabisentzug: Eine begleitende Therapie scheint am sinnvollsten zu sein, um eine starke psychische Abhängigkeit zu überwinden. Eine körperliche Abhängigkeit ist zwar nicht so intensiv ausgeprägt, aber durchaus möglich. Der Entzug kann im ambulanten oder stationären Rahmen durchgeführt werden, wobei Schweregerad und Dauer der Abhängigkeit bei der Wahl entscheidend sind.

Erhöhte Gefahr für Jugendliche

Besonders hohe Gefahr besteht für junge Cannabiskonsumentinnen und -konsumenten. Wird der Konsum im jugendlichen Alter begonnen, d. h. in einer wichtigen Lebensphase, in der das Gehirn noch nicht ausgereift ist und sich noch weiterentwickelt, hat sogar ein gelegentlicher Konsum verheerende Folgen für das Denkorgan, die oft nicht mehr rückgängig gemacht werden können. Cannabis soll die normale Entwicklung der Nervenzellen im präfrontalen Cortex (wichtig für Selbstkontrolle, Planungs-, Denk- und Entscheidungsfähigkeit) beeinträchtigen und junge Konsumentinnen und Konsumenten anfälliger für kognitive Defizite machen, aber auch das Risiko für die Entwicklung von psychischen Störungen wie Schizophrenie erhöhen

(Chatwick 2018; Arseneault et al. 2002). Eine Meta-Analyse von elf wissenschaftlichen Studien mit mehr als 23.000 Testpersonen zeigt auch, dass ein Cannabiskonsum während und vor Eintritt in die Adoleszenz das Risiko von Depressionen und Selbstmordgedanken im jungen Erwachsenenalter beträchtlich erhöht (Gobbi et al. 2019). Ob ein gelegentlicher Konsum in Ordnung ist? Nein, ist er nicht! Sogar kleine Mengen sollen laut neuesten Untersuchungen reichen, um die Hirnstruktur zu verändern. Belege dafür liefert eine Studie an Jugendlichen, die in der Vergangenheit nur ein oder zwei Joints geraucht hatten. Bei ihnen wurde eine Volumenzunahme der grauen Zellen festgestellt (Orr et al. 2019). Das ist deshalb keine gute Nachricht, weil im jugendlichen Alter das Volumen der grauen Zellen eigentlich abnimmt und nicht zunimmt. Der Grund dafür: Verbindungen zwischen den Gehirnzellen, die nicht genutzt werden, werden abgebaut, um die Effizienz der übrigen Gehirnzellen zu erhöhen und zu stärken. Das ist so ähnlich, wie wenn das Gehirn wie ein Garten von unbrauchbarem Unkraut gesäubert wird, was aber durch den Cannabiskonsum nicht stattfindet und zu bleibenden Hirnschäden führen kann. Du siehst also, schon lange bevor du eine Abhängigkeit entwickelst und spürbare Schäden wahrnimmst, leiden die Gehirnzellen bei den kleinsten Mengen leise vor sich hin. Und nicht nur du leidest, sondern auch dein künftiger Nachwuchs kann bleibende Schäden durch deinen Cannabiskonsum erben. Untersuchungen an Ratten zeigen, dass eine THC-Exposition in jungen Jahren Auswirkungen auf das Verhalten, die Gehirnentwicklung und die Gene des künftigen Nachwuchses haben kann sowie die Anfälligkeit des Nachwuchses für psychische Störungen und ein negatives Drogenkonsumverhalten erhöht (Szutorisz et al. 2014). Einen harmlosen und kontrollierten Konsum gibt es nicht, weder für dich noch für deine Nachkommen!

Passivkiffen – gefährlich und nachweisbar!
Genauso wie beim herkömmlichen Passivrauchen kann der Cannabiskonsum von anderen eine Gefahr für dich darstellen. Um „high" zu werden, reicht es, wenn du passiv dabeistehst, während andere neben dir kiffen (Holitzki et al. 2017). Wie schlimm und ernst dies ist, unterstreicht eine Studie ganz deutlich. Forscherinnen und Forscher haben acht Teilnehmende drei Stunden lang in einen gut besuchten Coffeeshop in den Niederlanden gesetzt und dann ihre Blut- und Urinwerte untersucht. Und tatsächlich: Obwohl sie selbst keinen Cannabis konsumiert hatten, konnte bei allen Testpersonen THC (Tetrahydrocannabinol), die chemische Verbindung und Hauptsubtanz von Cannabinoiden, in der Blut- und Urinprobe nachgewiesen werden (Röhrich et al. 2010). Zu ähnlichen Befunden

kamen auch amerikanischen Wissenschaftlerinnen und Wissenschaftler. Auch sie konnten im Urin von Nicht-Konsumentinnen und -Konsumenten einen THC-Wert nachweisen, der lediglich durch das Einatmen des Cannabis-Rauches zustande kam (Cone et al. 2015). Für „Second-Hand-Raucherinnen und -Raucher" bedeutet dies Folgendes: Wenn dein Freundeskreis in deinem Beisein und auf engem Raum stundenlang Joints oder Bong raucht, kannst du bei einer Routine-Verkehrskontrolle und einer ausreichenden THC-Konzentration im Körper mit strafrechtlichen Konsequenzen wie Führerscheinverlust, Punkten in Flensburg, Fahrverbot oder Bußgeld rechnen. Der Verwaltungsgerichtshof Gelsenkirchen hat im Juni 2014 beschlossen (Az.: 9L 541/14), passive Cannabisraucherinnen und -raucher genauso wie aktive zu behandeln und den Konsum als „bewussten Konsum" einzustufen. Schließlich wird man ja nicht gezwungen, sondern sitzt freiwillig daneben und berauscht sich dabei passiv (Verwaltungsgericht Gelsenkirchen 2014). Du siehst also, Passivrauchen von Cannabis ist keine lustige und harmlose Sache. Auch das Einatmen ohne aktive Teilnahme ist schlimm, ganz zu schweigen von der großen Gefahr, die durch die Beeinträchtigung der Fahrtüchtigkeit für dich und anderer Verkehrsteilnehmerinnen und -teilnehmer entsteht!

Cannabis als Medizin
Cannabis ist zwar eine Droge, aber für therapeutische Zwecke in der Medizin zugelassen. Seit März 2017 können Ärztinnen und Ärzte auf Kosten von Krankenkassen ihren Patientinnen und Patienten Cannabisblüten und -extrakte verschreiben (Häuser et al. 2019). Cannabisarzneimittel scheinen Dutzenden von wissenschaftlichen Studien zufolge bei der Behandlung verschiedener Beschwerden eine wirksame Heilungskraft zu haben. Verantwortlich für die heilende Wirkung von Cannabis ist der darin enthaltene andere Wirkstoff, das CBD (Cannabidiol). Während der Wirkstoff THC für die psychoaktive Wirkung verantwortlich ist, wird CBD mit positiven Eigenschaften wie z. B. der Linderung von vielen Beschwerden in Verbindung gebracht (Boyaji et al. 2020; Cassano et al. 2020). Die National Academies of Sciences, Engineering, and Medicine haben 10.000 Kurzfassungen (sogenannte „Abstracts") von wissenschaftlichen Studien überprüft und eindeutige Belege dafür gefunden, dass Cannabismedizin gegen chronische Schmerzen bei Erwachsenen, gegen chemotherapieinduzierte Übelkeit und Erbrechen und zur Behandlung der Spastik bei Multipler Sklerose hilft (Abrams 2018). Diese Befunde sollte man aber nicht pauschal annehmen, weil die Wissenschaft sich nicht ganz einig ist! Eine Meta-Analyse hat z. B. 27 Studien unter die Lupe genommen und schwache Beweise

dafür gefunden, dass die Cannabismedizin neuropathische Schmerzen lindert; der Nachweis, dass diese auch bei anderen chronischen Schmerzarten wirkt, war nicht ausreichend (Nugent et al. 2017). Bevor sich Patientinnen und Patienten für diese Behandlungsform entscheiden, sollten sie wissen, dass die möglichen Vorteile die Tücken, spricht die Risiken und Nebenwirkungen, nicht aufheben. Deshalb sollte medizinischer Cannabis erst dann in Erwägung gezogen werden, wenn die herkömmlichen Medikamenten- und Therapieansätze ausgeschöpft sind. Dass Marihuana im medizinischen Bereich eingesetzt wird, soll bei keinem, auch nicht bei dir, den falschen Eindruck erwecken, dass Cannabis ein Allheilmittel und daher gesund ist. Komm auch bloß nicht auf den Gedanken, dich mit herkömmlichem Cannabis vom Dealer selbst zu therapieren. Der zu medizinischen Zwecken verwendete Cannabis wird in pharmazeutischer Qualität angebaut und staatlich streng kontrolliert (Pharmazeutische Zeitung 2019).

Neue psychoaktive Substanzen (Designerdrogen, Legal Highs, Forschungschemikalien, Research Chemicals): Neue psychoaktive Substanzen (NPS) stehen als Oberbegriff für unterschiedliche und neue synthetisch hergestellte psychoaktive Substanzen. NPS sind Imitationen von bekannten illegalen Drogen wie Amphetaminen und Opioiden, am häufigsten aber von Cannabis. Als sogenannte „Badesalze", „Lufterfrischer" oder „Düngerpillen" werden die Drogen unter harmlosen und legalen Bezeichnungen angeboten. Zum Beispiel verstecken sich hinter dem Begriff „Spice" synthetische, also künstlich hergestellte, Cannabinoide. Sie werden in flüssiger Form auf Kräutermischungen aufgesprüht und geraucht. Hinter den sogenannten „Badesalzen" verbergen sich synthetische Stimulanzien und hinter „Forschungschemikalien" die chemischen Reinsubstanzen. Durch einfallsreiche und ansprechende Namen, attraktive Verpackungen und eine trügerische Etikettierung wie z. B. „nicht für menschlichen Verzehr geeignet", werden diese Drogen, die besonders junge Leute ansprechen, getarnt (Corazza et al. 2014). Die Konsumform ist jeweils unterschiedlich und die Substanzen werden zumeist geraucht, gesnifft oder geschluckt. Und was versprechen diese Substanzen? Je nach chemischer Zusammensetzung ist die Wirkung ähnlich wie bei herkömmlichen Drogen, die hier imitiert werden. So wirkt beispielsweise synthetischer Cannabis ähnlich wie das Original euphorisierend, entspannend, beruhigend und halluzinogen. Das Gleiche gilt auch für andere bekannte Drogen und ihre Imitate.

Dass NPS auch als „Legal Highs" bezeichnet werden, ist natürlich unglücklich, weil es den falschen Eindruck erweckt, dass diese legal und deshalb harmlos und gesund seien. Sie sind hingegen nicht legal und harmlos, dafür aber ganz schön gefährlich. NPS enthalten extrem gesundheitsschädliche und toxische Mischungen und teilweise Inhaltsstoffe, die sogar viel gefährlicher sind als die in den bekannten Drogen, die sie nachahmen, darunter Marihuana und Amphetamine (Zaurova et al. 2016; Baumann et al. 2014). Um nicht gegen das Betäubungsmittelgesetz (BtMG) zu verstoßen, finden die Drogenhersteller ständig neue Wege. Es reicht völlig aus, dass diese schlauen Füchse nur eine kleine chemische Komponente verändern, um eine komplett neue Substanz herzustellen, deren Handel strafrechtlich nicht eindeutig geregelt ist. Der Gesetzgeber muss diesen neuen Drogen schließlich erst einmal auf die Schliche kommen, und bis auch diese im BtMG erwähnt werden, vergeht Zeit, die von den Herstellern ganz entspannt genutzt werden kann, ohne sich strafbar zu machen. Von der Europäischen Beobachtungsstelle für Drogen und Drogensucht wurden bis Ende 2018 ca. 750 verschiedene NPS überwacht, wovon 55 ganz neu auf dem Markt waren (2019). Weil das BtMG in der Vergangenheit nur Einzelsubstanzen untersagte, konnten die Hersteller einfacher dieses Gesetz mit minimalen Stoffänderungen umgehen. Um Handel, Herstellung, Verbreitung und Verabreichung von NPS zu erschweren, trat im November 2016 das Neue-psychoaktive-Stoffe-Gesetz (NpSG) in Kraft, das nicht nur einzelne Stoffe, sondern ganze Stoffgruppen auf einmal verbietet (Bundesministerium der Justiz und für Verbraucherschutz 2020). Mit der Schließung der Gesetzeslücke will man NPS-Herstellern und -Dealern die Stirn bieten und gleichzeitig die Gesundheit der Bevölkerung schützen. Das neue Gesetz scheint zu wirken, denn 2014 wurden in Europa 101 neue psychoaktive Substanzen festgestellt und im Jahr 2015 waren es 98. Im Vergleich zum Jahr 2018 entspricht dies fast dem Doppeltem (Europäische Beobachtungsstelle für Drogen und Drogensucht 2019). In das NpSG wurden die folgenden fünf Stoffgruppen aufgenommen:

- von 2-Phenethylamin abgeleitete Verbindungen (d. h. mit Amphetamin verwandte Substanzen einschließlich Cathinone)
- Cannabimimetika/synthetische Cannabinoide
- Benzodiazepine
- von N-(2-Aminocyclohexyl)amid abgeleitete Verbindungen (opioidähnliche Stoffe)
- von Tryptamin abgeleitete Verbindungen (halluzinogene Wirkstoffe)

Dass viele psychoaktive Substanzen in Onlinehops über anonyme Netzwerke und Suchmaschinen (z. B. über das Darknet und Deepweb) bestellt werden können, ist ein neuer Trend der Globalisierung und modernen Technologie-Ära. Wer illegale Geschäfte betreiben und verschiedene Drogen verbreiten will, findet immer einen Weg, die Substanzen unters Volk zu bringen, ob in einer Seitengasse, durch ein Versandpaket oder per Kurier. Ja, du hast richtig gelesen: Laut dem Europäischen Drogenbericht 2019 gibt es so wie Pizza-Bringdienste mittlerweile auch Kokain-Kuriere, die Drogen nach Hause liefern (Europäische Beobachtungsstelle für Drogen und Drogensucht 2019). Dieser innovative Service ist sicherlich nicht nur auf Kokain beschränkt, sondern hat bestimmt auch andere Drogen im Sortiment. Wenn Dealer sich bald einen Stand auf Volksfesten mit dem Werbeslogan „Raus aus der Realität und rein in die Scheinwelt" mieten, würde mich das nicht wundern. Ein bisschen schwarzer Humor kann angesichts dieser irrsinnigen Entwicklung nicht schaden, jetzt aber Spaß beiseite: Da das Angebot groß und der Zugang zu Drogen einfach ist, liegt es an uns selbst, uns davor zu schützen. Deine Gesundheit ist den Herstellern vollkommen egal. Alles, was einigermaßen „high" macht, das Empfinden und die Wahrnehmung verändert und vor allem Geld einbringt, wird irgendwo in Drogenküchen und Hinterhöfen hergestellt und an Experimentierfreudige oder anderweitig Konsumbegeisterte verhökert. Ein klares und eindeutiges „Nein" ist hier das wichtigste Mittel, um unseren Körper und unsere Gesundheit vor lebensbedrohlichen Giftstoffen zu schützen, ganz egal, wie und auf welchen Wegen die Drogen uns vorgesetzt werden. Durch die Vielzahl von Substanzen und Mischungen und die ständige Erweiterung des Produktsortiments auf dem Markt ist es äußerst schwierig, konkrete Aussagen über Risiken und Nebenwirkungen zu machen. Schließlich müssen die Substanzen erst einmal erfasst und klinisch untersucht werden, und bis das geschieht, wird der Markt bereits mit neuen Produkten und Mischungen, deren Risiken nicht bekannt sind, überschwemmt. Untersuchungen offenbaren aber immer wieder böse Nachrichten in Bezug auf NPS, und hier sind einige davon:

> **Risiken und Nebenwirkungen**
> - **Psychische Störungen:** NPS können Psychosen wie Halluzinationen und Wahnvorstellungen auslösen sowie Gewalttätigkeit gegenüber anderen fördern (Funada et al. 2019; Shafi et al. 2017). Beim Konsum von synthetischen Amphetaminen wurden Halluzinationen, Agitation und gewalttätiges Verhalten festgestellt (Baumann et al. 2014). Synthetischer Cannabis soll auch das Risiko für Psychosen erhöhen, welches noch höher als bei natürlichem Cannabis sein soll (Hobbs et al. 2018).
> - **Hirnschäden:** Wie gefährlich verschiedene Drogen für das Gehirn sind, wurde mehrfach wissenschaftlich bewiesen, und dies gilt für die unterschiedlichsten Substanzen. Daher ist es nicht verwunderlich, dass NPS laut

Untersuchungsergebnissen die neuronale Aktivität hemmen (Zwartsen et al. 2018; Hondebrink et al. 2017).
- **Kognitive Einbußen:** Wissenschaftliche Untersuchungen zeigen, dass NPS Konzentrations- und Gedächtnisstörungen hervorrufen können (Funada et al.2019).
- **Unkalkulierbare Risiken:** Risiken und Nebenwirkungen von NPS sind oft nicht vorhersehbar, weil man nie genau weiß, welche Zusammensetzung, Wirkung und Potenz für die jeweiligen NPS Gültigkeit haben (Zamengo et al. 2014). Ein Risiko stellen auch die Angaben auf den Verpackungen dar, die oft falsch sind und mit dem Inhalt nicht übereinstimmen. Dies bringt besonders große gesundheitliche Gefahren wie z. B. von Vergiftungen für Konsumentinnen und Konsumenten mit sich (Helander und Bäckberg 2018; Frinculescu et al. 2016; Corazza et al. 2014). NPS sind darüber hinaus durch herkömmliche Drogentests schwer nachweisbar, was eine sofortige Hilfeleistung durch medizinische Fachkräfte bei einer Überdosierung erheblich erschweren kann (Peacock et al. 2019).
- **Lebensgefahr:** Wie gefährlich NPS sind, zeigt die hohe Zahl an Drogentoten in den verschiedenen Weltregionen. Zum Beispiel waren Benzodiazepine (Etizolam) im Jahr 2018 für 57 % (676 von insgesamt 1187) aller Drogentote in Schottland verantwortlich (National Records of Scotland 2019). Zwischen Juli 2016 und Juni 2017 waren in zehn US-Bundesstaaten Opioid-NPS (Fentanyl-Analoge) Ursache für 20,6 % (2275 von insgesamt 11.045) aller Opioid-Überdosierungen (O'Donnell et al. 2018). Und durch synthetischen Cannabis kamen in Neuseeland zwischen 2017 und 2018 mindestens 40 Menschen ums Leben (Somerville et al. 2019). Bei den gemeldeten Todesopfern wird aufgrund der häufig nicht sachgemäßen Identifizierung und Meldung von einer entsprechenden Dunkelziffer ausgegangen (Peacock et al. 2019).

Typische Entzugssymptome: Die Entzugssymptome der jeweiligen NPS sind vergleichbar mit denen bei herkömmlichen Substanzen, deren Wirkung nachgeahmt wird. Synthetische Cannabinoide sind hier die Ausnahme, da diese in der Regel potenter sind und daher die Entzugssymptome gravierender und komplexer ausfallen können (Grigg et al. 2019).

NPS-Entzug: Auch der Entzug von NPS ist vergleichbar mit dem Entzug von den jeweiligen Substanzen, die sie imitieren.

Die Liste der verschiedenen Drogenarten mit ihren wissenschaftlich belegten Risiken und Nebenwirkungen findet hier ein Ende, doch eine Sache muss unbedingt noch erwähnt werden: Häufig ist es üblich, mehrere Substanzen auf einmal zu konsumieren, und dies wird als „polyvalenter Konsum", „multipler Substanzkonsum" oder „Mischkonsum" bezeichnet. So ist z. B. der Mischkonsum von Alkohol/Kokain, Cannabis/Alkohol, Kaffee/Zigarette und Alkohol/Tabak eine beliebte Kombination wie Kaffee und

Kuchen. Multipler Substanzkonsum ist unter Drogenkonsumentinnen und -konsumenten weitverbreitet. Beweis dafür liefert eine Analyse von 1.288 gebrauchten Spritzen, die in fünf europäischen Städten (Helsinki, Paris, Glasgow, Budapest, Amsterdam) gesammelt wurden. Laut den Ergebnissen gab es bei der Hälfte der Spritzen Hinweise auf zwei oder mehrere Drogen (Europäische Beobachtungsstelle für Drogen und Drogensucht 2019). Der Konsum von mehreren Suchtmitteln (Polytoxikomanie) bedeutet häufig, dass die gesundheitlichen Konsequenzen umso schwerwiegender ausfallen, was den Bedarf an professioneller Hilfe oft unumgänglich macht!

> **Hinweis**
>
> Scheue dich nicht, zum Arzt oder zu einer Drogenberatungsstelle zu gehen. Ärztinnen und Ärzte und staatlich anerkannte Suchtberaterinnen und -berater, Berufspsychologinnen und -psychologen, Sozialarbeiterinnen und -arbeiter sowie Sozialpädagoginnen und -pädagogen unterliegen alle gemäß Paragraf 203 Strafgesetzbuch (StGB, Verletzung von Privatgeheimnissen) der Schweigepflicht und sind verpflichtet, deine Informationen und Geheimnisse anonym zu behandeln und nicht an Dritte weiterzugeben (Bundesministerium der Justiz und für Verbraucherschutz).

> **Und jetzt du!**
>
> Für den Fall, dass bei dir eine Abhängigkeit von einem illegalen Suchtmittel entstanden ist, wird es jetzt Zeit dich zu fragen: „Wie lange noch?" Jetzt, da du die wissenschaftlich belegten Risiken und Nebenwirkungen der verschiedenen Rauschmittel für Körper und Geist kennst, solltest du umgehend handeln. Die Vergangenheit kannst du zwar nicht ändern, deine Zukunft aber sehr wohl!

Die wichtigsten Punkte im Überblick

- KEINE einzige Droge, ob legal oder illegal, kommt ohne Risiken und Nebenwirkungen daher und ihre zerstörerischen Folgen zeigen sich auf vielen Ebenen des Lebens, sei es bei der Gesundheit, der Lebensqualität oder im sozialen Leben.
- Alle Drogen beeinflussen die Psyche und verändern durch ihre chemische Struktur in irgendeiner Form das Bewusstsein, die Wahrnehmung, die Gefühle sowie das Denken und das Befinden.

- Der Preis für die erhofften positiven Gefühle ist hoch. Eine Abhängigkeit ist in vielen Fällen gleichzusetzen mit einem finanziellen und sozialen Absturz.
- Cannabis ist die meistkonsumierte illegale Droge weltweit, deren Risiken für die Gesundheit aufgrund ihrer Anwendung für medizinische Zwecke und ihrer in einigen Ländern geltenden Legalität unterschätzt werden.
- Es kommen ständig neue psychoaktive Substanzen auf dem Drogenmarkt hinzu, die herkömmliche Drogen imitieren. Sie stellen ein besonders großes Risiko für Konsumentinnen und Konsumenten dar, weil die genaue Zusammensetzung und Potenz nicht klar einzuordnen sind.

Literatur

Abrams DI (2018) The therapeutic effects of *Cannabis* and cannabinoids: an update from the national academies of sciences, engineering and medicine report. Eur J Intern Med 49:7–11. https://dx.doi.org/10.1016/j.ejim.2018.01.003

Afonso L, Mohammad T, Thatai D (2007) Crack whips the heart: a review of the cardiovascular toxicity of cocaine. Am J Cardiol 100(6):1040–1043. https://dx.doi.org/10.1016/j.amjcard.2007.04.049

Ajo R, Segura A, Mira L, Inda MdM, Alfaya R, Sánchez-Barbie A, Margarit C, Peiró AM (2015) The relationship of salivary testosterone and male sexual dysfunction in opioid-associated androgen deficiency (OPIAD). Aging Male 20(1):1–8. https://dx.doi.org/10.1080/13685538.2016.1185408

Anderson K, Nisenblat V, Norman R (2010) Lifestyle factors in people seeking infertility treatment – a review. ANZJOG 50(1):8–20. https://dx.doi.org/10.1111/j.1479-828X.2009.01119.x

Arseneault L, Cannon M, Poulton R, Murray R, Caspi A, Moffitt TE (2002) Cannabis use in adolescence and risk for adult psychosis: longitudinal prospective study. BMJ 325:1212–1213. https://dx.doi.org/10.1136/bmj.325.7374.1212

Atzendorf J, Rauschert C, Seitz NN, Lochbühler K, Kraus L (2019) The use of alcohol, tobacco, illegal drugs and medicines – an estimate of consumption and substance-related disorders in Germany. Deutsches Ärzteblatt International 116:577–584. https://dx.doi.org/10.3238/arztebl.2019.0577

Baggott MJ, Coyle JR, Erowid E, Erowid F, Robertson LC (2011) Abnormal visual experience in individuals with histories of hallucinogen use: a web-based questionnaire. Drug Alcohol Depend 114(1):61–67. https://dx.doi.org/10.1016/j.drugalcdep.2010.09.006

Baig AM (2018) DARK side of amphetamine and analogues: pharmacology, syndromic manifestation, and management of amphetamine addiction. ACS Chem Neurosci 9(10):2299–2303. https://dx.doi.org/10.1021/acschemneuro.8b00137

Barrett FS, Johnson MW, Griffiths RR (2017) Neuroticism is associated with challenging eperiences with psilocybin mushrooms. Pers Individ Differ 117:155–160. https://dx.doi.org/10.1016/j.paid.2017.06.004

Basu S, Basu D (2015) The relationship between psychoactive drugs, the brain and psychosis. Intern Arch Add Res Med 1:003. https://www.researchgate.net/profile/Sutapa_Basu/publication/280639474_The_Relationship_between_Psychoactive_Drugs_the_Brain_and_Psychosis/links/55c0796e08aed621de13baed/The-Relationship-between-Psychoactive-Drugs-the-Brain-and-Psychosis.pdf. Zugegriffen: 3. Apr. 2020

Batalla A, Bhattacharyya S, Yücel M, Fusar-Poli P, Crippa JA, Nogué S, Torrens M, Pujol J, Farré M, Martin-Santos R (2013) Structural and functional imaging studies in chronic cannabis users: a systematic review of adolescent and adult findings. PLoS One 8(2):e55821. https://dx.doi.org/10.1371%2Fjournal.pone.0055821

Battistella G, Fornari E, Annoni JM, Chtoui H, Dao K, Fabritius M, Favrat B, Mall JF, Maeder P, Giroud C (2014) Long-term effects of cannabis on brain sturcture. Neuropsychopharmacology 39:2041–2048. https://www.nature.com/articles/npp201467

Baumann MH, Solis E, Watterson LR, Marusich JA, Fantegrossi WE, Wiley JL (2014) Baths salts, spice, and related designer drugs: the science behind the headlines. J Soc Neurosci 34(46):15150–15158. https://dx.doi.org/10.1523%2FJNEUROSCI.3223-14.2014

Bossong M, van Berckel B, Boellaard R, Zuurman L, Schuit RC, Windhorst AD, van Gerven JMA, Ramsey NF, Lammertsma AA, Kahn RS (2009) Δ9-Tetrahydrocannabinol induces dopamine release in the human striatum. Neuropsychopharmacology 34:759–766. https://dx.doi.org/10.1038/npp.2008.138

Boyaji S, Merkow J, Elman NM, Kaye AD, Jason Yong R, Urman RD (2020) The role of cannabidiol (CBD) in chronic pain management: an assessment of current evidence. Curr Pain Headache Rep 24:4. https://dx.doi.org/10.1007/s11916-020-0835-4

Boyle NT, Connor TJ (2010) Methylenedioxymethamphetamine ('Ecstasy')-induced immunosuppression: a cause for concern? Br J Pharmacol 161(1):17–32. https://dx.doi.org/10.1111/j.1476-5381.2010.00899.x

Brook JS, Lee JY, Finch SJ, Seltzer N, Brook DW (2013) Adult work commitment, financial stability, and social environment as related to trajectories of marijuana use beginning in adolescence. Substance Abuse 34(3):298–305. https://dx.doi.org/10.1080/08897077.2013.775092

Broyd S, van Hell HH, Beale C, Yücel M, Solowij N (2016) Acute and chronic effects of cannabinoids on human cognition – a systematic review. Biol Psychiat 79(7):557–567. https://dx.doi.org/10.1016/j.biopsych.2015.12.002

Bundesministerium der Justiz und für Verbraucherschutz. Strafgesetzbuch (StGB) § 203 Verletzung von Privatgeheimnissen. Bundesamt für Justiz. https://www.gesetze-im-internet.de/stgb/__203.html. Zugegriffen: 28. Apr. 2020

Bundesministerium der Justiz und für Verbraucherschutz (2020) Neue-psychoaktive-Stoffe-Gesetz. Bundesamt für Justiz. https://www.gesetze-im-internet.de/npsg/BJNR261510016.html. Zugegriffen: 18. Jan. 2020

Callaghan RC, Allebeck P, Sidorchuk A (2013) Marijuana use and risk of lung cancer: a 40-year cohort study. Cancer Causes Control 24:1811–1820. https://dx.doi.org/10.1007/s10552-013-0259-0

Camarini R, Scavone C, Marcourakis T (2017) Long-lasting changes following repeated cocaine use: behavioral sensitization and neurotoxicity. In: Preedy VR (Hrsg) The neuroscience of cocaine. Elsevier, London, 353–361. https://dx.doi.org/10.1016/B978-0-12-803750-8.00036-1

Cardozo T, Shmelkov SV, Carr K, Rotrosen J, Mateu-Gelabert P, Friedman SR (2015) Cocaine and HIV infection. In: Montoya I (Hrsg) Biologics to treat substance use disorders. Springer, Cham, 75–103. https://dx.doi.org/10.1007/978-3-319-23150-1_6

Carhart-Harris RL (2018) The entropic brain. Neuropharmacology 142:167–178. https://dx.doi.org/10.1016/j.neuropharm.2018.03.010

Carhart-Harris RL, Erritzoe D, Williams T, Stone JM, Reed LJ, Colasanti A, Tyacke RJ, Leech R, Malizia AL, Murphy K, Hobden P, Evans J, Feilding A, Wise RG, Nutt DJ (2012) Neural correlates of the psychedelic state as determined by fMRI studies with psilocybin. PNAS 109(6):2138–2143. https://dx.doi.org/10.1073/pnas.1119598109

Cassano T, Villani R, Pace L, Carbone A, Bukke VN, Orkisz S, Avolio C, Serviddio G (2020) From *Cannabis sativa* to cannabidiol: promising therapeutic candidate for the treatment of neurodegenerative diseases. Front Pharmacol 11:124. https://dx.doi.org/10.3389%2Ffphar.2020.00124

Chadwick, B. (2018). Adolescent cannabis exposure and prefrontal cortex development. Dissertation Abstracts International: Section B: The Sciences and Engineering78(7-B(E))

Chandra S, Radwan MM, Majumdar CG, Church JC, Freeman TP, ElSohly MA (2019) Correction to: new trends in cannabis potency in USA and Europe during the last decade (2008–2017). Eur Arch Psychiatry Clin Neurosci 269(8):997. https://dx.doi.org/10.1007/s00406-019-01020-1

Chiang-Shan RL (2016) Cerebral gray matter volumes in cocaine dependence: clinical and functional implications. In: Preedy VR (Hrsg) Neuropathology of drug addictions and substance misuse. Elsevier, London, 245–256. https://dx.doi.org/10.1016/B978-0-12-800212-4.00024-8

Cone EJ, Bigelow GE, Herrmann ES, Michell JM, LoDico C, Flegel R, Vandrey R (2015) Non-smoker exposure to secondhand cannabis smoke. I. Urine screening and confirmation results. J Anal Toxicol 39(1):1–12. https://dx.doi.org/10.1093/jat/bku116

Corazza O, Valeriani G, Bersani FS, Corkery J, Martinotti G, Bersani G, Schifano F (2014) "Spice", "Kryptonite", "Black Mamba": an overview of brand names and marketing strategies of novel psychoactive substances on the web. J Psychoactive Drugs 46(4):287–294. https://dx.doi.org/10.1080/02791072.2014.944291

Cornford CS, Mason JM, Inns F (2011) Deep vein thromboses in users of opioid drugs: incidence, prevalence, and risk factors. Br J Gen Pract 61(593):e781–e786. https://dx.doi.org/10.3399%2Fbjgp11X613115

Crean RD, Crane NA, Mason BJ (2011) An evidence based review of acute and long-term effects on cannabis use on executive cognitive functions. J Add Med 5(1):1–8. https://dx.doi.org/10.1097%2FADM.0b013e31820c23fa

da Silva ATM, Bessa CDPB, de Souza BW, Borges KB (2018) Bioanalytical methods for determining ecstasy components in biological matrices: a review. TrAC, Trends Anal Chem 108:323–346. https://dx.doi.org/10.1016/j.trac.2018.08.001

Droogmans S, Cosyns B, D'haenen H, Creeten E, Weytjens C, Franken PR, Scott B, Schoors D, Kemdem A, Close L, Vandenbossche JL, Bechet S, Camp GV (2007) Possible association between 3,4-Methylenedioxymethamphetamine abuse and valvular heart disease. Am J Cardiol 100(9):1442–1445. https://dx.doi.org/10.1016/j.amjcard.2007.06.045

Ersche KD, Döffinger R (2017) Inflammation and infection in human cocaine addiction. Curr Opin Behav Sci 13:203–209. https://dx.doi.org/10.1016/j.cobeha.2016.12.007

Europäische Beobachtungsstelle für Drogen und Drogensucht (2019) Europäischer Drogenbericht: Trends und Entwicklung. https://www.emcdda.europa.eu/system/files/publications/11364/20191724_TDAT19001DEN_PDF.pdf. Zugegriffen: 3. Mai 2020

Fergusson DM, Boden JM (2008) Cannabis use and later life outcomes. Addiction 103(6):969–976. https://dx.doi.org/10.1111/j.1360-0443.2008.02221.x

Fox KCR, Girn M, Parro CC, Christoff K (2018) Functional neuroimaging of psychedelic experience: An overview of psychological and neural effects and their relevance to research on creativity, daydreaming, and dreaming. In: Jung RE, Vartanian O (Hrsg) The Cambridge handbook of neuroscience of creativity. Cambridge University Press, 92–113. https://psycnet.apa.org/doi/10.1017/9781316556238.007. Zugegriffen: 31. Mai 2020

Freeman TP, Winstock AR (2015) Examining the profile of high-potency cannabis and its association with severity of cannabis dependence. Psychol Med 45(15):3181–3189. https://dx.doi.org/10.1017/S0033291715001178

Friedman H, Pross S, Klein TW (2006) Addictive drugs and their relationship with infectious deseases. FEMS Immunol Med Microbiol 47(3):330–342. https://dx.doi.org/10.1111/j.1574-695X.2006.00097.x

Frinculescu A, Lyall CL, Ramsey J, Miserez B (2016) Variation in commercial smoking mixtures containing third-generation systhetic cannabinoids. Drug Test Anal 9(2):327–333. https://dx.doi.org/10.1002/dta.1975

Funada D, Matsumoto T, Tanibuchi Y, Kawasoe Y, Sakakibara S, Naruse N, Ikeda S, Sunmi T, Muto T, Cho T (2019) Changes of clinical symptoms in patients with new psychoactive substance (NPS) related disorders from fiscal year 2012–2014: Aastudy in hospitals specializing in the treatment of addiction. Neuropsychopharmacol Rep 39(2):119–129. https://dx.doi.org/10.1002/npr2.12053

Gobbi G, Atkin T, Zytynski T, Wang S, Askari S, Boruff J, Ware M, Marmorstein N, Cipriani A, Dendukuri N, Mayo N (2019) Association of Cannabis use in adolescence and risk of depression, anxiety, and suicidality in young adulthood: a systematic review and meta-analysis. JAMA Psychiatr 76(4):426–434. https://dx.doi.org/10.1001/jamapsychiatry.2018.4500

Grigg J, Manning V, Arunogiri S, Lubman DI (2019) Synthetic cannabinoid use disorder: an update for general psychiatrists. Aust Psychiatr 27(3):279–283. https://dx.doi.org/10.1177%2F1039856218822749

Hackam DG (2015) Cannabis and stroke. Stroke 46(3):852–856. https://dx.doi.org/10.1161/STROKEAHA.115.008680

Hall W (2015) What has research over the past two decades revealed about the adverse health effects of recreational cannabis use? Addiction 110(1):19–35. https://dx.doi.org/10.1111/add.12703

Haney NM, Diao L, DeLay K (2018) Drugs of abuse: men's reproductive and sexual health. In: Sikka SC, Hellstrom WJG (Hrsg) Bioenvironmental issues affecting men's reproductive and sexual health. Elsevier, London, 531–540. https://dx.doi.org/10.1016/B978-0-12-801299-4.00034-7

Hartman RL, Huestis MA (2013) Cannabis effects on driving skills. Clin Chem 59(3):478–492. https://dx.doi.org/10.1373/clinchem.2012.194381

Häuser W, Hoch E, Petzke F, Thomasius R, Radbruch L, Batra A, Sommer C, Havemann-Reinecke U (2019) Medizinalcannabis und cannabisbasierte Arzneimittel: ein Appel an Ärzte, Journalisten, Krankenkassen und Politiker für einen verantwortungsvollen Umgang. Der Schmerz 33:466–470. https://dx.doi.org/10.1007/s00482-019-00409-0

Helander A, Bäckberg M (2018) Epidemiology of NPS based confirmed overdosed cases: the STRIDA Project. In: Maurer H., Brandt S. (Hrsg) New psychoactive substances. Springer, Cham, 461–473. https://dx.doi.org/10.1007/164_2018_134

Hill SL, Doris T, Gurung S, Katebe S, Lomas A, Dunn M, Blain P, Thomas SHL (2013) Severe clinical toxicity associated with analytically confirmed recreational use of 251-NBOme: case series. Clin Toxicol 51(6):487–492. https://dx.doi.org/10.3109/15563650.2013.802795

Hirsiger S, Hänggi J, Germann J, Vonmoos M, Preller KH, Engeli EJE, Kirschner M, Reinhard C, Hulka LM, Baumgartner MR, Chakravarty MM, Seifritz E, Herdener M, Quednow BB (2019) Longitudinal changes in cocaine intake and cognition are linked to cortical thickness adaptation in cocaine users. NeuroImage: Clin 21:101652. https://dx.doi.org/10.1016/j.nicl.2019.101652

Hobbs M, Kalk NJ, Morrison PD, Stone JM (2018) Spicing it up – synthetic cannabinoid receptor agonists and psychosis – a systematic review. Eur Neuropsychopharmacol 28(12):1289–1304. https://dx.doi.org/10.1016/j.euroneuro.2018.10.004

Holitzki H, Dowsett LE, Spackman E, Noseworthy T, Clement F (2017) Health effects of exposure to second- and third-hand marijuana smoke: a systematic review. CMAJ Open 5(4):E814–E822. https://dx.doi.org/10.9778%2Fcmajo.20170112

Hondebrink L, Kasteel EEJ, Tukker AM, Wijnolts FMJ, Verboven AHA, Westerink RHS (2017) Neuropharmacological characterization of the new psychoactive substance methoxetamine. Neuropharmacology 123:1–9. https://dx.doi.org/10.1016/j.neuropharm.2017.04.035

Huang YHJ, Zhang ZF, Tashkin DP, Feng B, Straif K, Hashibe M (2015) An epidemiologic review of marijuana and cancer: an update. Cancer Epidemiol Biomarkers Prevent 24(1):15–31. https://cebp.aacrjournals.org/content/24/1/15. Zugegriffen: 31. Mai 2020

Lappin JM, Darke S, Farrell M (2017) Stroke and methamphetamine use in young adults: a review. J Neurol Neurosurg Psychiatr 88(12):1079–1091. https://jnnp.bmj.com/content/88/12/1079.abstract. Zugegriffen: 10. Apr. 2020

Lee CS (2008) Delusions of parasitosis. Dermatol Ther 21(1):2–7. https://dx.doi.org/10.1111/j.1529-8019.2008.00163.x

Lee HM, Roth BL (2012) Hallucinogen actions on human brain revealed. PNAS 109(6):1820–1821. https://dx.doi.org/10.1073/pnas.1121358109

Lerner AG, Rudinski D, Bor O, Goodman C (2014) Flashbacks and HPPD: a clinical-oriented concise review. Isr J Psychiatr Relat Sci. 51(4):296–301. https://www.researchgate.net/publication/281847815_Flashbacks_and_HPPD_A_Clinical-oriented_Concise_Review. Zugegriffen: 17. Apr. 2020

London ED, Kohno M, Morales AM, Ballard ME (2015) Chronic methamphetamine abuse and corticostriatal deficits revealed by neuroimaging. Br Res 1628, Part A:174–185. https://dx.doi.org/10.1016/j.brainres.2014.10.044

Lorenzetti V, Solowij N, Fornito A, Lubman I, Yücel M (2014) The association between regular cannabis exposure and alterations of human brain morpholopgy: an updated reviewof the literature. Curr Pharmaceut Des 20(13):2138–2167. https://www.ingentaconnect.com/content/ben/cpd/2014/00000020/00000013/art00007. Zugegriffen: 22. Apr. 2020

Marconi A, Di Forti M, Lewis CM, Murray RM, Vassos E (2016) Meta-analysis of the association between the level of cannabis use and risk of psychosis. Schizophr Bull 42(5):1262–1269. https://dx.doi.org/10.1093/schbul/sbw003

McCarthy E, McClain E (2019) Methamphetamine-induced lung injury. Eur J Case Rep Int Med 6(6):001067. https://dx.doi.org/10.12890%2F2019_001067

Meier MH, Caspi A, Ambler A, Harrington HL, Houts R, Keefe RSE, McDonald K, Ward A, Poulton R, Moffitt TE (2012) Persistent cannabis users show neuropsychological decline from childhood to midlife. PNAS 109(40):E2657–E2664. https://dx.doi.org/10.1073/pnas.1206820109

Mokhtari T, Sheikhazadi A, Hassanzahdeh G, Safari M, Sheikhbahaei F, Faghir-Ghanesefat H, Rezaei M (2018) Potential adverse effects of amphetamines on kidney; a narrative review on current knowledge. J Renal Injury Prevent 7(4):218–223. https://dx.doi.org/10.15171/jrip.2018.51

Molteni M, Saibene AM, Luciano K, Maccari A (2016) Snorting the clivus away: an extreme case cocaine-induced midline destructrive lesion. BMJ Case Reports: bcr2016216393. https://dx.doi.org/10.1136%2Fbcr-2016-216393

Montandon G, Slutsky AS (2019) Solving the opioid crisis. CHEST J 156(4):653–658. https://dx.doi.org/10.1016/j.chest.2019.05.015

Mullen JM, Crawford AT (2020) Amphetamin related psychiatric disorders. StatPearls Publishing, Treasure Island. https://www.ncbi.nlm.nih.gov/books/NBK482368/. Zugegriffen: 11. Mai 2020

Nakama H, Chang L, Fein G, Shimotsu RE, Jiang CS, Ernst T (2011) Methamphetamine users show greater than normal age-related cortical gray matter loss. Addiction 106(8):1474–1483. https://dx.doi.org/10.1111/j.1360-0443.2011.03433.x

National Institute on Drug Abuse (2015) Hallucinogens and dissociative drugs: how do hallucinogens (LSD, Psilocybin, Peyote, DMT, and Ayahuasca) affect the brain and body? https://www.drugabuse.gov/publications/hallucinogens-dissociative-drugs/how-do-hallucinogens-lsd-psilocybin-peyote-dmt-ayahuasca-affect-brain-body. Zugegriffen: 17. Apr. 2020

National Institute on Drug Abuse (2019) Marijuana: What are marijuna's effects on other aspects of physical health. https://www.drugabuse.gov/publications/research-reports/marijuana/what-are-marijuana's-effects-on-other-aspects-of-physical-health%3F. Zugegriffen: 22. Dez. 2019

National Institute on Drug Abuse (2019) Hallucinogens: What are hallucinogens. https://www.drugabuse.gov/publications/drugfacts/hallucinogens. Zugegriffen: 18. Apr. 2020

National Records of Scotland (2019) Drug-related deaths in Scotland in 2018. https://www.nrscotland.gov.uk/files/statistics/drug-related-deaths/2018/drug-related-deaths-18-pub.pdf. Zugegriffen: 29. Apr. 2020

Nationale Strategie zur Drogen- und Suchtpolitik (2018) Drogen- und Suchtbericht. Die Drogenbeauftragte der Bundesregierung. https://www.drogenbeauftragte.de/fileadmin/dateien-dba/Drogenbeauftragte/Drogen_und_Suchtbericht/pdf/DSB-2018.pdf. Zugegriffen: 18. Jan. 2020

Nazmara Z, Najafi M, Rezaei-Mojaz S, Movahedin M, Zandiyeh Z, Shirinbayan P, Roshanpajouh M, Asgari HR, Lavasani LHJ, Kortuji M (2019) The effect of heroin addiction on human sperm parameters, histone-to-protamine transition, and serum sexual hormones levels. Urol J 16(3):289–294. https://dx.doi.org/10.22037/uj.v0i0.4321

Nikolova M, Milenova VI, Yosifov D, Vlahov Y, Tenev V (2019) Renal changes in cocaine abuse and addiction. Acta Medica Bulgarica 46(2):57–61. https://dx.doi.org/10.2478/amb-2019-0020

Nugent SM, Morasco BJ, O'Neil ME, Freeman M, Low A, Kondo K, Elven C, Zakher B, Motu'apuaka M, Paynter R, Kansagara D, (2017) The effects of Cannabis among adults with chronic pain and an overview of general harms: a systematic review. Ann Intern Med 167(5):319–331. https://dx.doi.org/10.7326/M17-0155

O'Donnell J, Gladden RM, Mattson CL Kariisa M (2018) Notes from the field: overdose deaths with carfentanil and other fentanyl analogs detected – 10 States, July 2016-June 2017. MMWR Morbidity Mortality Weekly Report 67(27):767–768. https://dx.doi.org/10.15585%2Fmmwr.mm6727a4

Orr C, Spechler P, Cao Z, Albaugh M, Chaarani B, Mackey S, D'Souza D, Allgaier N, Banaschewski T, Bokde ALW, Bromberg U, Büchel C, Quinlan EB, Conrod P, Desrivières S, Flor H, Frouin V, Gowland P, Heinz A, Ittermann B, Martinot J-L, Paillère Martinot M-L, Nees F, Papadopoulos Orfanos D, Paus T, Poustka L, Millenet S, Fröhner JH, Radhakrishnan R, Smolka MN, Walter H, Whelan R, Schumann G, Potter A, Garavan H (2019) Grey matter volume differences associated with extremely low levels of cannabis use in adolescence. J Neurosci 39(10):1817–1827. https://dx.doi.org/10.1523/JNEUROSCI.3375-17.2018

Panchal SJ, Müller-Schwefe P, Wurzelmann JI (2007) Opioid-induced bowel dysfunction: prevalence, pathophysiology and burden. Int J Clin Pract 61(7):1181–1187. https://dx.doi.org/10.1111/j.1742-1241.2007.01415.x

Pandria N, Kovatsi L, Vivas AB, Bamidis PD (2018) Resting-state Abnormalities in Heroin – dependent Individuals. Neuroscience 378:113–145. https://dx.doi.org/10.1016/j.neuroscience.2016.11.018

Parrott AC (2013) MDMA, serotonergic neurotoxicity, and the diverse functional deficits of recreational 'Ecstasy' users. Neurosci Biobehav Rev 37(8):1466–1484. https://dx.doi.org/10.1016/j.neubiorev.2013.04.016

Patton GC, Coffey C, Carlin JB, Degenhardt L, Lynskey M, Hall W (2002) Cannabis use and mental health in young people: a cohort study. BMJ 325:1195–1198. https://dx.doi.org/10.1136/bmj.325.7374.1195

Peacock A, Bruno R, Gisev N, Degenhardt L, Hall W, Sedefov R, White J, Thomas KV, Farrell M, Griffiths P (2019) New psychoactive substances: challenges for drug surveillance, control, and public health responses. Lancet 394(10209):1668–1684. https://dx.doi.org/10.1016/S0140-6736(19)32231-7

Petker T, Owens MM, Amlung MT, Oshri A, Sweet LH, MacKillop J (2019) Cannabis involvement and neuropsychological performance: findings from the human connectome project. J Psychiatr Neurosci 44(6):414–422. https://dx.doi.org/10.1503/jpn.180115

Pharmazeutische Zeitung (2019) Medizinischer Cannabis: Anbau in Deutschland. https://www.pharmazeutische-zeitung.de/anbau-in-deutschland/. Zugegriffen: 21. Apr. 2020

Potvin S, Pelletier J, Grot S, Hébert C, Barr AM, Lecomte T (2018) Cognitive deficits in individuals with methamphetamine use disorder: a meta-analysis. Addict Behav 80:154–160. https://dx.doi.org/10.1016/j.addbeh.2018.01.021

Quednow BB (2016) Substanzgebundene Abhängigkeit: Kokain. Defizite in der sozialen Kognition und Motivation. CliniCum neuropsy 5:30–34. https://www.zora.uzh.ch/id/eprint/132697/1/30_34_Kokain_CCneuropsy0516_jh_kjk.pdf. Zugegriffen: 10. Juni 2020

Radfar SR, Rawson RA (2014) Current research on methamphetamine: epidemiology, medical and psychiatric effects, treatment, and harm reduction efforts. Add Health 6(3–4):146–154. https://www.ncbi.nlm.nih.gov/pmc/articles/PMC4354220/. Zugegriffen: 8. Apr. 2020

Radhakrishnan R, Wilkinson ST, D'Souza DC (2014) Gone to pot – a review of the association between cannabis and psychosis. Front Psychiatr. https://dx.doi.org/10.3389/fpsyt.2014.00054

Radtke R (2019) Statistiken zu illegalen Drogen. Statista. https://de.statista.com/themen/100/drogen/. Zugegriffen: 11. Dez. 2019

Richards JR, Harms BN, Kelly A, Turnipseed SD (2018) Methamphetamine use and heart failure: prevalence, risk factors, and predictors. Am J Emerg Med 36(8):1423–1428. https://dx.doi.org/10.1016/j.ajem.2018.01.001

Robert Koch-Institut (2016) Abschlussbericht der Studie „Drogen und chronische Infektionskrankheiten in Deutschland" (DRUCK-Studie), Berlin. https://www.rki.de/DE/Content/InfAZ/H/HIVAIDS/Studien/DRUCK-Studie/Abschlussbericht.pdf?__blob=publicationFile. Zugegriffen: 20. Jan. 2020

Röhrich J, Schimmel I, Zörntlein S, Becker J, Drobnik S, Kaufmann T, Kuntz V, Urban R (2010) Concentrations of Δ^9-Tetrahydrocannabinol and 11-Nor-9-Carboxytetrahydrocannabinol in blood and urine after passive exposure to cannabis smoke in a coffee shop. J Anal Toxicol 34(4):196–203. https://dx.doi.org/10.1093/jat/34.4.196

Rose SR, Poklis JL, Poklis A (2013) A case of 251-NBOMe (25-I) intoxication: a new potent 5-HT2A agonist designer drug. Clin Toxicol 51(3):174–177. https://dx.doi.org/10.3109%2F15563650.2013.772191

Salamanca SA, Sorrentino EE, Nosanchuck JD, Martinez LR (2015) Impact of methamphetamine on infection and immunity. Front Neurosci. https://dx.doi.org/10.3389/fnins.2014.00445

Salani DA, Zdanowicz M, Joseph L (2016) Heroin use. J Psychosoc Nurs Ment Health Serv 54(6):30–37. https://dx.doi.org/10.3928/02793695-20160518-05

Schmidt A, Walter M, Borgwardt S (2016) Impaired cognition control and inferior frontal cortex modulation in heroin addiction. In: Preedy VR (Hrsg) Neuropathology of drug addictions and substance misuse. Elsevier, London, 1037–1047. https://dx.doi.org/10.1016/B978-0-12-800213-1.00097-3

Schuch-Goi SB, Nichterwitz Scherer J, Kessler FHP, Sordi AO, Pechansky F, von Diemen L (2017) Hepatitis C: clinical and biological features related to different forms of cocaine use. Trends Psychiatr Psychother 39(4) https://dx.doi.org/10.1590/2237-6089-2016-0076

Shafi A, Gallagher P, Stewart N, Martinotti G, Corazza O (2017) The risk of violence associated with novel psychoactive substance misuse in patients presenting to acute mental health services. Hum Psychopharmacol: Clin Exp 32(3):e2606. https://dx.doi.org/10.1002/hup.2606

Sideli L, Quigley H, La Cascia C, Murray RM (2019) Cannabis use and the risk of psychosis and affective disorders. J Dual Diagn 16(1):22–42. https://dx.doi.org/10.1080/15504263.2019.1674991

Soar K, Mason C, Potton A, Dawkins L (2012) Neuropsychological effects associated with recreational cocaine use. Psychopharmacology 222:633–643. https://dx.doi.org/10.1007/s00213-012-2666-4

Somerville RF, Hassan VR, Kolbe E, Partington HK, Walsh KAJ, Kappatos DC, Johnson CS (2019) The identification and quantification of synthetic cannabinoids seized in New Zealand in 2017. Forensic Sci Int 300:19–27. https://dx.doi.org/10.1016/j.forsciint.2019.04.014

Szutorisz H, DiNieri JA, Sweet E, Egervari G, Michaelides M, Carter JM, Ren Y, Miller ML, Blitzer RD, Hurd YL (2014) Parental THC exposure leads to compulsive heroin-seeking and altered striatal synaptic plasticity in the subsequent generation. Neuropsychopharmacology 39:1315–1323. https://dx.doi.org/10.1038/npp.2013.352

Tashkin DP (2013) Effects of marijuana smoking on the lung. Ann Am Thoracic Soc 10(3):239–247. https://dx.doi.org/10.1513/AnnalsATS.201212-127FR

Timmermann C, Roseman L, Williams L, Erritzoe D, Martial C, Cassol H, Laureys S, Nutt D, Carhart-Harris R (2018) DMT models the near-death experience. Front Psychol. https://dx.doi.org/10.3389/fpsyg.2018.01424

Todd G, Pearson-Dennett V, Wilcox RA, Chau MT, Thoirs K, Thewlis D, Vogel AP, White JM (2016) Adults with history of illicit amphetmaine use exhibit abnormal substantia nigra morphology and parkinsonism. Parkinsonism Relat Disord 25:27–32. https://dx.doi.org/10.1016/j.parkreldis.2016.02.019

Townsend L, Flisher AJ, King G (2007) A systematic review of the relationship between high school dropout and substance use. Clin Child Fam Psychol Rev 10:295–317. https://dx.doi.org/10.1007/s10567-007-0023-7

Treadwell SD, Robinson TG (2007) Cocaine use and stroke. Postgrad Med J 83(980):389–394. https://dx.doi.org/10.1136%2Fpgmj.2006.055970

Tseng W, Sutter ME, Albertson TE (2013) Stimulants and the lung. Clin Rev Allergy Immunol 46:82–100. https://dx.doi.org/10.1007/s12016-013-8376-9

Underner M, Peiffer G, Perriot J, Jaafari N (2020) Complications pulmonaires chez les consommateurs de cocaïne [Pulmonorary complications in cocaine users]. Rev Mal Respir 37(1):45–59. https://dx.doi.org/10.1016/j.rmr.2019.11.641

Urhan M, Ergün C, Karadağ MG (2018) An analysis of food consuption status, body weight change and body composition in individuals with substance use disorder: a systematic. Prog Nutr 20(2):5–28. https://dx.doi.org/10.23751/pn.v20i2-S.5632

van der Schier R, Roozekrans M, van Velzen M, Dahan A, Niesters M (2014) Opioid-induced respiratory depression: reversal by non-opioid drug. F1000 Prime Reports 6:79. https://www.ncbi.nlm.nih.gov/pmc/articles/PMC4173639/. Zugegriffen: 11. Apr. 2020

Verwaltungsgericht Gelsenkirchen (2014) 9 L 541/14. https://www.justiz.nrw.de/nrwe/ovgs/vg_gelsenkirchen/j2014/9_L_541_14_Beschluss_20140610.html. Zugegriffen: 11. Mai 2020

Voce A, Calabria B, Burns R, Castle D, McKetin R (2019) A systematic review of the symptom profile and course of methamphetamine-associated psychosis. Subst Use Misuse 54(4):549–559. https://dx.doi.org/10.1080/10826084.2018.1521430

Weltgesundheitsorganisation (2014) 251-NBOMe: critical review report, Agenda item 4.19. https://www.who.int/medicines/areas/quality_safety/4_19_review.pdf. Zugegriffen: 18. Apr. 2020

Yu S, Zhu L, Shen Q, Bai X, Di X (2015) Recent advances on methamphetamine neurotoxicity mechanisms and its molecular pathophysiology. Behav Neurol. https://dx.doi.org/10.1155/2015/103969

Zamengo L, Frison G, Bettin C, Sciarrone R (2014) Understanding the risks associated with the use of new psychoactive substances (NPS): high variability of active ingredients concentration, mislabeled preparations, multiple psychoactive substances in single products. Toxicol Lett 229(1):220–228. https://dx.doi.org/10.1016/j.toxlet.2014.06.012

Zaurova M, Hoffman RS, Vlahov D, Manini AF (2016) Clinical effects of synthetic cannabinoid receptor agonists compared with marijuana in emergency department patients with acute drug overdose. J Med Toxicol 12(4):335–340. https://dx.doi.org/10.1007%2Fs13181-016-0558-4

Zwartsen A, Hondebrink L, Westerink RHS (2018) Neurotoxicity screening of new psychoactive substances (NPS): effects on neuronal activity in rat cortical cultures using microelectrode arrays (MEA). NeuroToxicol 66:87–97. https://dx.doi.org/10.1016/j.neuro.2018.03.007

Das Gehirn ist das Epizentrum aller Drogen

Ein Drogenkonsum geht am menschlichen Organismus nicht einfach sang- und klanglos vorüber, sondern hinterlässt tiefe Spuren. Die Auswirkungen von Drogen auf das menschliche Gehirn sind gerade deshalb so enorm, weil Rauschmittel ihre Wirkung dort entfalten. Unser Denken, Fühlen und Verhalten kommen durch das Zusammenspiel von schätzungsweise 100 Mrd. Neuronen (Gehirnzellen) zustande, die durch Umwelt, Erfahrungen und Gene beeinflusst werden. Die Neuronen wandern nicht vor sich hin, sondern sind miteinander verknüpft und nur durch einen klitzekleinen Spalt getrennt, der als „Synapse" bezeichnet wird. Durch diesen kleinen Spalt werden Impulse, sprich Informationen, an andockende Neuronen mithilfe von Botenstoffen (auch „Neurotransmitter" genannt) weitergeleitet und genau an diesem synaptischen Spalt befindet sich das Zentrum der Havarie, die Drogen verursachen.

Die hierbei ablaufenden Vorgänge lassen sich wie folgt beschreiben: Wenn Senderneuronen die Nachricht durch die Botenstoffe losschicken, hüpft diese durch den Spalt von einer Zelle zur nächsten Zelle und so weiter. Nach Absendung werden die Botenstoffe wieder von der Senderzelle aufgesammelt oder ganz abgebaut. Genau an dieser Stelle mischen sich die Drogen je nach Art unterschiedlich ein und manipulieren die normalen Prozesse, indem sie z. B. die natürlichen Botenstoffe imitieren oder die Freisetzung von deutlich mehr Botenstoffen veranlassen und den natürlichen Abbau von Botenstoffen verhindern. Befinden sich die Botenstoffe länger im Spalt, bleiben die Zellen länger aktiv, was die euphorischen Gefühle erzeugt, die Konsumentinnen und Konsumenten als angenehm empfinden. Die Giftstoffe treffen auf diese Weise die Nervenzellen wie eine Bombe und verändern die ursprüngliche Hirnfunktion, Hirnstruktur und Verknüpfungsfähigkeit in verschiedenen Hirnregionen (Vetreno et al. 2017; Perez-Ramirez et al. 2017; Nicolas et al. 2017). Ein Hirnbereich, der unter dem chronischen Drogenkonsum besonders leidet, ist der präfrontale Cortex (direkt hinter der Stirn), eine Region, die wichtige exekutive Funktionen wie Impulskontrolle, Selbstkontrolle, Denken und Entscheidungsfähigkeit kontrolliert (Volkow et al. 2016; Lyoo et al. 2006; Franklin et al. 2002). Das Resultat: Die Hirnleistung nimmt ab, mentale Prozesse werden gestört und somit auch die Fähigkeit, klar zu denken und Informationen zu verarbeiten.

Drogen verändern nicht nur die Hirnstruktur und -funktion, sondern auch die Gene. Studien belegen, dass sich durch den ständigen Drogenkonsum die Expression von Genen (auch ,Imprinting' genannt) verändern können. Das wiederum kann zu einer nachhaltigen Verhaltensänderung führen, durch die das Suchtverhalten bedient wird und sich erklärt (Hamilton und Nestler 2019; Nogueira et al. 2019; Rogge und Wood 2012; Malvaez et al. 2011; Barrett und Wood 2008). Die Spuren des Drogenkonsumverhaltens wie z. B. das starke Verlangen nach den Substanzen und das repetitive Konsumverhalten wird so zu einem festen Bestandteil der genetischen Ausstattung und des Lebens. Es ist daher nicht verwunderlich, dass Drogenkonsum auch die kognitiven Fähigkeiten negativ beeinflusst, und dies bedeutet Folgendes: Man kann nicht mehr klar denken und sein Verhalten nicht richtig kontrollieren, wobei das Gedächtnis nicht mehr mitmacht, die Lernfähigkeit abnimmt und die Fähigkeit, gesunde Entscheidungen zu treffen, gestört wird. Aufmerksamkeit und Impulssteuerung funktionieren auch nicht mehr so wie vor Konsumbeginn (Gould 2010). Fazit: Man ist nicht mehr die oder der Alte! So werden nicht nur die Gehirnzellen zerstört, sondern die Giftstoffe manipulieren auf chemische Weise auch das Verhalten, Bewusstsein, Wohlbefinden sowie die Stimmung und Emotionen. Die dauerhafte künstliche Veränderung der emotionalen Welt führt so langsam, aber sicher zur Veränderung des realen Lebens und bedeutet für viele einen Teufelskreis und ein Leben im Ausnahmezustand.

Das unwiderstehliche zwanghafte Verlangen
Das Verlangen kommt nicht aus dem Bauch heraus, sondern Ursache dafür ist erneut das Gehirn. Alles beginnt mit der freiwilligen Entscheidung und dem eigenen Willen, Drogen zu konsumieren. Weil es sich gut anfühlt, ist dies oft die Motivation für einen erneuten Konsum. Das Wiederholen des Konsumverhaltens führt zu einem gelegentlichen Konsum und der

gewohnheitsmäßige oder gelegentliche Konsum wird irgendwann vom regelmäßigen Konsum abgelöst. Früher oder später mündet der regelmäßige Konsum in eine Abhängigkeit, bei welcher der freie Wille aufhört und das zwanghafte Verlangen das Ruder übernimmt (Everitt 2014). So fängt ein destruktives Konsumverhalten an, das in eine automatische und zwanghafte Gewohnheit übergeht. Das Gehirn verdrahtet sich also auf eine Weise, bei der die neuen Verbindungen den Konsum fördern. Der Weg in die Drogensucht verläuft dabei wie folgt:

Freiwillige Entscheidung → Gelegentlicher/Gewohnheitsmäßiger Konsum → Regelmäßiger Konsum → Zwanghafter Konsum → Abhängigkeit → Kontrollverlust!

Eine Abhängigkeit schaltet den gesunden Menschenverstand aus und das zwanghafte Verlangen nach den Substanzen gewinnt zunehmend an Macht und Kontrolle. Klinische Studien zeigen anhand von Bildaufnahmen, dass die Hirnregion des orbitofrontalen Cortex, der wichtig für die Impulskontrolle und Entscheidungsprozesse ist, durch Suchtmittel wie Kokain, Heroin und Methamphetamin geschädigt wird (Schoenbaum und Shaham 2008). Genauer ausgedrückt, verliert der Chef im Haus, der präfrontale Cortex, die Kontrolle und kann das Verhalten nicht mehr richtig steuern (Everitt und Robbins 2013). Dies lässt sich auch mit einer Autobremse vergleichen, die durch Drogen kaputtgeht und dafür sorgt, dass die Fahrt nicht mehr aufzuhalten ist. Man kann diese jetzt nicht mehr stoppen, selbst wenn man es will, und dies bezeichnet man dann als eine „Substanzabhängigkeit". Das erklärt auch, warum man nicht einfach aufhört, wenn die negativen Aspekte (wie Gesundheitsbelastung, finanzieller Ruin) zunehmen und die positiven Aspekte (gesunde Beziehungen, Erhalt von Sozial- und Berufsleben) weniger werden. Das Aufhören ist aus mehrfachen Gründen eine Riesenherausforderung, denn wie oben schon erwähnt, verändern Drogen die Struktur und Funktion des Gehirns und machen sich die chemischen Stoffe zu eigen. Die Gewöhnung des Körpers macht ein Absetzen auch nicht einfach und selbst der Anblick von Konsumutensilien, Personen oder anderen Reizen, die an den Konsum erinnern, reicht aus, um ein starkes Verlangen und Konsumverhalten auszulösen (Bossert et al. 2013; Everitt und Robbins 2005). Aber wie macht man jetzt die kaputte Bremse, sprich die Selbstkontrolle, wieder heil? Genau dafür gibt es großartige Einrichtungen und Therapien, die mit verschiedenen Mitteln Suchtkranken dabei helfen, die Bremse wieder zu reparieren und funktionstüchtig zu machen.

Toleranzbildung – immer mehr für die gleiche Belohnung

Das Gehirn wird durch die Substanzen verdrahtet und verlangt von nun an gierig seine Dosis. Ein Grund für die Toleranzbildung ist, dass die Dopamin-Rezeptoren oder die „Lust-Rezeptoren" durch den langfristigen Konsum abnehmen, was bei Konsumentinnen und Konsumenten von Meth, Alkohol, Kokain und Heroin der Fall ist (Volkow et al. 2009; Fowler et al. 2007). Weniger Dopamin-Rezeptoren bedeuten, die Konsumentin bzw. der Konsument empfindet nichts mehr bei normalen oder echten Erlebnissen, die sonst Freude und Spaß bereitet haben. Das ist so, wie wenn du dich an einen Geldautomaten gewöhnt hättest, der jedes Mal 1000 € (in Form von Falschgeld) ausspuckt. Da bewegen sich bei kleineren Summen wie 20 € die Mundwinkel auch nicht mehr nach oben. Und so ist auch für die Gehirnzellen im Belohnungszentrum die Summe zu niedrig, um Glücksgefühle zu verströmen. Toleranzbildung bedeutet, dass irgendwann auch die hohe Summe keine Glücksgefühle mehr erzeugt und immer weiter erhöht werden muss, um die ursprünglichen Rauschgefühle auszulösen. Die ständige Jagd nach dem ursprünglichen Rauscheffekt oder dem „High"-Gefühl bleibt dabei oft erfolglos. Wo anfangs das Becken mit Glücksgefühlen überflutet war, wird jetzt versucht, dieses halbwegs über den Minusbereich hinaus anzuheben und das Befinden im normalen Bereich zu halten, um sich wenigstens die Entzugserscheinungen zu ersparen.

Endstation Belohnungszentrum

Verschiedene Substanzen entfalten ihre Wirkung im Gehirn auf unterschiedliche Weise, aber direkt oder indirekt und über verschiedene Bahnen erreichen sie im Endeffekt alle das Belohnungszentrum im Nucleus accumbens, wo sie eine positive Wirkung und euphorische Gefühle auslösen (Volkow et al. 2019). Für die Auslösung der positiven Gefühle und Hochstimmung ist die Dopaminausschüttung verantwortlich, die durch Drogen verursacht wird. Doch für Glücksgefühle muss keiner Drogen konsumieren, denn unser Gehirn produziert Dopamin von ganz alleine, wenn wir etwas Positives erlebt haben, das uns glücklich macht. Das kann von leckerem Essen über erfreuliche Nachrichten und freudige Erlebnisse bis hin zum Verliebtsein reichen und sogar beim Sport steigt die Dopaminausschüttung an, ganz zu schweigen vom Sex und vom Verzehr von Schokolade: Die dabei produzierte Dopaminmenge reicht allemal aus, um Glücksgefühle zu erleben. Beim Konsum von harten Drogen wie Kokain und Amphetaminen ist die Ausschüttung von Dopamin aber um ein Vielfaches höher, nämlich bis zu 10fach höher als der Normalwert bei natürlichen belohnenden Erlebnissen (Di Chiara und Imperato 1988). Die hohe Dopaminausschüttung im Belohnungszentrum verdirbt so den Spaß an alltäglichen Erlebnissen, weil das Gehirn die Empfindsamkeit in Bezug auf alles andere als Drogen heruntersetzt (Koob und Le Moal 2001). Mit der drogeninduzierten Dopaminausschüttung können die normalen Spaßfaktoren nicht mithalten. Durch Drogen produzierte positive Glücksgefühle sind je nach Droge unterschiedlich lang und lassen nach, was Abhängige dazu motiviert oder zwingt, auf ständige Jagd nach Nachschub für das nächste Hochgefühl zu gehen. Sucht als erlernte Erkrankung wird durch zwei Arten der Konditionierung gebildet: Die operante Konditionierung (siehe Kap. 2) verstärkt das Konsumverhalten, weil es mit positiven Gefühlen belohnt wird und dadurch kontinuierlich das repetitive Konsumverhalten fördert. Die klassische Konditionierung (mehr dazu im Kap. 7) findet heimlich und unbemerkt im Hintergrund statt, weil die positive empfundene Wirkung von Drogen mit den Substanzen gekoppelt wird, und zwar permanent. Hier spricht man auch von einem ‚Drogengedächtnis', das nie gelöscht und vergessen werden kann, weshalb Abstinente ständig auf der Hut sein müssen, um nicht rückfällig zu werden.

Das Belohnungszentrum nimmt durch den ständigen Drogenkonsum ebenfalls Schaden. Wissenschaftliche Studien belegen, dass Drogen die normale Funktion des Belohnungszentrums beeinträchtigen und stören. In einer Studie untersuchten Forscherteams das Gehirn von Raucherinnen und Rauchern und von Menschen, die nicht rauchen, und fanden einen Unterschied im Belohnungszentrum beider Gruppen. Sie führten mit den rauchenden und nicht rauchenden Testpersonen einen kognitiven Test durch und nahmen durch das bildgebende Verfahren PET (Position Emission Tomography) das Gehirn der Teilnehmenden unter die Lupe. Bei richtiger Antwort konnten die Testpersonen Bargeld als Belohnung gewinnen. Während sich bei richtiger Beantwortung das Belohnungszentrum von Nicht-Raucherinnen und -Rauchern aktivierte, war dieser Vorgang bei Raucherinnen und Rauchern nicht zu verzeichnen (Martin-Sölch et al. 2001). Die Forschung geht davon aus, dass die Funktion des Belohnungszentrums durch das Rauchen geschwächt wurde und nicht mehr normal funktionierte. Der Zusammenhang zwischen Dopamin und Abhängigkeit lässt sich wie folgt darstellen: Betroffene empfinden erstens weniger Freude und Vergnügen, weil das Belohnungszentrum weniger Dopamin ausschüttet. Weniger Dopaminausschüttung bedeutet zweitens eine stärkere Motivation, mehr Drogen zu konsumieren, um den Mangel an Dopamin zu kompensieren (Tacelosky et al. 2015; Wise und Koob 2014). Und bei Drogenkonsumentinnen und -konsumenten wurden drittens weniger Dopamin-Rezeptoren im orbitofrontalen Cortex, anterioren cingulären

Cortex und dorsolateralen präfrontalen Cortex festgestellt, also in Hirnregionen, die wichtige kognitive Funktionen wie Impulsivität, Emotionsregulierung und Entscheidungsfähigkeit steuern (Volkow et al. 2011). Die Beeinträchtigung der Hirnleistung kann sich aber ändern! Wie? Einfach weiterlesen!

Das plastische Gehirn und seine Heilkraft
Ein langjähriger Drogenkonsum kann bleibende Schäden im Gehirn verursachen. Vor allem wenn der Konsum im jugendlichen Alter beginnt, wo der Reifungsprozess des Gehirns noch nicht abgeschlossen ist, kann dieser die kognitive Entwicklung behindern, für mehr risikoreiches Verhalten sorgen und zu irreparablen kognitiven Schäden führen (Boutros et al. 2015; Schneider 2008; Medina et al. 2007). Auch exzessiver Alkoholkonsum soll dauerhaft Schaden wie z. B. Demenz verursachen (Brust 2010). Doch eine Aussage wie „Ach, jetzt ist der Schaden schon erstanden, zu spät, um aufzuhören" ist reiner Unsinn. Wissenschaftliche Studien belegen, dass sich bestimmte Hirnfunktionen und Strukturen im präfrontalen Bereich, die besonders unter dem Drogenkonsum leiden, nach Konsumstopp wieder teilweise erholen und regenerieren können (Garavan et al. 2013). Diese Erholung kann ein Argument für die Abstinenz sein, wenn verloren gegangene Fähigkeiten zum Teil wiederhergestellt werden und das Gehirn wieder anfängt, einigermaßen normal zu arbeiten. Wie das möglich ist? Unser Gehirn ist anpassungsfähig und in der Lage, sich ständig zu verändern, umzustrukturieren und neue Verbindungen zwischen Nervenzellen herzustellen. Diese Anpassungsfähigkeit des Gehirns wird „Neuroplastizität" genannt und beweist, dass unser Gehirn und unsere Gehirnzellen NICHT wie ein Muttermal oder unsere Haut- und Augenfarbe angeborene körperliche Merkmale sind, sondern sich durch neue Erfahrungen, Umstände und Informationen verändern lassen. Dass sich sogar die Expression von Genen durch Umwelt, Verhalten und Lebensweise ändern können und somit auch Veränderungen durch chronischen Drogenkonsum möglich sind (die dazugehörige Forschung wird „Epigenetik" genannt), habe ich in Kap. 2 unter „Genetische Veranlagung" schon kurz angerissen (Beayno et al. 2019; Walker und Nestler 2018). Die Veränderungsfähigkeit des Gehirns wird schließlich schon dadurch deutlich, dass sich dieses an die Giftstoffe gewöhnt, sich ihnen anpasst und deshalb bei Konsumstopp mit zwanghaftem Verlangen und Entzugssymptomen protestiert, um das neue falsche Gleichgewicht zu wahren. Die normale und natürliche Selbstregulierung des Körpers (Homöostase) gerät durch den chronischen Drogenkonsum dauerhaft aus den Fugen und ist gezwungen, den neuen Umständen durch

physiologische und verhaltensmäßige Anpassung gerecht zu werden (Allostase) (Wise and Koob 2014; George et al. 2012). Dank der Neurowissenschaft wissen wir, wie oben schon erwähnt, dass unser Gehirn plastisch, also anpassungsfähig und veränderbar ist. Mit Änderung deiner Lebensweise und deines Verhaltens kannst du dafür sorgen, dass dein Gehirn in ein neues und gesundes Gleichgewicht kommt.

Auch wenn der Schaden durch Drogenkonsum nicht vollständig rückgängig gemacht werden kann, ist eine Heilung teilweise dennoch möglich! Das belegen Dutzende von wissenschaftlichen Studien. So konnte sich das Gehirn z. B. von der Abnahme der grauen Substanz in mehreren Hirnregionen wieder erholen. Dies fanden Wissenschaftlerinnen und Wissenschaftler um Colm G. Connolly heraus. In einer Studie untersuchte das Forschungsteam 43 Kokain-Abstinente und entdeckte, dass die graue Gehirnsubstanz wieder zunahm und die Zunahme umso größer ausfiel, je länger die Teilnehmenden abstinent waren (2013). Erstaunlicherweise erreichten die Kokain-Abstinenten nach 35 Wochen Konsumstopp das Niveau an grauer Substanz, das dem der Kontrollgruppe (Nicht-Konsumentinnen und -Konsumenten) entsprach, und nach mehr als 35 Wochen Abstinenz hatten sie sogar mehr graue Substanz als die Kontrollgruppe. Erholt sich das Gehirn vom chronischen Drogenkonsum, führt dies auch zu einer Verbesserung der kognitiven Funktionen. Eine wissenschaftliche Untersuchung belegt, dass eine Kokainabstinenz von nur einem Monat die neokortikale Hirndichte verbessert und zudem die abstinenten Testpersonen bei verschiedenen kognitiven Tests (z. B. in Bezug auf Gedächtnis und Planung) besser abschnitten als aktive Konsumentinnen und Konsumenten (Hanlon et al. 2011). Auch bei abstinenten Cannabiskonsumentinnen und -konsumenten konnten nach 25 Tagen Abstinenz keine erheblichen kognitiven Beeinträchtigungen mehr festgestellt werden (Schreiner und Dunn 2012). Eine weitere Studie unterstützt dieses Ergebnis: Bei Kokainkonsumentinnen und -konsumenten war die kognitive Leistungsfähigkeit nach einem Jahr Abstinenz vergleichbar mit der Leistungsfähigkeit der drogenfreien Probandinnen und Probanden in der Kontrollgruppe (Vonmoos et al. 2014). Fing der Konsum aber in frühen Jahren an, wurde die Erholung eher beeinträchtigt. Dies könnte damit zusammenhängen, dass Drogen dem jugendlichen Gehirn in einer sensiblen Phase während des Ausreifungsprozesses schaden, was nicht wiedergutgemacht werden kann.

Selbst wenn eine Heilung ein langer, mühsamer Prozess ist, gibt es einen Weg, der zu einem besseren Leben führt, und dieser lautet: Handeln! Einen Wochentag, der „später" oder „irgendwann" heißt, gibt es nicht. Es gibt nur heute und jetzt, also Augen zu und durch!

> **Und jetzt du!**
>
> An dieser Stelle möchte ich dich einladen, dich wie bei einer TÜV-Inspektion zu begutachten. Welche kognitiven und gesundheitlichen Beeinträchtigungen fallen dir besonders auf? Was stört dich am meisten? Denke an dein Gedächtnis, deine Lernfähigkeit und Gefühle! Egal wie groß der Schaden schon ist, vieles kann wiederhergestellt werden – und das ist schon Grund genug für Hoffnung und Grund zum Handeln!

Die wichtigsten Punkte im Überblick

- Das Belohnungszentrum im Gehirn ist der Zielhafen für alle Substanzen.
- Das Gehirn schüttet bei erfreulichen Erlebnissen Dopamin auf ganz natürliche Weise aus. Drogen tun dies in gefälschter Form viel intensiver.
- Die Hirnstruktur und -funktion verändern sich durch einen langjährigen und exzessiven Drogenkonsum, was verheerende kognitive Störungen verursacht.
- Das Gehirn gewöhnt sich an die konsumierte Menge, bewirkt ein starkes Verlangen nach den Substanzen und bildet eine Toleranz, d. h. die Konsummenge muss erhöht werden, um die gleiche Wirkung zu erzielen.
- Das Gehirn kann sich nach dauerhaftem Konsumstopp teilweise von den Konsumschäden erholen. Es ist nie zu spät!

Literatur

Barrett RM, Wood MA (2008) Beyond transcription factors: the role of chromatin modifying enzymes in regulating transcription required for memory. Learn Mem 27(4):460–467.https://www.learnmem.org/cgi/doi/10.1101/lm.917508 Zugegriffen: 24. März 2020

Beayno A, El Hayek S, Noufi P, Tarabay Y, Shamseddeen (2019) The role of epigenetics in addiction: clinical review and recent updates. In: Kobeissy F. (Hrsg) Psychiatric disorders. New York, 609–631. https://dx.doi.org/10.1007/978-1-4939-9554-7_35

Bossert JM, Marchant NJ, Calu DJ, Shaham Y (2013) The reinstatement model of drug relapse: recent neurobiological findings, emerging research topics, and translational research. Psychopharmacology 229:453–476. https://dx.doi.org/10.1007/s00213-013-3120-y

Boutros N, Semenova S, Liu W, Crews FT, Markou A (2015) Adolescent intermittent ethanol expousre is associated with increased risky choice and decreased dopaminergic and cholinergic neuron markers in adult Rats. Int J Neuropsychopharmacol 18(2). https://dx.doi.org/10.1093/ijnp/pyu003

Brust JCM (2010) Ethanol and cognition: indirect effects, neurotoxicity and neuroprotection: a review. Int J Environ Res Public Health 7(4):1540–1557. https://dx.doi.org/10.3390/ijerph7041540

Connolly CG, Bell RP, Foxe JJ, Garavan H (2013) Dissociated grey matter changes with prolonged addiction and extended abstinence in cocaine users. PLoS One 8(3):e59645. https://dx.doi.org/10.1371/journal.pone.0059645

Di Chiara G, Imperato A (1988) Drugs abused by humans preferentially increase synaptic dopamine concentration in the mesolimbic system of freely moving rats. Proceedings of National Academy of Sciences of the United States of America 85(14):5274–5278. https://dx.doi.org/10.1073/pnas.85.14.5274

Everitt BJ (2014) Neural and psychological mechanisms underlying compulsive drug seeking habits and drug memories-indications for novel treatments of addiction. Eur J Neurosci 40:2163–2182. https://dx.doi.org/10.1111/ejn.12644

Everitt BJ, Robbins TW (2005) Neural systems of reinforcement for drug addiction: from actions to habits to compulsion. Neurobiol Add 8:1481–1489

Everitt BJ, Robbins TW (2013) From the ventral to the dorsal striatum: devolving views of their roles in drug addiction. Neurosci Biobehav Rev 37(9, Part A):1946–1954. https://dx.doi.org/10.1016/j.neubiorev.2013.02.010

Fowler JS, Volkow ND, Kassed CA, Chang L (2007) Imaging the addicted human brain. Sci Pract Perspect 3(2):4–16. https://www.ncbi.nlm.nih.gov/pmc/articles/PMC2851068/. Zugegriffen: 31. Mai 2020

Franklin T, Acton PD, Maldjian JA, Gray JD, Croft JR, Dackis CA, O'Brien CP, Childress AR (2002) Decreased gray matter concentration in the insular, orbitofrontal, cingulate, and temporal cortices of cocaine patients. Biol Psychiat 51(2):134–142. https://dx.doi.org/10.1016/S0006-3223(01)01269-0

Garavan H, Brennan KL, Hester R, Whelan R (2013) The neurobiology of successful abstinence. Curr Opin Neurobiol 23(4):668–674. https://dx.doi.org/10.1016/j.conb.2013.01.029

George O, Le Moal M, Koob GF (2012) Allostasis and addiction: role of the dopamine and corticotropin-releasing factor systems. Physiol Behav 106(1):58–64. https://dx.doi.org/10.1016%2Fj.physbeh.2011.11.004

Gould TJ (2010) Addiction and cognition. Add Sci Clin Pract 5(2):4–14. https://www.ncbi.nlm.nih.gov/pmc/articles/PMC3120118/. Zugegriffen: 31. Mai 2020

Hamilton PJ, Nestler EJ (2019) Epigenetics and addicton. Curr Opin Neurobiol 59:128–136. https://dx.doi.org/10.1016/j.conb.2019.05.005

Hanlon CA, Dufault DL, Wesley MJ, Porrino LJ (2011) Elevated gray and white matter densities in cocaine abstainers compared to current users. Psychopharmacology 218(4):681–692. https://dx.doi.org/10.1007/s00213-011-2360-y

Koob G, Le Moal M (2001) Drug addiction, dysregulation of reward, and allostasis. Neuropsychopharmacology 24:97–129. https://dx.doi.org/10.1016/S0893-133X(00)00195-0

Lyoo IK, Pollack MH, Silveri MM, Ahn KH, Diaz CI, Hwang J, Kim SJ, Yurgelun-Todd DA, Kaufman MJ, Renshaw PF (2006) Prefrontal and temporal gray matter density decreases in opiate dependence. Psychopharmacology 184:139–144. https://dx.doi.org/10.1007/s00213-005-0198-x

Malvaez M, Mhillaj E, Matheos DP, Palmery M, Wood MA (2011) CBP in the nucleus accumbens regulates cocaine-induced histone acetylation and is critical for cocaine-associated behaviors. J Neurosci 31(47):16941–16948. https://dx.doi.org/10.1523/JNEUROSCI.2747-11.2011

Martin-Sölch C, Magyar S, Künig G, Missimer J, Schultz W, Leenders K (2001) Changes in brain activation associated with reward processing in smokers and nonsmokers. Exp Brain Res 139(3):278–286. https://dx.doi.org/10.1007/s002210100751

Medina KL, Hanson KL, Schweinsburg AD, Cohen-Zion M, Nagel BJ, Tapert SF (2007) Neuropsychological functioning in adolescent marijuana users: subtle deficits detectable after a month of abstinence. J Int Nejuropsychol Soc 13(5):807–820. https://dx.doi.org/10.1017/S1355617707071032

Nicolas C, Tauber C, Lepelletier FX, Chalon S, Belujon P, Galineau L, Solinas M (2017) Longitudinal changes in brain metabolic activity after withdrawal from escalation of cocaine self-administration. Neuropsychopharmacology 42:1981–1990. https://dx.doi.org/10.1038/npp.2017.109

Nogueira DDS, Merienne K, Befort K (2019) Neuroepigenetics and addictive behaviors: Where do we stand? Neurosci Biobehav Rev 106:58–72. https://dx.doi.org/10.1016/j.neubiorev.2018.08.018

Perez-Ramirez U, Diaz-Parra A, Ciccocioppo R, Canals S, Moratal D (2017) Brain functional connectivity alterations in a rat model of excessive alcohol drinking: a resting-state network analysis. *39th Annual International Conference of the IEEE Engineering in Medicine and Biology Society (EMBC)*: 3016–3019. https://dx.doi.org/10.1109/EMBC.2017.8037492

Rogge G, Wood M (2012) The role of histone acetylation in cocaine-induced neural plasticity and behavior. Neuropsychopharmacol 38:94–110. https://dx.doi.org/10.1038/npp.2012.154

Schneider M (2008) Puberty as a highly vulnerable developmental period for the consequences of cannabis exposure. Add Biol 13(2):253–263. https://dx.doi.org/10.1111/j.1369-1600.2008.00110.x

Schoenbaum G, Shaham Y (2008) The role of orbitofrontal cortex in drug addiction: a review of preclinical studies. Biol Psychiat 63(3):256–262. https://dx.doi.org/10.1016/j.biopsych.2007.06.003

Schreiner AM, Dunn ME (2012) Residual effects of cannabis use on neurocognitive performance after prolonged abstinence: a meta-analysis. Exp Clin Psychopharmacol 20(5):420–429. https://psycnet.apa.org/doi/10.1037/a0029117 Zugegriffen: 31. Mai 2020

Tacelosky DM, Alexander DN, Morse M, Hajnal A, Berg A, Levenson,R, Grigson PS (2015) Low expression of D2R and Wntless correlates with high motivation for heroin. Behav Neurosci 129(6):744–755. https://pubmed.ncbi.nlm.nih.gov/26501177/. Zugegriffen: 31. Mai 2020

Vetreno RP, Yaxley R, Paniagua B, Johnson GA, Crews FT (2017) Adult rat cortical thickness changes across age and following adolescent intermitted ethanol treatment. Add Biol 22(3):712–723. https://dx.doi.org/10.1111/adb.12364

Volkow ND, Fowler JS, Wang GJ, Baler R, Telang F (2009) Imaging dopamine's role in drug abuse and addiction. Neuropharmacology 56(1):3–8. https://dx.doi.org/10.1016/j.neuropharm.2008.05.022

Volkow ND, Wang GJ, Fowler JS, Tomasi D, Telang F (2011) Addiction: Beyond dopamine reward circuitry. PNAS 108(37):15037–15042. https://dx.doi.org/10.1073/pnas.1010654108

Volkow ND, Koob GF, McLellan AT (2016) Neurobiologic advances from brain disease model of addiction. New England J Med 374(4):363–371. https://www.ncbi.nlm.nih.gov/pmc/articles/PMC6135257/. Zugegriffen: 6. Feb. 2020

Volkow ND, Michaelides M, Baler R (2019) The neuroscience of drug reward and addiction. Phsiological Rev 99(4):2115–2140. https://dx.doi.org/10.1152/physrev.00014.2018

Vonmoos M, Hulka LM, Preller KH, Minder F, Baumgartner MR, Quednow BB (2014) Cognitive impairment in cocaine users is drug-induced but partially reversible: evidence from a longitudinal study. Neuropsychopharmacology 39:2200–2210. https://dx.doi.org/10.1038/npp.2014.71

Walker DM, Nestler EJ (2018) Neuroeppigenetics and addiction. In: Geschwind DH, Paulson HL, Klein C (Hrsg) Handbook of clinical neurology 148:747–765. https://dx.doi.org/10.1016/B978-0-444-64076-5.00048-X

Wise RA, Koob GF (2014) The development and maintanance of addiction. Neuropsychopharmacology 39(2):254–262. https://dx.doi.org/10.1038%2Fnpp.2013.261

So kommst du von den Drogen los ...

Jetzt abspringen: Augen zu und durch!

Will ich mein Leben so weiterleben, wie es ist? Bin ich für einen dauerhaften Verzicht auf meine Suchtmittel bereit? Wie sehr und dringend will ich ein neues Leben ohne Drogen beginnen? Genau diese Fragen musst du dir stellen und ehrlich beantworten, denn Abstinenz bedeutet Abschied von den Substanzen und Veränderung der Lebensgewohnheiten. Wird es einfach sein? Nein, wird es nicht! Es ist nicht einfach, eine Gewohnheit zu ändern (mehr zu Gewohnheiten in Kap. 8), und schon gar nicht, wenn es sich um die Beendigung einer Sucht handelt. Immerhin haben die Stoffe einen getröstet und sind immer da gewesen, wenn man sie gebraucht hat. Sie haben die Stimmung aufgehellt, die Schmerzen davongejagt, aber auch viel Ärger und Schwierigkeiten verursacht. Die Beziehung zu Drogen ist wie echte Partnerbeziehungen oft von Höhen und Tiefen geprägt. In der Tat hat die Wissenschaft durch das bildgebende Verfahren der funktionellen Magnetresonanztomografie (fMRT) Gemeinsamkeiten zwischen dem Verliebtsein und einer Drogensucht festgestellt. In beiden Fällen werden die gleichen Hirnregionen aktiviert und dies gilt auch dann, wenn die Beziehung in die Brüche geht oder Drogen abgesetzt werden (Fischer et al. 2016). Verlassene Verliebte trauern, vermissen, haben Ängste, sind reizbar und ihnen vergeht der Appetit genauso wie Menschen, die frisch von Drogen abstinent sind. Forscherinnen und Forscher gehen sogar so weit, den Zustand von glücklich Verliebten und verlassenen Verliebten als eine Sucht zu betrachten. Aber der Hauptgedanke ist klar: Der Abschied von Drogen ist nicht einfach und kann wehtun. Doch wie die meisten von uns schon am eigenen Leib erfahren haben, ist man nach der Trennung wieder offen für neue und bessere Partnerschaften und agiert aufgrund der gewonnenen Erfahrung umsichtiger. Bei einer Drogenabhängigkeit handelt es sich aber um keine klassische Beziehung: Vielmehr ist sie eine toxische Verbindung der feinsten Art, weil sie umso mehr die Lebensqualität zerstört, je länger man daran festhält. Wenn du jedoch dein Problem erkennst und es dir eingestehst, hast du schon den Grundstein für ein neues Leben gelegt. Ein starker Wille und Durchhaltevermögen sind das oberste Gebot und Grundvoraussetzung für eine radikale Veränderung. Sie sind dein Kompass und Steuer, die dich zu einem abstinenten Leben führen werden. Und wie sagt man so schön: „Lieber ein Ende mit Schrecken als ein Schrecken ohne Ende."

Dein Leben und ein Neuanfang dürfen dir nicht, aber vor allem DU darfst dir nicht egal sein. Ohne ein gesundes Maß an Motivation und Mitarbeit ist jedoch alles genau so, nämlich egal, und diese Haltung ist zum Scheitern verurteilt. Du kannst dir deine Motivation auch als eine Art Verbindungskabel oder Brücke vorstellen, das bzw. die zwischen Drogenabhängigkeit und Abstinenz zwingend notwendig ist. Nur wenn diese (und somit deine Motivation) stark, fest genug und belastbar sind, kannst du erfolgreich von der Drogenabhängigkeit zur Abstinenz wechseln. Ohne einen starken Willen reißt die Verbindung beim geringsten Druck, bei den kleinsten Strapazen und Spannungen, sodass sogar die beste Therapie und Klinik nicht helfen können.

Doch mit einem starken Willen schaffen z. B. Raucherinnen und Raucher die Rauchentwöhnung ganz allein und ohne therapeutische Hilfe. Auch Gelegenheitskonsumentinnen und -konsumenten erreichen aus eigener Kraft und Disziplin den Konsumstopp ohne professionelle medizinische Betreuung. Beim Vergleich der Nachteile, Kosten und Risiken des Konsums mit seinen Vorteilen merken viele sehr schnell, dass hier viel auf dem Spiel steht und es sich nicht lohnt, dies zu verlieren. Gibt man auf, drohen möglicherweise eine Trennung, Scheidung, Kündigung, der finanzielle Ruin oder Ärger mit Vermieterinnen und Vermietern und Behörden. Auch die Tatsache, dass man knapp dem Tod entronnen ist, kann ein wichtiger Anlass für einen Neuanfang im Leben sein. Diese Art von Abstinenz, bei der die sogenannten „natürlichen Heiler" (engl. natural recoverer) zum Tragen kommen, ist bei einer chronischen Drogenabhängigkeit von z. B. Alkohol, Arzneimitteln, Kokain, Heroin und Meth deutlich schwieriger, insbesondere wenn mehrere Substanzen gleichzeitig konsumiert werden oder eine andere Störung wie eine psychische Krankheit vorliegt. Doch du bist nicht allein und hilflos. Es stehen dir vielfältige Ressourcen und Hilfsangebote zur Verfügung, aber lass uns einen Schritt nach dem anderen gehen und erst einmal herausfinden, wie stark dein Wunsch und deine Motivation sind, dich von den Drogen zu verabschieden.

Wie würdest du deine Motivation und deinen Willen einstufen?
Ein bei der Suchtbehandlung weitverbreitetes Modell ist das Transtheoretische Modell der Veränderungsbereitschaft (TTM) (engl. Transtheoretical Model of Health Behavior Change) (Hashemzadeh et al. 2019; Prochaska et al. 1992). Es veranschaulicht den Prozess, der zu einer Verhaltensänderung führt, in sechs Phasen. Angewandt auf die Drogenabhängigkeit sehen die Phasen wie folgt aus:

1. **Präkontemplation (Vorahnungen):** In dieser Phase wird die Tatsache, dass man überhaupt ein Abhängigkeitsproblem hat, noch geleugnet. Die Einsicht und der Wille, sich zu verändern, fehlen.
2. **Kontemplation (Absicht):** In dieser Phase kommen so langsam die Einsicht und Erkenntnis, dass man doch drogenabhängig ist, weil man ohne Drogen gar nicht richtig funktionieren kann.
3. **Vorbereitung:** Nach der Einsicht kommt die Vorbereitung auf den Wandel, auf die sogenannte „Aktion". Hier sucht man z. B. Beratungsstellen oder Ärztinnen und Ärzte auf und sammelt Informationen darüber, welche Einrichtungen und Optionen es gibt.
4. **Aktion:** In dieser Phase geht es richtig los, denn jetzt beginnt die Behandlung in einer Klinik oder Reha-Einrichtung.
5. **Aufrechterhaltung:** Jetzt, da der Körper entgiftet ist, lautet das Ziel, die Abstinenz beizubehalten und einen Rückfall zu vermeiden.
6. **Termination:** Hier wird das Suchtverhalten dauerhaft aufgegeben (nicht im Original-TTM vorgesehen).

Hast du erkannt, in welcher Phase du dich befindest und welche du noch durchlaufen musst? Oft müssen Abhängige die einzelnen Phasen mehrfach durchlaufen, bis sie dauerhaft und erfolgreich abstinent werden. Doch zunächst musst du die Entscheidung treffen, dass du dich von den Drogen trennen willst, und dich an Beratungsstellen oder Ärztinnen und Ärzte wenden, die dir helfen werden.

Angst vor dem Entzug? Nur Mut!
Die Angst, den ersten Schritt zu machen, und allein die Vorstellung vom Entzug bricht bei vielen den Willen, den Absprung zu wagen. Die Angst vor den Begleiterscheinungen des Entzugs sowie Zweifel daran, sich erfolgreich in die Gesellschaft eingliedern zu können, sorgen für emotionales Chaos,

mit dem viele zu kämpfen haben. Aber lass dich davon nicht abschrecken: Solange du trotz der Angst den Absprung wagst, ist ein leicht banges Gefühl in Ordnung. Vielmehr solltest du Angst davor haben, dein gesamtes Leben sowie deine Gesundheit, Ziele und Träume für immer den Drogen zu opfern. Dass ein Missbehagen zu einer positiven Entwicklung führen kann, gilt nicht nur für eine Entgiftung und den Weg zur Abstinenz, sondern hat auch in anderen Lebenssituationen seine Gültigkeit. Zum Beispiel führen ein schmerzvolles Training und das Reißen von Muskelfasern während des Sports dazu, dass man stärker wird. Eine schmerzvolle Operation kann eine Krankheit heilen und die Lebenszeit verlängern und die traumatische Beendigung einer Beziehung, die von Missbrauch und Gewalt geprägt ist, kann zu einem neuen und besseren Lebensabschnitt führen. Für eine bessere Lebensqualität müssen wir oft Dinge tun, die nicht angenehm sind, damit wir eine Stufe erreichen, die ohne Kampf nicht möglich ist. Trauer, Leid und Enttäuschung sind auch schmerzvolle Gefühle, die aber nicht ewig andauern. Wer von uns hat nach einer Kündigung, Niederlage oder Absage nicht hoffnungslos, perspektivlos und völlig verzweifelt dagestanden? Ein schmerzvolles Ende bedeutet auch der Anfang von etwas ganz Neuem. Letztendlich findet man vielleicht einen neuen Job oder fängt eine neue Beziehung an, auch wenn man am Anfang noch so verzweifelt war. Die Zeit heilt vielleicht nicht alle Wunden, aber viele schon. Die Heilung stellt sich durch dein künftiges Handeln allmählich ein und wird nicht mithilfe von chemischen Substanzen erreicht, die künstlich und gefährlich sind und eine schnelle Lösung gegen die negativen Gefühle und Beschwerden versprechen.

Die verhassten Entzugssymptome
Sicherlich hast du schon mal von Entzugserscheinungen gehört oder sie selbst am eigenen Leibe erfahren, wenn sich die nächste Dosis etwas verspätet hatte. Jeder, der unter einer körperlichen Abhängigkeit leidet, kennt dieses Gefühl nur zu gut, gerade wenn die Wirkung der Drogen langsam nachlässt und sich die ersten Entzugssymptome bemerkbar machen, darunter Craving, Schmerzen, Krämpfe, Übelkeit, Fieber, Unruhe, Nervosität, Depressionen, Angstzustände, Schüttelfrost, Schweißausbrüche und Erbrechen. Das sind normale Begleiterscheinungen und ein Anzeichen der körperlichen und psychischen Abhängigkeit von den Substanzen. Der Körper hat sich an die Giftstoffe gewöhnt und reagiert auf einen Entzug mit Symptomen. Diese werden zwar als sehr unangenehm empfunden, doch je nach Substanz verringern sich die Symptome in wenigen Tagen, bis sie irgendwann ganz verschwinden. Wie die Entzugssymptome bei dir genau aussehen und ob sie überhaupt eintreten werden, hängt von einigen

Faktoren ab, darunter deine körperlichen Eigenschaften und dein Gesundheitszustand, die Dauer des Konsumverhaltens, die konsumierte Menge und die Art der konsumierten Substanzen. Wenn die Substanzdosis niedrig und der Konsumbeginn nicht so lange her ist, treten die Symptome entweder gar nicht auf oder sie sind nicht so stark ausgeprägt. Es gibt auch Medikamente, welche die Entzugssymptome lindern können. Ob diese und welche für dich infrage kommen, solltest du mit deiner Ärztin bzw. deinem Arzt abklären.

Was dich genau in der Entgiftungsphase erwartet, kannst du dir als Metapher auch so vorstellen: Es ist wie eine lange Reise, die du zu Fuß machen musst. Auf dem Weg zu deinem Ziel gibt es nämlich keinen Bus und keinen Zug, die dich auf schnellem Weg zum Ziel bringen. Auch bis zu deinem Zielhafen, dem abstinenten Leben, musst du bestimmte Stationen durchlaufen. Vor Erschöpfung und Verlangen nach den Suchtmitteln wird dir vielleicht alles im Körper wehtun, was nur wehtun kann. Nach wenigen Tagen aber sind die schmerzvollen Blasen vom langen Fußmarsch geheilt und das Verlangen nach den Suchtmitteln ist nicht mehr so stark. Lass dich daher von den negativen Erfahrungen anderer nicht abschrecken, weil die Reise bei jedem anders verlaufen kann. Und selbst wenn es so schlimm wird, wie von den anderen vorhergesagt, oder noch viel schlimmer: Was sind schon einige Tage oder Wochen mit Unannehmlichkeiten, die ein neues und suchtmittelfreies Leben in Aussicht stellen, im Vergleich zu einem Leben voller Leid, das kein Ende nimmt? Was ist schon ein kurzfristiges Unbehagen verglichen mit dem langfristigen Gewinn in Bezug auf viele Aspekte des Lebens? Schmerzen und Unwohlsein sind keine angenehmen Gefühle, das gebe ich zu, doch oft ist dies der einzige Weg zu Wachstum, Wandel und einem besseren Leben. Und das ist schon ein triftiger Grund, einfach die Zähne zusammenzubeißen und diese Phase durchzustehen. Ohne Zögern und ohne Wenn und Aber bist du jetzt an der Reihe, tätig zu werden.

Unschöne Gefühle gehören zum Leben dazu
Wie die Überschrift schon sagt, sind auch unschöne Gefühle ein Teil des Lebens. Wer von uns ist rund um die Uhr frohen Mutes und ständig am Grinsen? Unsere Gefühlswelt bewegt sich wie eine emotionale Achterbahn mal nach oben und mal nach unten und von Zeit zu Zeit kann es einem den Atem verschlagen oder so richtig krachen. Genau dieses Krachen und deinen emotionalen Tiefpunkt musst du akzeptieren und angemessen damit umgehen. Schlechte und unangenehme Gefühle und Gedanken zu akzeptieren, ist empfehlenswert und hat laut Wissenschaft Vorteile für das psychische Wohlbefinden und die Zufriedenheit. Dies soll dazu beitragen,

dass weniger negative Emotionen in alltäglichen Stresssituationen aufkommen (Ford et al. 2018). Akzeptiere die Angst vor der Entgiftung, vor der Zukunft, vor einem Rückfall und andere negative Emotionen und Gedanken, die sich nicht gut anfühlen, und nehme sie so hin, wie sie sind, ohne darauf weiter einzugehen. Zu den unschönen Gefühlen gehören auch die Schamgefühle, die andere bei einem bewirken und die sehr unangenehm und seelisch quälend sein können. Vielleicht sind es auch Scham- und Schuldgefühle, Selbsthass und Enttäuschung wegen der Dinge, die du dir oder anderen angetan hast. Die beste Lösung gegen diese negativen Gefühle lautet wie folgt: Nutze die unschönen Gefühle als Motivation, um deinen Lebensverlauf zu verändern und die Dinge wiedergutzumachen, die du ruiniert hast. Nur so kannst du dir verzeihen, den Frieden deiner Seele wiederherstellen und wieder an Selbstrespekt gewinnen. Du kannst vieles wieder rückgängig machen und das Verlorene teilweise oder ganz wiederherstellen: So kannst du beispielsweise Beziehungen wiederaufbauen, deinen Gesundheitszustand verbessern, deine Bildung wieder in die Hand nehmen und deinen Lebenszielen und Träumen wieder eine Chance geben. Fortschritte zu machen und sich in Richtung Ziel zu bewegen, werden in dir ermutigende und positive Gefühle und die Hoffnung wecken, sodass sich nicht nur dein Wohlbefinden bessern wird, sondern dass sich auch die negativen Gefühle in positive verwandeln.

Abstinenz – eine transformative Reise
Eine langjährige Drogenabhängigkeit hat wahrscheinlich viele Ebenen deines Lebens negativ beeinflusst oder auch zerstört. Diese kontinuierliche Verwüstung kannst du jetzt STOPPEN. Hast du dich erstmal dazu entschlossen, ein drogenfreies Leben zu führen, ist der wichtigste Schritt schon getan. Doch ein Schritt nach vorne heißt noch lange nicht, dass das Ziel erreicht ist. Der Wille allein ist nicht genug. Du musst tätig werden und aktiv Maßnahmen ergreifen. Vielleicht fragst du dich jetzt: „Wo fange ich an?" oder „Wer kann mir helfen?" Keine Sorge, es gibt Dutzende Möglichkeiten und Hilfsangebote, die genau dafür da sind, Hilfe suchenden Menschen wie dir unter die Arme zu greifen (entsprechende Anlaufstellen findest du im hinteren Teil dieses Buches). Auch wenn das Ziel „ein normales Leben führen" lautet, kann möglicherweise sogar ein viel größeres Wohlbefinden erzielt werden, als dies in deinem alten Leben vor Konsumbeginn der Fall war. Denn genau das wurde bei Probandinnen und Probanden beobachtet. Durch Wachstum und Wandel verbesserte sich die Lebensqualität, und Untersuchungen von seit mehreren Jahren abstinenten Menschen (>5 Jahre Abstinenz) zeigten, dass ihre Umwelt und sozialen

Beziehungen sogar besser waren als die der durchschnittlichen Bevölkerung (Hibbert und Best 2011).

Mich überrascht dieses Ergebnis nicht im Geringsten. Denn ist es nicht tatsächlich so, dass wir erst, wenn wir etwas Wichtiges und Bedeutendes wie z. B. Gesundheit, geliebte Menschen oder andere Aspekte des Lebens verloren haben, dies auch zu schätzen lernen? Dies könnte erklären, warum Abstinente an Zufriedenheit gewinnen und das neu gewonnene oder wiedergewonnene Leben mehr als zuvor und mehr als die Allgemeinbevölkerung würdigen. Schwere und harte Zeiten können Menschen lehren, die für das Wohlbefinden zerstörerischen Verhaltensweisen zu unterlassen, um somit nicht wieder in die selbst erschaffene Hölle zurückzukehren. So wird das Gute und Positive umso mehr geschätzt, und gemäß vorstehend genannter Studie nahmen die Vorteile von Abstinenz sogar zu, je länger die Testpersonen enthaltsam blieben. In einer weiteren Untersuchung verglichen Wissenschaftlerinnen und Wissenschaftler Menschen, die seit mehreren Jahren (>5 Jahre) in Abstinenz lebten, mit Testpersonen, die weniger als fünf Jahre abstinent waren. Die Langzeitabstinenten stellten sich besser, was soziale Beziehungen, Selbstbewusstsein, Umwelt und psychisches Wohlbefinden anbelangt, und hatten weniger Depressionen als die Probandinnen und Probanden, die weniger als fünf Jahre abstinent waren. Mit der Zeit geht die Spitze der Kurve und somit das Wohlbefinden und die Lebensqualität stetig nach oben. Es kann also alles nur besser werden! Abstinenz ist ein Neustart ins Leben, aber auch ein Kampf. Und dein Kampf für ein besseres Leben beginnt mit deiner Entscheidung und einem Schritt nach vorn. In dir steckt ein anderes ICH, ein Individuum mit alltäglichen Sorgen, das andere Interessen, Potenziale und Ziele hat. An deinem Ziel erwartet dich ein Leben, das mit tatsächlichen, realen und gesunden Glücksgefühlen aufwartet. Ein Leben in Abhängigkeit zu führen ist nicht friedlich, sondern schwierig, gefährlich und lebensbedrohlich. Dass du diesen Ratgeber liest, deutet stark darauf hin, dass du deine Sucht überwinden willst. Es wird dir viel Freude bereiten, dein Leben Schritt für Schritt wiederherzustellen und es so zu gestalten, dass sich deine Lebensqualität und Gesundheit verbessert. Und die Mühe, die dich das kostet, ist es allemal wert! Warum jetzt? Weil es sinnlos ist, immer alles aufzuschieben. Warum warten und dem Körper noch mehr Schaden zufügen, als er ohnehin schon erlitten hat? Warum auf den perfekten Tag wie den Jahresanfang oder deinen Geburtstag warten, wenn du bis dahin das Schlimmste hinter dich bringen könntest? Der Absprung ist vor dir schon vielen gelungen, du kannst das auch. Scheue dich nicht vor dieser Mühe und harten Arbeit, sondern sieh es einfach als einen Teil des Prozesses, der zu deinem Neuanfang im Leben dazugehört. Es ist an der

Zeit, dass du dein Leben wieder selbst bestimmst, damit du den Frieden und das Gleichgewicht findest, die du mit Drogen nie haben wirst. Dafür musst du aber zuerst die wahrscheinlich wichtigste und wertvollste Reise deines Lebens antreten, die Reise in eine neue drogenfreie Zukunft. Bleib tapfer und jetzt Augen zu und durch!

Kein Ausstieg in Sicht? Dann wenigsten den Schaden minimieren!
Das Konzept der Schadensminimierung, auch „Harm Reduction" genannt, berücksichtigt die Tatsache, dass nicht jeder bereit für eine Drogentherapie ist und nicht jeder den Konsum aufgeben möchte. Auch wenn es mir lieber wäre, dass kein Mensch Drogen konsumiert, ist das leider keine realistische Erwartung. Drogen wird es immer und überall geben. Diese Tatsache müssen wir akzeptieren, dabei aber trotzdem versuchen, dass Drogenkonsumentinnen und -konsumenten sich selbst und anderen in der Gesellschaft so wenig Schaden wie möglich zufügen. Unter Schadensminimierung versteht man alle Strategien, Maßnahmen und Projekte, die das Ziel verfolgen, den Schaden für Konsumentinnen und Konsumenten und für die Allgemeinbevölkerung so gering wie möglich zu halten (International Harm Reduction Association 2010). Dazu gehören Maßnahmen wie ein Spritzentausch in der Apotheke, Drogenkonsumräume oder auch Aufklärungsgespräche in Bezug auf eine ordnungsgemäße Entsorgung der benutzten Spritzen. Auch die **Substitutionsbehandlung** gilt als Maßnahme zur Schadensminimierung (Nyswander Dole Zit.). Wenn Betroffene den Konsum nicht aufgeben wollen oder für einen herkömmlichen Entzug nicht bereit sind, kann diese als Zwischenschritt (oder auch als Endziel) eine sinnvolle Alternative zum normalen Drogenkonsum sein. Bei einer Substitutionsbehandlung wird den Betroffenen, insbesondere opioidabhängigen Menschen, eine Ersatzsubstanz auf Rezept verschrieben (z. B. Methadon). Unterstützt wird diese Maßnahme durch eine psychosoziale Betreuung (PSB). Die PSB verfolgt das Ziel, die Betroffenen erfolgreich in die Gesellschaft einzugliedern und bei einer eigenständigen Lebensführung zu unterstützen. Diese Drogensubstitutionen werden oft auch als „Drogen auf Rezept" bezeichnet, weil sie ärztlich verschrieben werden. Zwar wird hier die Droge durch eine andere Substanz ersetzt, doch hat dies den Vorteil, dass Patientinnen und Patienten keine illegalen Drogen mehr bei Dealern beschaffen müssen und somit die Szene verlassen und sich gesundheitlich stabilisieren können. Das gibt ihnen die Möglichkeit, ein einigermaßen gefestigtes und normales Leben zu führen, auch wenn das Verlassen der Substitution fast unmöglich ist, denn laut Premos (Predictors, Moderators,

and Outcome of Substitution Treatment) schaffen weniger als 4 % die Abstinenz (Wittchen et al. 2011).

Drogenkonsumräume (auch „Fixerstuben" genannt) sind ebenfalls äußerst nützliche und hilfreiche Harm-Reduction-Maßnahmen. Dies sind Einrichtungen, in denen Abhängige kostenlos saubere und sterile Drogenutensilien (wie Spritzen, Filter, Löffel, Desinfektionsmittel etc.) erhalten und illegale Drogen wie Kokain, Heroin und Crack unter hygienischen Bedingungen und unter Aufsicht konsumieren können. Hier wird bei Überdosierungsfällen sofort eingegriffen, sodass die Hilfe fast nie zu spät kommt. Durch diese Räume wird eine lebensbedrohliche Überdosierung verhindert und somit die Sterberate gesenkt (Larson et al. 2017; Bowers 2017; Potier et al. 2014). Da der intravenöse Drogenkonsum für die Übertragung von Infektionen eine große Gefahr darstellt, können Konsumräume auch dazu beitragen, Infektionskrankheiten wie HIV und Hepatitis C einzudämmen. Tatsächlich ist die Hälfte der ca. 1046 HIV-Neudiagnosen in der Europäischen Union im Jahr 2017 auf den intravenösen Drogenkonsum zurückzuführen (Europäische Beobachtungsstelle für Drogen und Drogensucht 2019). Mit den Konsumräumen werden ferner Umfeld und öffentliche Gesundheit geschützt, da ohne sie die Spritzen in der Öffentlichkeit (z. B. an Straßenecken, auf Spielplätzen oder in Parks) entsorgt werden. Ein weiterer sehr wichtiger Vorteil ist, dass Abhängige einen direkten Zugang zu mehreren Hilfsangeboten aus einer Hand haben. Hier können Betroffene Leistungen wie medizinische Versorgung, psychosoziale und sozialpädagogische Beratung und in einigen Fällen sogar Notschlafstellen in Anspruch nehmen (Nationale Strategie zur Drogen- und Suchtpolitik 2018). Ich habe eine solche Einrichtung in Hamburg besucht, und zwar das in St. Georg, mitten in der Stadt gelegene „Drob Inn", und muss sagen, dass ich von den vorhandenen Beratungsangeboten und Dienstleistungen sehr begeistert war. Es fehlte an nichts und es wurde an alles gedacht, vom Café mit günstigen warmen Mahlzeiten und Getränken über Duschen, Möglichkeiten zum Wäschewaschen und Notunterkünfte bis hin zur Rechtsberatung und Beratung in Bezug auf „Safer Use" und „Safer Sex". Hier muss sich keiner für seine Abhängigkeit und seinen Konsum schämen oder sich deswegen verstecken, denn hier sind alle „Klientinnen und Klienten" und werden auch so behandelt. Es hat mich gefreut zu sehen, wie viel Respekt und Hilfsbereitschaft den drogenabhängigen Menschen von den engagierten Mitarbeiterinnen und Mitarbeitern entgegengebracht werden, und ich bin sehr stolz auf meine Heimatstadt Hamburg für die Finanzierung dieser Einrichtung.

Wenn Betroffene schon unbedingt weiterhin Drogen konsumieren möchten, dann doch wenigstens an einem sicheren und sauberen Ort, wo auch die Möglichkeit besteht, bei Bedarf auf Hilfsangebote zuzugreifen. Untersuchungen über Nordamerikas ersten Drogenkonsumraum im kanadischen Vancouver zeigen, dass nach dessen Eröffnung Entgiftungsbehandlungen in Form von Substitutionsbehandlungen sowie andere Suchtbehandlungen um 30 % mehr in Anspruch genommen wurden (Wood et al. 2007). Für viele kann so ein Ort als Sprungbrett zum Ausstieg aus der Drogensucht dienen. Daher finde ich Aussagen von Gegnern dieser Einrichtungen wie „Konsumräume machen das Leben für Abhängige nur noch einfacher!" oder „Sie haben damit keinen Grund mehr, den Konsum aufzugeben" völlig fehl am Platz. Konsumentinnen und Konsumenten müssen erreicht werden, und diese Einrichtungen sind ein idealer Ort, um an diese heranzukommen und eine fachgerechte Beratung und Betreuung beim Ausstieg anzubieten. Wenn die Betroffenen heute für einen Ausstieg noch nicht bereit sind, dann vielleicht morgen oder übermorgen oder vielleicht auch nie. Die Tür zur Abstinenz muss offenbleiben, und ob Drogenabhängige die Möglichkeit und die Chance ergreifen oder nicht, ist ganz allein ihre Entscheidung.

> **Und jetzt du!**
> Erstelle eine Pro-und-Kontra-Liste mit den fünf (oder mehr) wichtigsten Gründen, die für oder gegen eine Suchtbehandlung und Abstinenz sprechen. Die Liste wird dir bei deiner Entscheidung helfen und dich auch dabei unterstützen, klare Gedanken in puncto Gewinn und Verlust zu fassen. Du siehst so die Tatsachen schwarz auf weiß vor dir und erkennst, welche Aspekte für dich wichtiger, wertvoller und sinnvoller sind und eindeutig mehr Gewicht haben.
> **Pro: Ich will drogenfrei leben, weil …**
> 1. _____
> 2. _____
> 3. _____
> 4. _____
> 5. _____
> Fazit: Ein neues und besseres Leben wartet auf mich!
> **Kontra: Ich will weiterhin Drogen konsumieren, weil …**
> 1. _____
> 2. _____
> 3. _____
> 4. _____
> 5. _____
> Fazit: Mein Leben bleibt so, wie es ist, und wird immer schlimmer!

Die wichtigsten Punkte im Überblick

- Der Weg in die Abstinenz stellt eine lebensverändernde Reise dar.
- Wille und Motivation sind die wichtigsten Bestandteile für eine erfolgreiche Abstinenz.
- Unbehagen und Angst vor der Zukunft sind normale Gefühle und sollten dich nicht daran hindern, aktiv Maßnahmen zu ergreifen.
- Entzugssymptome nach Konsumstopp sind von kurzer Dauer und können bei jedem anders verlaufen. Dies hängt von Faktoren wie Substanzform, Dauer des Konsums, Konsummenge und körperlichen Eigenschaften der Konsumentin oder des Konsumenten ab.
- Harm-Reduction-Maßnahmen können Risiko und Schaden für Betroffene und Mitmenschen minimieren und bei der Bildung einer Abstinenzbereitschaft sehr hilfreich sein.

Literatur

Bowers L (2017) Safe injection sites and drug injection overdose: a literature review. SSRN. https://dx.doi.org/10.2139/ssrn.3415130

Europäische Beobachtungsstelle für Drogen und Drogensucht (2019) Europäischer Drogenbericht: Trends und Entwicklung. https://www.emcdda.europa.eu/system/files/publications/11364/20191724_TDAT19001DEN_PDF.pdf. Zugegriffen: 31. Mai 2020

Fischer HE, Xu X, Aron A, Brown LL (2016) Intense passionate, romantic love: a natural addiction? How the fields that investigate romance and substance abuse can inform each other. Front Psychol. 10.3389/fpsyg.2016.00687

Ford BQ, Lam P, John OP, Mauss IB (2018). The psychological health benefits of accepting negative emotions and thoughts: laboratory, diary, and longitudinal evidence. J Pers Soc Psychol 115(6):1075–1092. https://www.ncbi.nlm.nih.gov/pmc/articles/PMC5767148/. Zugegriffen: 31. Mai 2020

Hashemzadeh M, Rahimi A, Zare-Farashbani F, Alavi-Naeini AM, Daei A (2019) Transtheoretical model of health behavioral change: a systematic review. Iranian J Nurs Midwifery Res 24(2):83–90. https://dx.doi.org/10.4103%2Fijnmr.IJNMR_94_17

Hibbert LJ, Best DW (2011) Assessing recovery and functioning in former problem drinkers at different stages of their recovery journey. Drug Alcohol Rev 30(1):12–20. https://dx.doi.org/10.1111/j.1465-3362.2010.00190.x

International Harm Reduction Association (2010) Was ist Harm Reduction? Eine Erklärung der International Harm Reduction Association. https://www.hri.global/files/2010/06/01/Briefing_What_is_HR_German.pdf. Zugegriffen: 9. Feb. 2020

Larson S, Padron N, Mason J, Bogaczyk T (2017) Supervised consumption facilities – review of the evidence. main line health system. https://dbhids.org/wp-content/uploads/2018/01/OTF_LarsonS_PHLReportOnSCF_Dec2017.pdf. Zugegriffen: 20. Feb. 2020

Nationale Strategie zur Drogen- und Suchtpolitik (2018) Drogen- und Suchtbericht. Die Drogenbeauftragte der Bundesregierung. https://www.drogenbeauftragte.de/fileadmin/dateien-dba/Drogenbeauftragte/Drogen_und_Suchtbericht/pdf/DSB-2018.pdf. Zugegriffen: 18. Okt. 2019

Potier C, Laprévote V, Dubois-Arber F, Cottencin O, Rolland B (2014) Supervised injection services: what has been demonstrated? A systematic literature review. Drug Alcohol Depend 145(1):48–68. https://dx.doi.org/10.1016/j.drugalcdep.2014.10.012

Prochaska JO, Diclemente CC, Norcross JC (1992) In search how people change: applications to addictive behaviors. Am Psychol 47(9):1102–1114. https://www.researchgate.net/publication/21825299_In_Search_of_How_People_Change_Applications_to_Addictive_Behaviors. Zugegriffen: 18. Sept. 2019

Wittchen HU, Bühringer G, Rehm J (2011). PREMOS – Substitution im Verlauf. Schlussbericht Bundesgesundheitsministerium. https://www.bundesgesundheitsministerium.de/fileadmin/Dateien/5_Publikationen/Drogen_und_Sucht/Berichte/Forschungsbericht/Projektbericht_PREMOS_-_Langfristige_Substitution_Opiatabhaengiger.pdf. Zugegriffen: 30. Juni 2020

Wood E, Tyndall MW, Zhang R, Montaner JSG, Kerr T (2007) Rate of detoxification service use and its impact among a cohort of supervised injecting facility users. Addiction 102(6):916–919. https://dx.doi.org/10.1111/j.1360-0443.2007.01818.x

Rückfall vorbeugen, aber wie?

Nach einer erfolgreichen Therapie ist das nächste Ziel, deine Abstinenz wie ein neugeborenes Baby vor Gefahren zu hüten und zu beschützen. Gerade in der Anfangszeit werden deine Gedanken ständig um Drogen kreisen und ein starkes Verlangen auslösen, aber dein Verstand muss hier immer einen Schritt voraus sein. Nur so kannst du der leisen Stimme im Kopf die Stirn bieten, die dir immer wieder zuflüstert: „Soll ich oder soll ich nicht? Bei einem Mal passiert schon nichts!" Gerade in schwachen Momenten, wenn du dich überwältigt, müde, gestresst, traurig, von Schmerzen geplagt oder hoffnungslos fühlst, wird der Drang am größten sein, sich die nötige Erleichterung durch Substanzen zu verschaffen. Das zwanghafte und überwältigende Verlangen taucht bei jeder und jedem Abstinenten irgendwann einmal auf, ganz unabhängig von der Art der früher konsumierten Substanzen. Dieses intensive Verlangen ist ein Anzeichen für eine seelische Abhängigkeit und leider einer der häufigsten Gründe, warum viele auch nach Jahren wieder rückfällig werden. Es ist keine Frage, ob, sondern wann das starke Verlangen, das Craving, eintreten wird. Mal kommt es aus heiterem Himmel, mal sind der Auslöser Menschen, Dinge und Orte, die mit dem Konsumverhalten in Verbindung stehen. Doch mit einer entsprechenden Veränderung deines Umfelds und deiner Gewohnheiten kannst du lernen, mit riskanten Situationen umzugehen und der Versuchung zu widerstehen. Dem Craving muss keiner nachgeben und du kannst dir dieses auch wie Ebbe und Flut vorstellen, wobei das Verlangen nach den Substanzen den Geist für kurze Zeit mit hohen Wellen zu überschwemmen droht, um irgendwann wieder abzuebben. Das Ziel ist zu lernen, auf den

Wellen zu reiten, denn komplett verhindern kannst du sie nie. Jedes Mal, wenn du NICHT nachgibst, stärkst du deine Widerstandskraft und Beharrlichkeit. Das akute Verlangen nach den Substanzen ist zwar von kurzer Dauer, aber ein äußerst kritischer und entscheidender Augenblick, den du auf clevere Art und Weise überstehen kannst. Wie du das am besten machst und welche Regeln dir für eine dauerhafte Abstinenz helfen können, findest du im Folgenden:

Regel Nummer 1: Bei akutem Rückfallrisiko handeln!
Ein akutes Rückfallrisiko heißt, dass die Gefahr für einen erneuten Drogenkonsum besonders hoch ist. In diesem Zusammenhang solltest du dir die folgende Frage stellen: Wie wirst du reagieren, wenn das Verlangen nach den Substanzen quälend stark wird? Die Kunst, einen akuten Rückfall zu verhindern, besteht darin, sich bei einem starken Bedürfnis nach den Substanzen mit alternativen und gesunden Tätigkeiten abzulenken. Man kann sich dies auch wie einen Zweikampf vorstellen, beim dem die Drogen auf der einen Seite und du und deine Abstinenz auf der anderen Seite stehen. Wie bei einem echten Wettkampf kannst du dich mental auf diesen Moment vorbereiten und dich für akute Not- und Krisenzeiten stärken. Hier sind für dich einige Tipps, die dir bei der Rückfallprävention helfen können:

- Sofort eine Vertrauensperson, eine Mentorin bzw. einen Mentor (siehe Kap. 10) oder eine Suchtnotrufstelle anrufen und seelische Unterstützung einholen (siehe unter „Anlaufstellen" im hinteren Teil des Buches).
- Wenn du dich an einem früheren Stammplatz oder Hotspot befindest: Sofort die Szene verlassen!
- Die Pro-Liste, die du im vorherigen Kapitel erstellt hast, mental abrufen und an all die Gründe denken, warum du unbedingt abstinent bleiben möchtest.
- Eine Selbsthilfegruppe besuchen.
- Dich mit Tätigkeiten ablenken wie einen Film gucken, Musik hören, backen, Wohnung sauber machen, an die frische Luft gehen, meditieren, duschen, ein Bad nehmen, malen, Buch oder Zeitung lesen, motivierende Videos (oder Comedy-Beiträge für die gute Laune) auf YouTube anschauen oder meinetwegen auch von tausend herunterzählen …!
- Einkäufe erledigen und Besorgungen machen.
- Lenke deine Gedanken bewusst in eine positive Richtung. Du entscheidest, wo es langgeht. Gedanken sind nur Gedanken und kein Befehl, der unbedingt befolgt werden muss. Schenke deinen Gedanken, die um

Drogen kreisen, keine große Bedeutung, sondern akzeptiere sie als eine normale Reaktion des Gehirns, das sich an die Substanzen gewöhnt hat (mehr zur Macht der Gedanken in Kap. 8).
- Was kann dir noch alles helfen? Nun, es liegt an dir und deinen Vorlieben. Was kann dich am besten ablenken? Was lässt dich die Zeit vergessen? Alles, was dir Spaß macht und dir nicht schadet, ist als Überbrückung des Cravings ideal! Lass dir von mir keine Grenzen setzen, denn du kennst dich schließlich am besten. Es geht um dein Leben und deine Abstinenz, also lass deiner Fantasie freien Lauf!

Was ich auch wärmstens empfehlen kann, sind Glaubenssätze. Sie sind motivierend, geben Ansporn und können den Geist so richtig wachrütteln, und das ganz ohne Umschweife und blitzschnell. Sie sind wie ein Kompass, der die Richtung anzeigt, wenn man sich verlaufen hat. Die folgenden Glaubenssätze können dir bei heftigem Verlangen helfen, nicht nachzugeben, stark und positiv zu bleiben und die Beherrschung nicht zu verlieren, auch wenn das Craving dich zu überrollen droht:

- Das Craving ist nicht von Dauer!
- Ich bin jetzt schon so weit gekommen!
- Das Kapitel des Drogenkonsums ist zu Ende!
- Ich bin stärker als du!
- Ein Verlangen ist ein normaler Prozess. An dich werde ich mich schon gewöhnen!
- Ich lebe jetzt gesund! Kein Platz für Drogen!
- Ich will länger und gesünder leben!
- Ich bin stark! Ich schaffe das schon!
- Ach, da bist du ja wieder, mit dir habe ich schon gerechnet! Auch diesmal werde ich nicht nachgeben!
- Ich habe es mir versprochen: nie wieder!
- Ein Rückfall kommt nicht infrage!
- Ich bin entschlossen und ziehe es durch!
- Ich gebe die Kontrolle nicht wieder an Drogen ab!
- Jetzt habe ich endlich die Macht und Kontrolle über mein Leben!

Du kannst oben auch deine persönlichen Gründe aufschreiben, warum du von den Drogen loskommen willst! Am besten notierst du dir die angeführten Sätze oder stellst dir deine eigenen Power-Sätze oder Motivationsanreize zusammen, die du immer mit dir führen kannst. Wann immer du das Bedürfnis hast, schaue auf deine Sätze und führe dir immer wieder deine persönlichen Gründe und Motive, warum eine dauerhafte Abstinenz wichtig ist, vor Augen. Es wird dir auch helfen, die negativen Stimmen in deinem Kopf ruhigzustellen.

Regel Nummer 2: Raus aus dem Drogenumfeld!
Eins ist klar: Du kannst dein Leben nicht verändern, wenn du dich weiterhin in der Höhle des Löwen befindest und dein Umfeld beim Alten belässt. Es ist schließlich kein Geheimnis, dass Menschen, die Drogen konsumieren, sich meistens auch in einem Milieu aufhalten, welches das Gleiche tut. Dass falsche Freundschaften das eigene Verhalten prägen, zeigt eine Langzeitstudie mit mehr als 11.000 Jugendlichen im Alter von 10 bis 17 Jahren. Hatten diese Freundinnen und Freunde, die stahlen, kriminell aktiv waren, randalierten, Alkohol, Zigaretten oder Drogen konsumierten, erhöhte sich das Risiko der Jugendlichen, selbst entsprechende Verhaltensweisen an den Tag zu legen (Hoeben et al. 2020). Das Verhalten der anderen ist ansteckend und motiviert zur Nachahmung. Im Englischen gibt es das Sprichwort „If you hang around the barbershop long enough, you are going to get a haircut" (dt. „Wenn du dich lange genug beim Friseursalon herumtreibst, kriegst du irgendwann auch einen Haarschnitt."), was man im Deutschen wie folgt interpretieren könnte: „Dein Umfeld färbt auf dich ab. Drum wähle weise, wer dich umgibt!" Das Umfeld und damit auch der Freundeskreis, der noch immer Drogen konsumiert, müssen also zu deiner Sicherheit vom Radar verschwinden.

Die Empfehlung, dich mit Menschen zu umgeben, die einen positiven Einfluss auf dich haben, ist für eine erfolgreiche Abstinenz die logische Konsequenz. Nicht nur Menschen, sondern auch dein Umfeld oder Orte und Ereignisse, die dein Verlangen auslösen könnten, müssen unbedingt vermieden werden. Auch wenn du dir fest vornimmst, nicht zu konsumieren, kann schon allein die Tatsache, dass du dich an einem Ort befindest, der dich an den Substanzkonsum erinnert, das Verlangen nach den Drogen verstärken oder auslösen. Genauso wie uns beim Anblick einer Eisdiele das Wasser im Mund auch ohne Eis zusammenläuft, lösen Dinge, die wir mit Drogen in Verbindung bringen, eine entsprechende Reaktion im Gehirn aus. Hinweise sind für das Gehirn nämlich Anreiz genug, um die mit dem Drogenkonsum verbundenen Hirnregionen und das Verlangen nach Drogen zu aktivieren und Dopamin freizusetzen (Volkow et al. 2016, 2009; Fotros et al. 2013).

Hierbei handelt es sich um ein Beispiel für das „Lernen durch Verknüpfung", was als Lernprozess auch als **„klassische Konditionierung"** bekannt ist, die von dem berühmten russischen Psychologen Ivan Pavlov im

Rückfall vorbeugen, aber wie?

Jahr 1927 entdeckt wurde (Pavlov 2010). Bei seinen Untersuchungen stellte Pavlov zufällig fest, dass sein Forschungsobjekt Hund schon zu sabbern anfing, ohne das Essen auch nur gesehen zu haben. Der Hund lernte nämlich, das Essen mit bestimmten neutralen Reizen zu verknüpfen. Den Anblick des „Futterlieferanten" und der Futterschüssel brachte der Hund durch einen Lernprozess mit Nahrung in Verbindung, was die Speichelproduktion auslöste (Wade et al. 2018). Und dieser Lernprozess funktioniert auch wunderbar bei uns Menschen. Wir lernen, unterschiedliche Reize miteinander zu koppeln, wenn diese gleichzeitig oder hintereinander auftreten. So kann der Parfümgeruch der Expartnerin oder des Expartners, aber auch der Geruch des Lieblingsgerichts Sehnsüchte wecken und uns zum Handeln bewegen, auch wenn wir manchmal lieber die Finger davonlassen sollten (Everitt und Robbins 2005).

Auch du hast wahrscheinlich bestimmte Verknüpfungen zwischen deinem Drogenkonsum und anderen Mitkonsumentinnen und -konsumenten, Orten oder Gegenständen hergestellt, bei denen das Gehirn schon beim bloßen Anblick aktiviert wird, ein starkes und intensives Verlangen auslöst und Dopamin freisetzt (Grodin et al. 2019; Volkow et al. 2016; Milella et al. 2016). Dieses Verlangen erzeugt automatisch bestimmte Gedanken, die sich wiederum auf das Verhalten übertragen und zum Konsum motivieren können. Vielleicht kannst du dem Kontakt mit den Mitmenschen oder der Umgebung, die mit deinem Drogenkonsum verknüpft sind, nicht ganz aus dem Weg gehen und entsprechende Signale und Hinweise nicht ganz vermeiden. Bierflaschen im Supermarkt kannst du nicht umgehen, wenn du Lebensmittel für deine Versorgung kaufen musst, aber ein Kneipenbesuch mit Freundinnen und Freunden muss nicht sein. Es ist nämlich viel einfacher, erst gar nicht in die Kneipe zu gehen, als an der Theke stehend sich zusammenzureißen und den Blick auf andere Trinkerinnen und Trinker und reihenweise verlockende Flaschen zu richten. Solche Situationen stellen eine große Gefahr für deine Abstinenz dar, und dieser Gefahr musst du dich nicht aussetzen!

Wie wichtig die Umgebung ist, wird an den amerikanischen Truppen deutlich, die in den 1970er-Jahren im Vietnamkrieg dienten. Es wurde festgestellt, dass 20 % der befragten US-Soldatinnen und -Soldaten drogenabhängig waren, also jeder fünfte von ihnen. Die hohe Konsumrate von Marihuana und Heroin war damals sehr besorgniserregend! Die Soldatinnen und Soldaten wollten sich wohl betäuben und von der extremen körperlichen und seelischen Belastung, die ein Krieg mit sich bringt, befreien. Auch konnte das Rauschgift vor Ort einfach und günstig beschafft werden, und weil so viele Drogen konsumierten, wurde dies toleriert. Um herauszufinden, welche Probleme sie durch den Drogenkonsum mit nach Hause brachten, wurden Hunderte von Soldatinnen und Soldaten nach ihrer Heimkehr interviewt. Während man davon ausging, dass die Heimkehrer ihren Konsum auch in den USA fortsetzen würden, passierte genau das Gegenteil: Es wurde festgestellt, dass kurz nach der Heimkehr nur noch 5 % weiterhin Drogen konsumierten und rund die Hälfte aller ehemaligen Konsumentinnen und Konsumenten ganz allein und ohne Therapie abstinent wurde (Robins 1993). Der Grund dafür: Die Soldatinnen und Soldaten hatten Abstand zum Drogenumfeld und der Umgebung und damit auch zu all den Reizen, die sie daran erinnerten. Deshalb solltest du möglichst deine Umgebung wechseln, wenn diese stark mit deinem Drogenkonsum zusammenhängt. Ein Umzug in einen neuen Stadtteil, sei es in deine eigene Wohnung oder in eine Nachsorgeeinrichtung ohne Verbindung zu deinem vorherigen Leben, signalisiert einen Neustart und eine Entwicklung und kann dein Rückfallrisiko minimieren. Wenn du dich von deiner Umgebung entfernst, siehst du dein altes und gewohntes Leben aus der Distanz auch viel klarer und deutlicher. Wie schön das Leben sein kann, sieht man nicht, wenn man sich in einem schwarzen Loch befindet. Distanz bedeutet, von oben auf dieses Loch hinunterzuschauen und froh zu sein, dass man da unten nicht mehr leben muss!

Regel Nummer 3: Partnerin oder Partner zu Abstinenz motivieren oder verlassen!
Ich weiß, diese Regel ist nicht einfach zu befolgen, gerade wenn du an deiner Partnerin oder deinem Partner (emotional und finanziell) hängst und starke Gefühle für diese Person empfindest. Oft ist es leider so, dass bei Menschen, die Drogen konsumieren, die Partnerinnen und Partner dies auch tun. Meinen Beobachtungen und Erfahrungen mit Gefängnisinsassen zufolge geht es auf lange Sicht nicht gut, wenn einer abstinent ist und der andere nicht. Schon beim reinen Zuschauen verdoppelt sich die Qual, denn beim Anblick des anderen, der er auf dem Sofa Drogen konsumiert und die Konsumutensilien herumliegen lässt, wird selbst die bzw. der Stärkste trotz großer Willenskraft und Selbstkontrolle schwach. Das ist einer der Hauptgründe, warum viele Frauen nach der Entlassung aus der Haftanstalt wieder im Gefängnis landen. Bleibt das problematische Umfeld bestehen, ändert sich in der Lebensweise nicht viel und das Leben wird oft da fortgesetzt, wo es aufgehört hat. Und dies gilt auch für andere Lebensbereiche: Wenn du abnehmen willst, hat eine Tüte Chips vor deiner Nase nichts zu suchen, und

wenn du sparen musst, wird es dir nicht helfen ins Kaufhaus zu gehen, denn wer hat schon nur Lust auf Schaufensterbummeln? Der ständige Spagat zwischen Selbstkontrolle und dem Umgang mit deiner Umgebung, die das Craving auslöst, kann gefährlich werden und dein Rückfallrisiko erhöhen. Damit du die Oberhand gewinnst und nicht den Boden unter den Füßen verlierst, musst du die Versuchung klein halten, und deine Umgebung spielt hier eine Schlüsselrolle. Wie in Regel Nr. 2 schon erwähnt, musst du dein Umfeld neu bewerten, und dazu gehören auch die Mitmenschen, die Drogen konsumieren. Ziel ist es, nicht nur abstinent zu werden, sondern es auch zu bleiben und dabei Versuchungen und Konsumanreizen zu widerstehen – und das jedes Mal aufs Neue und mehrmals am Tag.

Um zurück zum Thema zu kommen: Kannst du deine Partnerin oder deinen Partner nicht zum Entzug und zu einer Lebensveränderung motivieren, solltest du ernsthaft darüber nachdenken, dich eventuell von dieser Person zu distanzieren und dich vor ihr zu schützen. Ein Umbruch im Leben bedeutet auch, radikale Entscheidungen zu treffen, und diese Entscheidung ist eine, die dir keiner abnimmt!

Regel Nummer 4: Überbleibsel entsorgen!
Überbleibsel sind alle Werkzeuge und Utensilien, die ein Teil deines Konsums gewesen sind. Dazu gehören z. B. Spritzen, Feuerzeuge, Pfeifen oder bei einer Alkoholabhängigkeit auch Flaschenöffner. Der nur 33 ms andauernde Anblick dieser Konsumutensilien oder anderer Hinweise auf die Droge reicht aus, um im Gehirn das Craving auszulösen (Childress et al. 2008). Und für dich gilt ohne Zweifel: Solltest du restliche Substanzen zu Hause, im Auto oder in der Hosentasche haben, müssen diese umgehend beseitigt werden. Eigentlich ist es selbstverständlich, aber ich erwähne es sicherheitshalber trotzdem: Auch Kontaktdaten wie Telefonnummern oder E-Mail-Adressen von Drogendealern musst du vernichten. Wenn du diese Daten „nur für alle Fälle" irgendwo versteckst, gibst du dir die Möglichkeit, auf diese zurückzugreifen, sollte es dir danach sein. Bist du fest entschlossen, dein Leben in eine neue Richtung zu lenken, wird es dir nichts ausmachen, alles zu vernichten, was mit dem Drogenkonsum zusammenhängt! Damit signalisierst du dir: „Ich bin stark, ich habe mich verändert, ich habe es nicht mehr nötig." An dieser Stelle solltest du dir auch Gedanken darüber machen, ob es nicht eine gute Idee ist, deine eigene Telefonnummer zu ändern, um umgekehrt Anrufe von Menschen wie Dealern, drogenabhängigen Freundinnen und Freunden oder anderen zu blockieren.

Regel Nummer 5: Verbindung zu positiven Mitmenschen aufnehmen!
Menschen sind soziale Wesen und wir alle brauchen eine Verbindung zu anderen, mit denen wir unseren Kummer und unsere Freude teilen können. Wer braucht schließlich nicht von Zeit zu Zeit eine Schulter zum Ausweinen und Menschen, die mit einem lachen? Vielleicht hast du Familie, Freundinnen und Freunde oder Bekannte, die dir gerne und bereitwillig emotionalen Rückhalt geben, und falls ja, solltest du dies dankend annehmen. Wenn der gemeinsame Nenner „Drogen" wegfällt, sieht man auch meistens ein, dass man mit dem alten Freundeskreis, mit dem man Drogen konsumiert hat, keine anderen Gemeinsamkeiten teilt. Hältst du dich hingegen unter Nicht-Konsumentinnen und -Konsumenten auf, ist das Gesprächsthema nicht Drogen, sondern es geht um Dinge aus dem täglichen Leben. In welche Richtung du dich auch verändern möchtest: Es ist ratsam, sich mit Menschen zu umgeben, welche die von dir gewünschten Eigenschaften schon besitzen. Das Verhalten von anderen in unserem sozialen Umfeld ist ansteckend und motivierend. Zum Beispiel ist eine Selbsthilfegruppe ein idealer Ort, um neue Freundschaften zu schließen und von anderen, die in puncto Abstinenz schon viel weiter sind als du, zu lernen. Ich habe die positive Atmosphäre bei den Selbsthilfegruppen der Freundeskreise in Hamburg hautnah miterlebt. Die Kommunikation zwischen den Mitgliedern war freundschaftlich und warm und alle Ratschläge, die sie austauschten, erfolgten mit den besten Absichten und von Herzen. Ich kann mit Worten nicht beschreiben, wie selbst ich als Besucherin und Außenseiterin herzlich und freundlich von den Gruppenmitgliedern und Gruppenleiterinnen und -leitern empfangen wurde. Suche den Kontakt zu anderen, denn der Weg zu einem drogenfreien Leben ist einfacher, wenn du positive Mitmenschen an der Seite hast, die für dich nur das Beste wollen.

Regel Nummer 6: Erwerbsleben oder Schule aufnehmen!
Ist dein Tag sinnvoll gestaltet, bleibt wenig Zeit für Gedanken an Drogen. Es ist daher unbedingt ratsam, dass du deinem Leben und deiner Energie eine Richtung gibst und dir Ziele setzt. Jetzt hast du die Gelegenheit, dich in den gewünschten Lebensbereichen weiterzuentwickeln und das zu tun, was du schon immer machen oder ausprobieren wolltest. Du musst dir eine neue Identität aufbauen, weil sich dein altes Ich verändert hat oder gar nicht mehr existiert. Achte aber darauf, dass du dich nicht mit zu vielen Zielen und Plänen auf einmal überforderst, sondern gehe die Dinge je nach Dringlichkeit und Wichtigkeit der Reihe nach an und nimm dir Zeit, um dich an dein neues Leben und deinen neuen Alltag zu gewöhnen. Bist du aus

dem Erwerbsleben aufgrund der körperlichen und psychischen Belastungen durch den Drogenkonsum ausgeschieden, solltest du den Wiedereintritt ins Arbeitsleben zum Teil deines Zieles machen und dich wieder in die Gesellschaft eingliedern. Vielleicht musst du deinen Schulabschluss in einer Abendschule nachmachen oder eine Ausbildung beginnen, um erfolgreich in die Arbeitswelt einzutreten.

Eine Analyse von mehr als 130 wissenschaftlichen Studien belegt, wie wichtig die Erwerbstätigkeit für unser Wohlbefinden ist. Laut den Ergebnissen sind Arbeitslose anfälliger, Alkohol und Drogen zu konsumieren und eine Substanzabhängigkeit zu entwickeln. Ferner sollen diese ein erhöhtes Risiko haben, einen Rückfall nach einer Suchttherapie zu erleiden (Henkel 2011). Mit einem geregelten Tagesablauf kehrt auch Stabilität und Normalität in dein Leben ein, und dies wird deine Lebensqualität und Laune erheblich steigern. Gib dir einen Grund, morgens für einen bestimmten Zweck, ob Arbeit oder Schule, aufzustehen und zu einem bestimmten Zeitpunkt ins Bett zu gehen. Mit Eintritt ins Erwerbsleben gewinnst du an Autonomie und Selbstständigkeit, was deinem Wohlbefinden sicherlich zugutekommt. Nicht mehr auf die Hilfe anderer angewiesen zu sein bedeutet auch Freiheit und Macht zurückzugewinnen – eine wichtige Voraussetzung für ein positives Selbstbild. Autonomie ist ein befreiendes Gefühl und dies wird sich in deinem Selbstwertgefühl und Selbstbewusstsein niederschlagen. Gleichzeitig wird sich dein soziales Umfeld ändern, weil du in einer neuen Umgebung auch neue Menschen kennenlernen und dadurch neue Bekanntschaften und Freundschaften schließen wirst. Dies sind positive Entwicklungen, die dich noch mehr beflügeln werden.

Regel Nummer 7: Neue Interessen und Hobbys entwickeln!
Weil Drogen so viel Raum im Leben einnehmen, hinterlassen sie eine große Lücke, wenn sie auf einmal keine Rolle mehr spielen. Die Lücke ist eine prima Sache, denn sie schafft Raum für Veränderungen, den du mit positiven Tätigkeiten und Freizeitbeschäftigungen füllen kannst. Welche Interessen hattest du vor deiner Abhängigkeit? Was wolltest du schon immer lernen oder können? Oder was vermisst du in deinem Leben und hast du schon lange aufgegeben? Jetzt endlich hast du die Zeit und mehr Energie, dich aktiv neuen Tätigkeiten zu widmen und dich in deine Wunschrichtung weiterzuentwickeln. Hobbys fördern nicht nur den Einstieg in ein normales Leben. Sie bereiten große Freude und schaffen Gelegenheiten, um Kontakt zu anderen Mitmenschen aufzubauen. Zudem sind normale Freizeitaktivitäten eine gute Methode, um sich abzulenken und auf andere

Ideen zu kommen (Vorsicht: Die Hobbys dürfen nicht mit dem Suchtmittel in Verbindung stehen!). Damit hat man weniger Zeit für schädliche und destruktive Gedanken. Unter Freizeitaktivitäten fällt alles, was du neben deiner Beschäftigung zum Spaß und Vergnügen unternehmen kannst. Dazu gehören tanzen, ein Instrument spielen, schwimmen, Sport machen, basteln, malen, radeln oder auch einen guten Film im Kino oder zu Hause anschauen. Sei immer einen Schritt voraus: Überlege dir ganz genau, wann und zu welchen Zeiten du ein großes Verlangen nach den Substanzen empfindest, und plane für diese kritischen Momente ganz besonders Aktivitäten und Tätigkeiten ein, um die Krisenzeiten zu überstehen und der Versuchung, nach Drogen zu greifen, keine Chancen zu geben. Setze dir realistische Ziele, die dich anregen und reizvoll sind. Du kannst vielleicht nicht all deine Wünsche und Bedürfnisse verwirklichen, doch solange sich deine Ziele im realistischen Rahmen bewegen, solltest du alles tun, damit diese auch Wirklichkeit werden. Ein bloßes Hoffen oder Wünschen ist sinnlos, wenn du die Initiative nicht aktiv ergreifst. Tatenlos zu hoffen ist nichts anderes, als sich in eine niemals endende Warteschlange zu stellen, denn in diesem Fall kommst du wohl nie dran!

Regel Nummer 8: „Nein, danke" sagen!
Ja, es wird vorkommen! Garantiert! Du wirst irgendwann alte Freundinnen und Freunde oder Bekannte treffen, die dir Drogen anbieten werden wie in alten Zeiten, und das, obwohl sie ganz genau wissen, dass du jetzt abstinent bist. Vorsicht ist geboten: Das ist keine Nettigkeit, sondern dahinter verbergen sich böse Absichten. Und hier ist der Grund dafür: Wenn du dein Leben zum Positiven verändert hast (und mit einer Abstinenz hast du genau das getan), lässt du die anderen, also den Freundeskreis und Bekannte, die noch Drogen konsumieren, weit hinter dir. In der Rangordnung stehst du nun weiter oben als die anderen, und das wird sich für diese nicht so gut anfühlen. Während ihr früher auf Augenhöhe wart, ist nun ein Ungleichgewicht entstanden. Das löst Neid aus und wird deinem ehemaligen Umfeld wehtun. Um dich herunterzuziehen und dir wieder ebenbürtig zu sein, bekommst du ganz nett mal eine Gratis-Dosis und eine Einladung zum gemeinschaftlichen Konsum, doch dahinter verbergen sich stets böse Absichten. **Fall bloß nicht darauf herein!!!** Das ist keine Nettigkeit, sondern schlichtweg eine Verführung, hinter der Neid und der Versuch stecken, dich wieder in einen Teufelskreis zu bringen. Je mehr du dich mental auf riskante Situationen vorbereitest, desto besser kannst du dich gegen Rückfälle wappnen. Du hast vielleicht eine schwere und mühsame Therapie hinter dir. Warum also die ganze Mühe und den ganzen Aufwand

für ein kurzes Hochgefühl völlig umsonst betreiben? Denke daran, was geschieht, wenn du das verlockende Angebot annimmst, statt entschlossen abzulehnen. Sich die Konsequenzen eines Rückfalls vor Augen zu führen, kann abschrecken und davor bewahren auszurutschen, wenn der Boden unter den Füßen glatt wird. Denke an die negativen Aspekte des Drogenkonsums und an deine persönlichen Gründe wie z. B. deine Eltern, Kinder oder deine Beziehung, die dich dazu bewegen, abstinent zu bleiben. Jeder Grund ist wie eine seelische Rüstung, die dich vor einem Rückfall schützen wird. Damit du verführerische Angebote in Zukunft besser ablehnen kannst, findest du hier einige Aussagen, mit denen du in entsprechenden Situationen reagieren kannst:

- Nein, danke, ich bin abstinent.
- Ich brauche keine Drogen mehr.
- Es geht mir ohne viel besser.
- Meine Gesundheit hat ab jetzt Vorrang.
- Ich habe jetzt andere Lebensziele.
- Ich tue mir das nie wieder an.
- Ich werde mein Leben nie wieder in Gefahr bringen.
- Ich lebe jetzt drogenfrei.
- Ich würde mich freuen, wenn du meine Abstinenz respektierst und mich unterstützt.
- Willst du nicht auch abspringen? Ich hab's geschafft, du kannst es auch!
- Das Leben ist zu kurz, um es zu verschwenden. Ich habe aus meinen Fehlern viel gelernt.
- Ich will wahre Erlebnisse und keine illusorischen, wie sie von Drogen verursacht werden.
- Ich bin aus diesem Teufelskreis raus. Kann ich nur empfehlen.
- Für Drogen gibt es keinen Platz mehr in meinem Leben.
- Nein, danke. Auch eine Schnapspraline kann meine Abstinenz gefährden.
- usw.

Oben findest du Platz, um deine eigenen Ideen aufzuschreiben. Die genannten Beispielsätze spiegeln deine Gleichgültigkeit in Bezug auf Drogen wider und genau das ist das Ziel. Mit jedem „Nein" stärkst du wie bei einem Muskeltraining deine Willenskraft und verringerst du gleichzeitig die Macht, Energie und Bedeutung von Drogen in deinem Leben. Während die Substanzen ihre Macht verlieren, gewinnst du an Kraft und Stärke. Ein wunderbarer Tausch, findest du nicht auch?

Regel Nr. 9: Verantwortung übernehmen!
Du kannst dein Leben nur verändern, wenn du die Verantwortung für dieses übernimmst und etwas gegen deine Sucht tust. Auch wenn die Schuld an deiner Sucht bei anderen liegen mag, geht es um dein Leben. Also liegt die Verantwortung, zu handeln und deine Lebensumstände zu verbessern, bei dir. Die Schuld für die eigenen Probleme anderswo zu suchen, den Zeigefinger auf andere zu richten, zu jammern und in eine Opferrolle zu verfallen, löst keine Probleme, sondern raubt dir nur die Macht über dein eigenes Leben. Verantwortung zu übernehmen bedeutet, sich nicht immer mit Samthandschuhen anzufassen, sondern auch mal knallhart Selbstkritik zu üben, ohne dabei in Selbstmitleid zu versinken – getreu dem Motto: „Ich habe es mir eingebrockt, also muss ich sehen, wie ich da wieder rauskomme." Selbstkritik bedeutet aber NICHT, sich selbst herabzusetzen und zu beleidigen. Vielmehr sollte man in sich hineinhorchen, sein Verhalten analysieren und Schwachstellen erkennen, um Kanten und Ecken zu glätten, die die Schwierigkeiten im Leben verursacht haben. Selbstanalyse bedeutet auch, in den Spiegel zu schauen und sich einzugestehen, dass man eine schlechte und verantwortungslose Entscheidung getroffen hat. Mit mehr Verantwortungsbewusstsein nimmst du die Zügel in die Hand und gewinnst du Macht über dein Leben. Stell dir dazu die folgenden Fragen: „Wo lag bei mir der Fehler und was kann ich das nächste Mal besser machen?" oder „Welchen Schritt kann ich heute unternehmen, damit sich meine Lebensumstände verbessern?" Warte nicht und verlasse dich nicht auf Hilfe von der Außenwelt, sondern ergreife selbst die Initiative. Tatenlosigkeit ist nie eine gute Idee und eine riskante Angelegenheit, denn sie führt nie zu einem besseren Leben: weder zu einer Steigerung, Veränderung oder Neuerung noch zu irgendwelchen Fortschritten. Damit akzeptierst du nur die Umstände und dies wird dir jegliche Hoffnung und Möglichkeit für Verbesserungen nehmen. Es geht um DEIN Leben, deine Ziele und deine Zukunft. Also sei deine eigene Heldin bzw. dein eigener Held und handle!

Regel Nr. 10: Bei Rückfall NICHT aufgeben!
Wir Menschen sind nicht perfekt und auch nicht ohne Makel. Uns alle wirft es von Zeit zu Zeit in verschiedenen Lebensbereichen aus der Bahn. Alte Gewohnheiten, von denen wir uns mit Entschlossenheit verabschiedet hatten, kommen leider öfter mal wieder zutage. Keiner will nach erfolgreicher Abstinenz, dass es zu einem Rückfall kommt. Mal ist der Grund dafür das unerträgliche Craving, mal der Gedanke, dass bei einem Mal schon nichts passiert. Doch nach diesem einen Mal ist die Barriere zwischen Abstinenz und Konsum gebrochen, und bald folgt eine Ausnahme hier

und eine Ausnahme da und schon schlittert man wieder hinein in den regelmäßigen Konsum. Jeder einzelne Tag ohne Substanzkonsum ist wie ein Baustein, der für die Bildung deines neuen Lebens notwendig ist. Sollte dein Abstinenzversuch gescheitert sein, dann ist nicht gleich der Traum von einem drogenfreien Leben vorbei. Überlege, wie viele Tage, Wochen, Monate oder Jahre du ohne Substanzkonsum schon überstanden hast. Dies ist auch ein Beweis dafür, dass du sehr wohl imstande bist, ohne Drogen auszukommen.

> **Hinweis**
>
> Ein Rückfall ist KEIN Versagen, sondern bedeutet, dass du für einen Moment die Kontrolle verloren hast. Dabei handelt es sich um einen Ausrutscher und kein permanentes Scheitern. Manchmal bedeutet Fortschritt, „zwei Schritte vor und einen Schritt zurück" zu machen. In diesem Fall bist du immerhin einen Schritt nach vorne gegangen, und dies ist besser, als wenn du dich gar nicht in Richtung Ziel bewegt hättest. Schließlich hast du nun die Erfahrung als Vorteil in deiner Tasche. Anstatt aufzugeben, setzt du deine Behandlung einfach da fort, wo du aufgehört hast.

Ein Rückfall gibt dir kein grünes Licht, deinen Traum von einem abstinenten Leben aufzugeben. Ein Rückfall ist auch keine Charakterschwäche, sondern er bedeutet, dass die Suchtkrankheit dir für einen Moment die Zügel aus der Hand genommen hat. Wir alle stolpern auch mal auf einer ebenen Straße. Mal fallen wir hin, mal können wir uns noch rechtzeitig fangen und unsere Balance wiedergewinnen. Wenn man erneut erkrankt, gibt man ja auch nicht gleich auf, sondern begibt sich wieder in medizinische Betreuung, beispielsweise bei Fachärztinnen oder Fachärzten, die auf das Anliegen spezialisiert sind. Ist man negativ eingestellt und schreibt man den Rückfall den persönlichen Eigenschaften zu (getreu dem Motto: „Ich habe es ja versucht, aber ich bin nicht stark genug" oder „Was soll's, es geht halt nicht."), kann dies dazu führen, dass der Konsum fortgesetzt wird, und das darf nicht passieren.

Diese Art von negativem Denken und die negative Reaktion auf einen Rückfall stehen schon seit Längerem im Fokus der Forschung und haben sogar einen Namen: Dabei handelt es sich um den sogenannten „Abstinenzverletzungseffekt" (engl. abstinence violation effect/AVE) (Marlatt und Gordon 1985). Auch bekannt ist dieses Phänomen unter dem Namen „Was-zur-Hölle-Effekt" (engl. what-the-hell effect) (Cochran und Tesser 1996). Ein einmaliger Ausrutscher wird als Ausrede benutzt, um mit dem Konsum fortfahren zu können. Beide Begriffe machen eins deutlich: Wir Menschen scheinen alle ähnlich zu ticken, egal ob es um Drogen, eine Diät oder die Aufgabe eines anderen Zieles geht. Doch wir sollten uns ständig vor Augen führen, dass eine Niederlage kein dauerhaftes Scheitern bedeutet. Mach dir negative Denkweisen ganz klar bewusst und hör auf, dich dauerhaft zum Opfer zu erklären! Mit einer negativen Einstellung nimmst du dir die Motivation und Hoffnung auf künftige Erfolge.

Sich selbst als permanente Versagerin oder permanenten Versager abzustempeln, führt dazu, dass man das Handtuch wirft und in alte Konsummuster zurückfällt. Das ist so ähnlich, wie wenn man auf die Nase fällt, sich dann aber weigert, wieder aufzustehen, und einfach liegen bleibt. Hinfallen kann jeder, aber liegen zu bleiben ist eine persönliche Entscheidung. Eine positive Haltung ist nämlich der entscheidende Punkt und gibt dir den Mut, den nächsten Versuch in Angriff zu nehmen. Wenn du nicht fest an deinen Erfolg glaubst, lässt du die Tür für einen Rückfall einen Spaltbreit offen. Ganz egal, wie oft du schon eine Entgiftung oder Therapie durchgemacht hast: Du weißt nie, ob das nächste Mal auch das letzte Mal sein wird. Bei jedem Versuch lernst du etwas Neues dazu und erkennst, was du das nächste Mal besser machen kannst. Du lernst, was zu tun und was zu lassen ist. Vielleicht musst du deine Behandlung neu beginnen oder in einer anderen Form fortsetzen. Wichtig ist, dass du Erkenntnisse aus deinem Rückfall mitnimmst und deine Schwächen sowie die konkreten Auslöser für den Rückfall identifizierst. Solltest du eine Selbsthilfegruppe aufsuchen, scheue dich nicht, den Rückfall dort anzusprechen. Du wirst sehen, dass nicht nur dir ein Ausrutscher passiert ist. Hol dir Feedback und Tipps bei den anderen ein und nutze diese als Wegweiser. Sei geduldig mit dir selbst und gib dein Ziel, ein neues und drogenfreies Leben anzufangen, nicht auf. Jeder einzelne Tag, den du ohne Drogen verbringst, ist ein Grund, stolz auf dich zu sein, und gibt dir die Motivation und den Ansporn, weiterhin abstinent zu bleiben. Du lernst aus deinem Ausrutscher und wirst das nächste Mal vorsichtiger sein und dich mit entsprechenden Vorkehrungen und Schutzmaßnahmen wappnen. Nutze die unter Regel 1 erwähnten Methoden und Glaubenssätze, um dich von deinem starken Verlangen abzulenken. Im nächsten Kapitel findest du 10 Tipps, die als Rückfallprävention sehr gut geeignet sind. Daher betrachte das nachfolgende Kapitel auch als eine Fortsetzung von diesem und setze so viele Tipps und Methoden in deinem Leben um, wie du kannst.

> **Vorsicht**
>
> Ein Rückfall ist oft für die Gesundheit gefährlich und darf nicht auf die leichte Schulter genommen werden. Besonders nach einem Entzug von harten Drogen wie z. B. Meth sinkt die Toleranz für die Substanzen im Körper. Der Körper hat sich von den Giftstoffen entschlackt und ein erneuter Konsum der gleichen Menge kann leicht zu einer tödlichen Überdosis führen.

> **Und jetzt du!**
>
> Hast du schon mal einen Rückfall erlitten? An was hat es gelegen? Was hättest du besser machen können? Wie wirst du dich zukünftig bei einem starken Verlangen ablenken? Spiel im Geiste verschiedene Szenarien durch und konstruiere deine Reaktion oder Antwort in verschiedenen Situationen. Wenn du dann mit schwierigen und riskanten Situationen konfrontiert wirst, hast du schon „mentale Werkzeuge" parat, auf die du zugreifen kannst.

Die wichtigsten Punkte im Überblick

- Ein Rückfall ist kein persönliches Versagen und kein Grund, den Traum von einem abstinenten Leben aufzugeben.
- Riskante Situationen und Konsumanreize sollten auf ein Mindestmaß reduziert werden.
- Das Umfeld sollte neugestaltet und der Kontakt zu positiven Mitmenschen gesucht werden.
- Es ist empfehlenswert, ein geregeltes Leben anzustreben. Dabei helfen eine berufliche Tätigkeit, Weiterbildungsmaßnahmen sowie Hobbys und Aktivitäten, die nicht mit Drogen in Zusammenhang stehen.
- Du solltest üben und lernen, „NEIN" zu sagen, wenn andere zum Konsum einladen.

Literatur

Childress AR, Ehrman RN, Wang Z, Li Y, Sciortino N, Hakun J Jens W, Suh J, Listerud J, Marquez K, Franklin T, Langleben D, Detre J, O'Brien CP (2008) Prelude to passion: limbic activation by "unseen" drug and sexual cues. PLoS One 3(1):e1506. https://dx.doi.org/10.1371/journal.pone.0001506

Cochran W, Tesser A (1996) The "what the hell" effect: some effects of goal proximity and goal framing on performance. In: Martin LL, Tesser A (Hrsg) Striving and feeling: nteractions among goals, affect, and self-regulation. Taylor & Francis, London, S 99–120

Everitt BJ, Robbins TW (2005) Neural systems of reinforcement for drug addiction: from actions to habits to compulsion. Neurobiol Add 8:1481–1489

Fotros A, Casey KF, Larcher K, Verhaeghe AJ, Cox SML, Gravel P, Reader AJ, Dagher A, Benkelfat C, Leyton M (2013) Cocaine cue-induced dopamine released in amygdala and hippocampus: a high-resolution PET [18F] fallypride study in cocaine dependent participants. Neuropsychopharmacology 38:1780–1788. https://dx.doi.org/10.1038/npp.2013.77

Grodin EN, Courtney KE, Ray LA (2019) Drug-induced craving for methamphetamine is associated with neural methamphatamine cue reactivity. J Stud Alcohol Drugs 80(2):245–251. https://dx.doi.org/10.15288/jsad.2019.80.245

Henkel D (2011) Unemployment and substance use: a review of the literature (1990–2010). Curr Drug Abuse Rev 4(1):4–27. https://dx.doi.org/10.2174/1874473711104010004

Hoeben EM, Osgood DW, Siennick SE, Weerman FM (2020) Hanging out with the wrong crowd? The role of unstructured socializing in adolescents' specialization in delinquency and substance use. J Quant Criminol. https://dx.doi.org/10.1007/s10940-019-09447-4

Marlatt GA, Gordon JR (1985) Relapse prevention: maintenance strategies in the treatment of addictive behaviors. The Guilford Press, New York

Milella MS, Fotros A, Gravel P, Casey KF, Larcher K, Verhaeghe JAJ, Cox SML, Reader AJ, Dagher A, Bernkelfat C, Leyton M (2016) Cocaine cue-induced dopamine release in the human prefrontal cortex. J Psychiatr Neurosci 41(5):322–330. https://dx.doi.org/10.1503%2Fjpn.150207

Pavlov PI (2010) Conditioned reflexes: an investigation of the physiological activity of the cerebral cortex. Ann Neurosci 17(3):136–141. https://dx.doi.org/10.5214%2Fans.0972-7531.1017309

Robins LN (1993) Vietnam veterans' rapid recovery from heroin addiction: a fluke or normal expectation? Addiction 88(8):1041–1054. https://dx.doi.org/10.1111/j.1360-0443.1993.tb02123.x

Volkow ND, Fowler JS, Wang GJ, Baler R, Telang F (2009) Imaging dopamine's role in drug abuse and addiction. Neuropharmacology 56(1):3–8. https://dx.doi.org/10.1016/j.neuropharm.2008.05.022

Volkow ND, Koob GF, McLellan AT (2016) Neurobiologic advances from the brain disease model of addiction. New England J Med 374:363–371. https://dx.doi.org/10.1056/NEJMra1511480

Wade C, Travis C, Sommers S, Shin L (2018) Invitation to psychology, 7. Aufl. Pearson

Ein neues ICH: 10 Tipps von mir und der Wissenschaft

Du hast dich sicherlich während deiner Drogenabhängigkeit verändert und in vieler Hinsicht auch vernachlässigt. Dein Körper und Geist, aber auch das gesamte Umfeld haben darunter gelitten und brauchen jetzt deine Energie und Aufmerksamkeit. Eine starke Willenskraft ist zwar wichtig, aber allein nicht ausreichend für eine erfolgreiche und kontinuierliche Abstinenz. Einfach zu versuchen, die Finger von Drogen zu lassen, ist keine schlechte Strategie, jedoch nicht gut genug, wenn gesunde Verhaltensweisen und Gewohnheiten nicht in Gang gesetzt werden. Bei einer dreijährigen Langzeitstudie mit 69 Testpersonen, die von Opiaten, Alkohol und Meth abhängig waren, konnten erhebliche Unterschiede zwischen erfolgreich Abstinenten und weniger erfolgreichen und rückfälligen Teilnehmenden festgestellt werden. Die meisten der Probandinnen und Probanden waren zwar der Meinung, einen starken Willen zu haben. Dies allein reichte laut Untersuchung aber nicht für einen anhaltenden Erfolg aus. Der wesentliche Unterschied bestand darin, welche Strategien angewandt wurden und ob eine Neugestaltung bzw. Änderung des Lebensumfelds stattfand (Snoek et al. 2016). Erfolgreich Abstinente konnten ihr Lebensumfeld ändern, waren entschlossen und nutzten auch weitere Strategien. Sie versuchten z. B., ihre Gefühle unter Kontrolle zu halten, zu einer Beratung zu gehen, Gehirn und Geist zu beschäftigen, ihre Opferrolle hinter sich zu lassen und sich auf die positiven Aspekte des Lebens zu konzentrieren.

Auch du brauchst einen Aktionsplan und clevere Strategien für die Umsetzung deiner Ziele. Alte Gewohnheiten, die einen Drogenkonsum begünstigen, stellen nämlich eine große Gefahr für einen Rückfall dar, und genau dies soll schließlich verhindert werden. Am besten funktioniert das mit neuen und positiven Gewohnheiten und einer entsprechenden Alltagsgestaltung. Eine dauerhafte Abstinenz muss für dich höchste Priorität haben, denn schließlich hast du zu viel Arbeit investiert, um alles durch althergebrachte Verhaltensweisen zunichtezumachen. Im vorherigen Kapitel habe ich 10 Regeln erwähnt, die wichtig für eine anhaltende und erfolgreiche Abstinenz sind. Im Folgenden findest du als Ergänzung 10 Tipps, die du in deinem Alltag umsetzen kannst und die dir bei einem erfolgreichen und drogenfreien Leben helfen, aber auch dein Wohlbefinden verbessern können. Nutze sie als Teil deines strategischen Plans auf dem Weg zu einer dauerhaften Abstinenz und einem besseren und zufriedeneren Leben:

Tipp Nr. 1. Alte Gewohnheiten durch neue und bessere ersetzen
Hast du dich schon mal gefragt, warum du tagein, tagaus immer das Gleiche tust? Auch an Tagen, an denen du keine Lust darauf hast? Mit deinem chronischen Drogenkonsum hast du nicht nur eine Abhängigkeit entwickelt, sondern auch eine Gewohnheit und vertraute Routinen geschaffen, denen du regelmäßig nachgehst. Wenn wir etwas ständig und über lange Zeit hinweg wiederholen, verstärken wir für diese Verhaltens- und Denkweisen Verbindungen im Gehirn, sodass wir Dinge teilweise automatisch immer wieder tun. Nach Erreichen der Abstinenz ist die Arbeit deshalb noch lange nicht getan. Die Gewohnheiten und Routinen müssen an das neue drogenfreie Leben angepasst werden. Alle Handlungen, die mit Drogenkonsum in Zusammenhang stehen, hatten sicherlich negative Auswirkungen auf dein Leben, und du solltest diese jetzt durch bessere Alternativen ersetzen. Die Gewohnheiten und Rituale, die während des Konsums regelmäßig gepflegt wurden, z. B. der allmorgendliche Griff zur Bierflasche oder kriminelle Handlungen wie Diebstahl, sind jetzt logischerweise überflüssig und du kannst sie nun durch andere Handlungen, beispielsweise durch Spaziergänge am Morgen oder Nachrichtenschauen, ersetzen. Das Umstellen auf neue Gewohnheiten kann am Anfang eine Herausforderung darstellen. Aller Anfang ist oft schwer und erscheint unmöglich, merkwürdig oder kompliziert. Das Gehirn muss sich schließlich an alles Neue und Ungewohnte erst einmal gewöhnen und Verknüpfungen zwischen den Gehirnzellen herstellen – und das geht nicht von heute auf morgen. Laut Forschungsergebnissen dauert die Entwicklung einer neuen Gewohnheit bis zu 66 Tage (Lally et al. 2009). Dafür musst du aber die neuen, gesunden und hilfreichen Handlungen wie Meditation, Sport, Lesen, gesunde Ernährung etc. ständig und regelmäßig ausüben und nicht gleich beim zweiten Versuch aufgeben, weil es unbequem, langweilig oder schwer

erscheint. Wenn du Entschuldigungen und Ausreden zulässt, ist die Versuchung, wieder in alte Gewohnheiten zu verfallen, verführerisch und stark, weshalb die neuen Gepflogenheiten keine Chance haben sich durchzusetzen. Fang mit kleinen und einfachen Umstellungen an und überfordere dich nicht mit zu vielen und großen Herausforderungen. Die kleinen Erfolge werden dir so viel Schwung und Dynamik geben, dass du dich an größere Ziele und Umstellungen im Alltag heranwagen kannst.

Tipp Nr. 2. Yoga und Achtsamkeit
Das starke Verlangen nach den Substanzen kann für innere Unruhe sorgen, und Yoga und Achtsamkeit sollen genau dagegen helfen! Beides kommt zunehmend bei Therapien zur Bekämpfung einer Drogen-, Tabak- und Alkoholabhängigkeit ergänzend zum Einsatz, weil die Betroffenen durch Yoga und Achtsamkeit mehrere körperliche, physiologische, seelische und neuronale Ebenen und Prozesse einbeziehen (und z. B. ihren Fokus auf das Atmen richten), die auch bei Substanzabhängigkeiten und Rückfällen eine Rolle spielen (Khanna und Greeson 2013).

- **Yoga:** Yoga steht im Ruf, einen therapeutischen Effekt zu haben, und soll neben vielen gesundheitlichen Vorteilen auch bei der Behandlung von Abhängigkeitserkrankungen von Nutzen sein (Woodyard 2011). Die Meditationsübungen sollen den Stresspegel, Depressionen und Ängste verringern, die häufig als Nebenwirkungen bei einem Drogenkonsum sowie als Begleiterscheinung während und nach einer Entgiftung auftreten (Shohani et al. 2018). Unabhängig davon ist Yoga eine ideale Freizeitaktivität und Sportart zugleich und ein Zeichen von gesunder Lebensführung.
- **Achtsamkeit:** Achtsam zu sein bedeutet, man nimmt sein Umfeld bewusst wahr, ohne auf auftauchende Gedanken zu reagieren und diese zu beurteilen. Achtsamkeit ist eine wirksame Methode zur Rückfallprävention und soll laut Studien während und nach einer Therapie dabei helfen, weniger Craving zu verspüren (Hamidi und Kheiran 2019; Witkiewitz et al. 2013). Die Gedanken ohne Beurteilung bewusst auf das Hier und Jetzt zu richten, hat noch weitere Vorteile: Es soll neben zahlreichen anderen positiven Wirkungen auch die Selbstbeherrschung in Bezug auf das Verlangen fördern, bei der Regulierung von negativen Emotionen helfen und gleichzeitig die Aufmerksamkeit für Drogen und Konsumanreize in eine andere Richtung lenken (Garland et al. 2014). Die Gedanken werden gerade am Anfang eines Entzugs viel um Drogen und negative Dinge kreisen. Dies solltest du nicht unterdrücken, sondern

wie Wolken am Himmel betrachten und einfach an dir vorbeiziehen lassen, ohne darauf weiter einzugehen.

Tipp Nr. 3. Bewegung ist wichtig!
Sport hat viele Vorteile für die körperliche und geistige Gesundheit sowie für das allgemeine Wohlbefinden. Er kann dich dabei unterstützen, den physischen und psychischen Schaden wiedergutzumachen, der durch Drogen entstanden ist. Sport kann dir in vielerlei Hinsicht helfen und eine unverzichtbare Stütze sein, weshalb er für eine erfolgreiche Abstinenz eine besonders große Rolle spielt. Hier ein Überblick über zehn weitere Vorteile, die die Wichtigkeit von regelmäßigem Sport für ein erfolgreiches und drogenfreies Leben unterstreichen:

- **Sport fördert die Bildung von neuen Gehirnzellen:** Studien belegen, dass Drogen die Bildung von Gehirnzellen im Hippocampus, der wichtig für das Gedächtnis und Lernen ist, verhindern können (Noonan et al. 2010). Sport kann helfen, die Schäden rückgängig zu machen. Genau in den davon betroffenen Hirnregionen (im Hippocampus) soll Sport die Bildung von neuen Gehirnzellen fördern (Erickson et al. 2011; Uda et al. 2006).
- **Sport verbessert die kognitiven Funktionen:** In Kap. 5 wurden die gravierenden Folgen von verschiedenen Substanzen auf das Gehirn beschrieben. Sie beeinträchtigen unterschiedliche kognitive Funktionen wie Gedächtnis und Lernfähigkeit (Battisti et al. 2010; Fox et al. 2009; García-Moreno und Cimadevilla 2012). Studien belegen, dass Sport das Gedächtnis und die Lernfähigkeit verbessern kann (Zuniga et al. 2019; Sinaei et al. 2019; Erickson et al. 2011; Winter et al. 2007).
- **Sport macht glücklich:** Einer der Motive, warum viele Konsumentinnen und Konsumenten zu Drogen greifen, ist, dass diese ihr Wohlbefinden steigern und Glücksgefühle empfinden möchten, auch wenn dies chemisch und toxisch induziert ist. Dopamin (der Botenstoff, der für die Glücksgefühle zuständig ist) wird durch den Konsum von verschiedenen Drogenarten im Überfluss ausgeschüttet (Blum et al. 2012). Durch Sport kann dein Gehirn diesen Botenstoff auf ganz natürliche und gesunde Weise erzeugen. Deshalb sind sportliche Aktivitäten bei der Drogensuchtbekämpfung eine äußerst hilfreiche Methode. Durch Sport kannst du dein Wohlbefinden und deine Stimmung anheben, und das bedeutet mehr Energie, Selbstbewusstsein, Zufriedenheit und Optimismus (Elmagd 2016). Dies sind wichtige Voraussetzungen für ein neues und zufriedenes Leben und ein neues Ich.

- **Sport hilft, Depressionen und Angstgefühle zu mindern:** Depressionen und Angstgefühle sind Risikofaktoren, die als Auslöser für einen Drogenkonsum gelten (Brenner et al. 2019; Castle 2008). Wenn du eine Abstinenz anstrebst, können dir deine psychischen Probleme im Wege stehen, denn diese negativen Gefühle stellen eine große Belastung dar und können dich zum Konsum verführen. Schließlich wird die trübe Stimmung durch Drogen unterdrückt. Genau hier kann Bewegung sehr hilfreich sein: Laut Studien verringert Sport nämlich nicht nur Depressionen, sondern auch Angstgefühle. Gleichzeitig sollen damit das Selbstbewusstsein und die Selbstwirksamkeit gefördert werden (Nyberg et al. 2019; Kandola et al. 2019; Cohen 2017; Herring et al. 2010).
- **Sport stärkt das Immunsystem:** Ein exzessiver und chronischer Drogenkonsum kann das Immunsystem deutlich schwächen (Magrone und Jirillo 2019; Ersche und Döffinger 2017). Und Sport bewirkt genau das Gegenteil: Er stärkt nämlich das Immunsystem, und dazu sollen schon 20 min Bewegung am Tag reichen (Dimitrov et al. 2017).
- **Sport mindert Stress:** Stress ist einer der Gründe, warum Abstinente rückfällig werden und wieder Drogen nehmen, um möglicherweise Spannungen zu verringern und Sorgen zu unterdrücken (Back et al. 2010). Verschiedenen Studien zufolge reduziert Sport nicht nur Stress, sondern erhöht gleichzeitig die Stressresilienz (Pietrelli et al. 2018; Cleck und Blendy 2008). Der Weg in ein drogenfreies Leben ist keine ebene Asphaltstraße. Du wirst sicherlich mit Hürden und Turbulenzen konfrontiert werden, die aller Voraussicht nach viel Stress verursachen werden. Mit etwas Bewegung im Alltag wirst du den Stress besser ertragen, weniger wahrnehmen und damit besser umgehen. Beim Sport bewegt sich der Fokus weg von den negativen Gedanken und dem Craving und richtet sich auf die Bewegung, welche deine Konzentration und Aufmerksamkeit erfordert. Und das ist eine Entlastung und erholsam für die erschöpfte Seele.
- **Sport verbessert die Schlafqualität:** Stimulanzien wie Meth, Amphetamine und Kokain hemmen das Schlafbedürfnis, verursachen bei den Betroffenen Schlafmangel und zerstören so den ganzen Schlafrhythmus (Berro et al. 2016). Damit der Körper sich vom Schlafentzug wieder regenerieren kann, ist ausreichend Schlaf ein Muss. Sportliche Aktivitäten wie z. B. das Widerstandstraining verbessern alle Aspekte des Schlafes, insbesondere die Schlafqualität (Kline 2019; Kovacevic et al. 2018). Untersuchungen an depressiven Probandinnen und Probanden zeigten darüber hinaus, dass Sport nicht nur für einen besseren Schlaf,

sondern auch für ein größeres Wohlbefinden und eine weniger depressive Stimmung sorgte (Gerber et al. 2019).
- **Sport sorgt für weniger Craving:** Wissenschaftliche Studien belegen, dass Sport den zwanghaften Drang nach Substanzen mindert. Abhängige Testpersonen, die in einer ambulanten Therapieeinrichtung mithilfe von Aerobic-Übungen 3-mal die Woche jeweils 30 min trainierten, und dies sechs Wochen lang, hatten weniger Verlangen nach Drogen und nahmen Stress weniger wahr (Brellenthin et al. 2019). In einer jüngsten randomisierten Pilotstudie kamen Forscherinnen und Forscher zu einem ähnlichen Ergebnis. Sie fanden heraus, dass isometrische Übungen im Rahmen der Rauchentwöhnung helfen, das Craving und die Entzugserscheinungen zu vermindern (Cheung et al. 2020).
- **Sport verringert das Rückfallrisiko:** Leider besteht während einer Abstinenz weiterhin das Risiko, rückfällig zu werden. Dieses Risiko kannst du mit körperlicher Bewegung reduzieren. Laut Studien kann Sport bei einer erneuten Drogenexposition nach dem Konsumstopp helfen, nicht rückfällig zu werden und Angstzustände zu mindern (Zlebnik und Carroll 2015; Segat et al. 2014; Lynch et al. 2013).
- **Sport schützt vor Drogenkonsum:** Sport ist nicht nur bei der Bekämpfung einer Abhängigkeit wichtig, sondern er ist auch ein entscheidender Faktor, wenn es darum geht, den Konsumbeginn zu verhindern. In einer Langzeitstudie haben Forscherinnen und Forscher der University of Helsinki 4240 jugendliche Zwillinge untersucht (Korhonen et al. 2009). Dabei fanden sie heraus, dass diejenigen, die keinen Sport trieben (weniger als 3-mal im Monat), ein erhöhtes Risiko hatten, als Erwachsene Drogen zu konsumieren.

Alle oben genannten Vorteile von Bewegung können dir dabei helfen, abstinent zu bleiben. Sie sind also ein triftiger Grund, sich regelmäßig sportlich zu betätigen, und das auch lange nach Stabilisierung deiner Abstinenz.

Die Vorteile von ausreichender Bewegung gehen aber noch weiter, und den Einfluss von Sport auf die molekulare Ebene deines Körpers konnte ein Forscherteam unter der Führung von Dr. Marlene Lindholm vom Karolinska-Institut der Universität Stockholm hervorragend belegen. 23 junge Probandinnen und Probanden sollten drei Monate lang (und zwar 4-mal die Woche jeweils 45 min) nur das eine Bein trainieren. Das Ergebnis: Das trainierte Bein wurde nicht nur kräftiger und muskulöser, sondern das Training führte auch dazu, dass neue Gene aktiviert wurden (2014). Eine Biopsie beider Beine zeigte genau 4076 genetische Unterschiede zwischen dem trainierten und dem untrainierten Bein, die beide zu Beginn der Studie identisch waren. Sport ist demnach nicht nur ein Hobby, sondern für die Gesundheit unverzichtbar. Idealerweise solltest du Bewegung ritualmäßig in deinen Alltag integrieren und sie zum Teil deiner Lebensweise und Identität machen, damit die epigenetischen Wunder auch bei dir ihre Wirkung entfalten und dein epigenetischer Schalter auf „gesund" gestellt wird. Außerdem wird dir regelmäßiger Sport das Gefühl geben, dass du einen gesunden Lebensstil pflegst, und dich motivieren, von ungesundem und schädlichem Verhalten wie z. B. von einem erneuten Drogenkonsum die Finger zu lassen. Neben den gesundheitlichen Vorteilen erweist sich Sport übrigens auch als ein tolles Ablenkungsmanöver und eine schöne Freizeitaktivität, die unzählige Möglichkeiten für jeden Geschmack bietet. Nimm dir Zeit, um dein Wohlbefinden zu fördern, und suche eine Sportart aus, die dir zusagt – ob Gruppensport, Training im Fitness-Studio oder sportliche Aktivitäten, die du ganz alleine ausübst. Es gibt Dutzende von Möglichkeiten, die du an deine Anforderungen anpassen kannst!

Tipp Nr. 4. Die Macht der Gedanken nutzen
Wie fühlst du dich bei dem Gedanken an die letzte Niederlage, Ablehnung, Absage oder an die Zukunft? Einen Luftsprung wirst du dabei sicherlich nicht machen, sondern du wirst eher im Geiste dieselben Gefühle wie eine Wiederholungssendung immer wieder abspielen und eine bestimmte Situation mehrmals durchleben. Die Gedanken, die sich in deinem Kopf abspielen, sind für dein Wohlbefinden und künftiges Handeln viel ausschlaggebender und wichtiger, als du denkst. Abhängig von deiner Einstellung lenkst du mit deinem Denken die Energie und Aufmerksamkeit in eine bestimmte Richtung und löst du bestimmte Gefühle aus. Wenn deine Gedanken ständig um Negatives kreisen, dann stärkst du die dazugehörigen Verbindungen im Gehirn. Dies macht dich nur noch negativer, und die Gedanken tauchen automatisch und häufiger auf. Laut Dr. Caroline Leaf, der Autorin des Buches *Switch On Your Brain: The Key to Peak Happiness, Thinking, and Health,* können wir mit unseren Gedanken und Überlegungen die eigene Hirnstruktur verändern (2015). Der Forscherin zufolge können wir mit unserem tiefen Denken eine Genexpression aktivieren, die spezielle Proteine im Gehirn freisetzen kann, welche wiederum wichtig für die Vernetzung und Stärkung von Nervenverbindungen sind. Wissenschaftliche Studien belegen ebenfalls, dass wir mit unseren Gedanken unsere Genexpression beeinflussen können (Folcher et al. 2014). Das ist für uns alle eine tolle Nachricht, denn das bedeutet, dass wir mit tiefem und konzentriertem Denken unsere Gedanken selbst lenken können. Wir entscheiden, in welche Richtung unsere Gedanken gehen sollen. Also warum

diese nicht gleich in eine positive Richtung lenken und unser Gehirn zu unseren Gunsten neuverdrahten? Dieser Vorgang hat sogar einen Namen und wird **„selbstgesteuerte Neuroplastizität"** (engl. self-directed neuroplasticity) genannt (Hanson 2014). Selbsthilfegruppen können hier mit Sicherheit auf die Sprünge helfen!

Negative Gedanken und Vorstellungen sind schädlich, denn mit diesen verschwendest du nicht nur deine Energie, sondern stärkst gleichzeitig auch die Gehirnstruktur, die mit Negativität und Pessimismus verbunden ist. Du verwandelst dich somit selbst in einen negativen und vielleicht auch hoffnungslosen Menschen, der von Selbstzweifeln geplagt ist. Hoffnungslosigkeit ist nichts anderes als Gift, weil sie deine Wünsche, Träume und Ziele zerstören kann. Als Metapher kannst du dir deine Gedanken auch als ein Gewächs vorstellen: Was immer du bewässerst, ob positive oder negative Gedanken, wird wachsen und somit größer und stärker werden. Ob du dir einredest „Ich schaffe den Absprung von den Drogen niemals" oder dir sagst „Ich schaffe das schon": Dein Gehirn wird auf diese Gedanken auf unterschiedliche Weise reagieren und entsprechend andere Emotionen auslösen, die im Endeffekt deine Entscheidungen beeinflussen werden. Auch entmutigende Gedanken wie „Ich bin zu alt, zu schwach, zu tief drin" sind extrem destruktiv und katastrophal, weil diese eine Fortsetzung des Konsums zulassen und entschuldigen. Durch negatives Denken verursachst du negative Emotionen und vielleicht auch ein entsprechendes Fehlverhalten. So wirst du dir dann durch dein Nichthandeln oder deinen Mangel an Mühe und Anstrengung selbst beweisen, dass du das Zeug für einen erfolgreichen Ausstieg nicht besitzt.

Die Verinnerlichung von Erwartungen hat sogar einen Namen. Man spricht dabei von einer **„selbst erfüllenden Prophezeiung"** (engl. self-fullfilling prophecy) (Merton 1948). Du kannst dieses Spiel auch umdrehen: Durch das Erlernen von positiven Denkweisen und einer positiven Einstellung kannst du dir selbst gegenüber und deinen Erwartungen und Ansprüchen gerecht werden. Positives Denken kannst du üben! Durch Eigeninitiative kannst du dich positiver und optimistischer stimmen und das Gehirnareal, das hierfür zuständig ist, vergrößern. Stell dir deine Zukunft in glanzvollem Licht vor, damit du positive Emotionen auslöst, die dir Mut und Motivation geben! Mit positiven Gedanken aktivierst du auf der einen Seite positive Emotionen, auf der anderen Seite werden auch positive Verhaltensmerkmale wie Mut, Stärke, Freude und Kraft in dir geweckt.

Schenke negativen Gedanken keine Beachtung. So werden diese schwächer und verlieren an Bedeutung. Vielleicht denkst du jetzt: „Leichter gesagt als getan, wenn alles gegen meinen Willen läuft." Du hast recht.

Leicht ist das Ganze nicht, denn es erfordert Geduld und kontinuierliche Übung. Immerhin reden wir über die Veränderung der Gehirnstruktur, die deine Aufmerksamkeit und Energie einfordert. Neue Denkmuster sind wie ein ungehorsames Pferd, das zugeritten werden muss, nur bist du hier Lehrling und Trainerin bzw. Trainer zugleich. Es ist nicht einfach, alte und ineffektive Denkmuster, die man schon so lange pflegt, in Kürze zu verändern. Diese haben sich schon einen breiten Weg gebahnt und nehmen viel Platz im Gehirn ein. Nun gilt es, neue Denkweisen zu verkabeln. Wie? Das geht am besten, wie oben bereits dargelegt: mit positivem Denken und intensiver Übung – und das kann etwas Zeit in Anspruch nehmen. Laut Dr. Caroline Leaf dauert es ca. 21 Tage oder mehr, bis sich neue Denkmuster ins Langzeitgedächtnis einnisten. Durch kontinuierliches Üben werden die entsprechenden Gedanken leicht und automatisch abgerufen und sie werden dich im positiven Sinne verändern. Hinter jeder Bewegung und Entscheidung steckt schließlich ein Gedanke, und allein die Tatsache, dass eine Veränderung der Denkmuster möglich ist, ist eine bahnbrechende Neuigkeit für uns alle. Willst du dein Leben drogenfrei gestalten, sind Hoffnung, Optimismus und Zuversicht unerlässlich, denn ohne sie gäbe es schließlich keine Motivation, den mühsamen Weg in die Abstinenz auf sich zu nehmen. Nutze dieses tolle und wirkungsvolle Instrument, das Mutter Natur dir gegeben hat, und profitiere von deiner positiven Kraft und der Macht deiner Gedanken.

Was ist mit der inneren Stimme?
Genauso wie die Gedanken kann dir auch deine innere Stimme (engl. self-talk) helfen oder schaden. Während oder nach der Entgiftung z. B. wird dir diese Stimme öfters mal raten, dir zur Erleichterung noch mal einen letzten Kick zu verschaffen oder einen Schuss zu setzen. Dies ist so, wie wenn auf der einen Schulter ein Engel und auf der anderen ein Teufel sitzen würde. Und ich bin mir sicher, dass der kleine Teufel, sprich die negative innere Stimme, viele schon ins Knusperhaus gelockt und einen Rückfall ausgelöst hat. Du musst lernen, genau wie bei den Gedanken die negative Stimme verstummen zu lassen und diese zu deinem Vorteil umzukehren. Wenn diese dir z. B. „Mensch, einmal noch!" zuflüstert, änderst du dies in „Halt die Klappe, ich bin abstinent und ich bleibe es auch!". Deine Gedanken und das Geflüster deiner inneren Stimme sind KEIN Befehl, auf den du unbedingt reagieren musst. Wenn du darauf nicht weiter eingehst, hört dein Gehirn bald auf, ständig auf dich einzuwirken – getreu dem Motto: „Die oder der hört sowieso nicht auf meine Ausreden und Befehle, also lass ich es lieber sein." Bist du bei deinem Heilungsprozess zu 100 % dabei, dann ist

das wie eine kugelsichere Weste. Kein Alibi, kein Grund und keine Rechtfertigung haben eine Chance, in dein Gehirn einzudringen. Sei aber mental auf selbstentwertende Gedanken, Ausreden und eigene Rechtfertigungsversuche vorbereitet. Höre genau auf das, was du dir selbst zuflüsterst. Mit der Zeit entwickelst du ein Gespür dafür und kannst mit Leichtigkeit die Gedanken und die innere Stimme in eine positive Richtung lenken. Im Folgenden findest du einige Beispiele, wie du destruktive Gedanken am besten umprogrammieren kannst:

- Ich muss das unbedingt noch ein letztes Mal machen. → Damit habe ich gerechnet! So fühlt sich Craving also an. Gegen mich hast du aber keine Chance!
- Auf das eine Mal kommt es nicht an, also warum nicht? → Ich habe mich entschieden. Ich bin und bleibe abstinent!
- Was hast du dir dabei gedacht? Du bist zu blöd und zu schwach! → Ich schaffe das schon. Ich bin stark!
- Muss ja keiner wissen. → Meine Genesung ist mir wichtig!
- Ich brauche die Drogen! Ich kann nicht anders. → Ich muss nicht. Gestern habe ich auch nichts genommen, also kann ich gut ohne!
- Es geht mir richtig mies. Ein kleines bisschen wird mich aufheitern. → Morgen geht es mir bestimmt besser!
- Irgendwann mach ich die Entgiftung, aber nicht jetzt. → Jetzt ist genau der richtige Zeitpunkt!
- Nach Weihnachten oder Geburtstag fange ich an. → Mein neues Leben ist mein Geburtstags-/Weihnachtsgeschenk. Ich bin es wert und ich bin es mir schuldig!
- Ich stecke viel zu tief drin und kann das jetzt sowieso nicht mehr ändern. → Langsam, aber sicher werde ich mir ein neues Leben aufbauen!

Tipp Nr. 5. Anderen helfen und wachsen
Hast du deine Drogenabhängigkeit überwunden und bist erfolgreich abstinent, können andere, die sich noch am Anfang oder mittendrin befinden, viel von deiner Erfahrung und deinem Neuanfang lernen. Du bist jetzt ein Vorbild und Expertin bzw. Experte durch persönliche Erfahrung. Für andere Drogenkonsumentinnen und -konsumenten bist du durch dein neues Leben ein Symbol für Unschlagbarkeit und harte Arbeit. Du selbst wirst aber auch von den anderen profitieren: Neben den positiven Gefühlen, die entstehen, wenn man anderen hilft, wird dies auch dir helfen, abstinent zu bleiben. In einer Studie fanden Forscherinnen und Forscher heraus, dass ehemalige Alkohol- und Drogenabhängige (die seit sechs Monaten abstinent

waren) nach einer vierwöchigen Mentoren-Ausbildung nicht nur den Alkohol- und Drogenkonsum ihrer 30 Schützlinge senken konnten, sondern dass bis auf einen alle Mentorinnen und Mentoren dabei selbst abstinent blieben (Tracy et al. 2011). Allein die Tatsache, dass du dich zum Positiven verändert hast, ist Motivation und Inspiration für andere in deinem Umfeld mit ähnlichen Problemen. Vielleicht kannst du deinen Mitmenschen, die noch immer Drogen konsumieren, eine freundliche Nachricht mit Tipps zu Anlaufstellen und Beraterinnen oder Beratern in der Nähe schicken. Teile deine Geschichte mit anderen und sei stolz, dass du die Kraft gefunden hast, dein Leben wieder in den Griff zu bekommen. Wie deine Abhängigkeit angefangen hat, was dazu geführt hat, wie du dich von deiner Sucht befreit hast oder Craving-Phasen überwunden hast, das sind alles wichtige und wertvolle Informationen für andere, die sie vielleicht ermutigen, selbst tätig zu werden. Fakt ist, dass nicht jeder Hilfe sucht, aber diejenigen, die eine helfende Hand brauchen und sich wünschen, können aus deiner Unterstützung viel Stärke, Mut und Kraft schöpfen. Vielleicht erinnerst du dich an deine schwachen Momente und daran, was oder wer dir geholfen hat. Die Hilfe, die du bekommen hast, kannst du jetzt an andere weitergeben, und dies ist ein äußerst befriedigendes Gefühl und eine Gelegenheit, als Individuum zu wachsen. Vielleicht war auch keiner für dich da, der dir Hilfe und Beistand leisten konnte. Jetzt ist deine Chance, die Art von Hilfe anderen zu geben, die du selbst gerne auf dem Weg in die Abstinenz gehabt hättest.

Tipp Nr. 6. Methoden zur Stressbewältigung lernen
Stress kann keiner vermeiden. Er lauert überall und trifft jeden im alltäglichen Leben. Stress ist in vielen Phasen der Drogenabhängigkeit, z. B. beim Konsumbeginn, während des Cravings und bei Rückfällen, der Übeltäter (Koob und Schulkin 2019; Shoaib et al. 2018). Ein Grund dafür könnte sein, dass bei akutem Stress die Entscheidungsfähigkeit leidet und mögliche Konsequenzen und Folgen einer Entscheidung nicht sinnvoll abgewogen werden (Wemm und Wulfert 2017). Drogensucht und Stress haben laut Forschung Gemeinsamkeiten und aktivieren dieselben Hirnareale (Pang et al. 2019; Ruisoto und Contador 2019). Stress soll die Hirnaktivität im präfrontalen Cortex verringern, in einem Bereich, der wichtige Prozesse wie Verhaltenskontrolle, Entscheidungsfähigkeit, das logische Denken und Impulsivität reguliert (Ruisoto und Contador 2019; Arnsten et al. 2015; Sinha 2008). Auch der Hippocampus (wichtig für Gedächtnis und Lernen) soll unter Stress leiden, während sich gleichzeitig die Aktivität der Amygdala (reguliert unter anderem die Emotionen) verstärkt (Ruisoto und Contador

2019). Fazit: bei einem negativen emotionalen Zustand und fehlender Kontrollfunktion des Gehirns => erhöhtes Rückfallrisiko. Stress hat somit einen direkten Einfluss auf das Drogenkonsumverhalten!

Der Umgang mit Stress und Belastungen muss gelernt sein und ist für eine dauerhafte Abstinenz von wesentlicher Bedeutung! Gerade nach Konsumstopp werden viele Situationen wie z. B. das starke Verlangen nach den Substanzen erheblichen Stress verursachen und dich ins Zweifeln bringen. Vielleicht wirst du dich fragen, warum du dir das Ganze überhaupt antust, wenn das Leben ohne Drogen ja genauso stressig oder sogar viel stressiger und auch öde ist. Stress ist jedoch ein normaler Bestandteil des täglichen Lebens und jeder muss lernen, damit umzugehen. Merke dir, dass ein stress- und problemfreies Leben gar nicht existiert. An jedem Anfang, gerade wenn man einen neuen Weg einschlägt, stehen oft Probleme, Hürden und Hindernisse, die man erstmal bewältigen muss. Manchmal haben wir auch einen kleinen Durchhänger, bevor wir so richtig durchstarten können. Zum Beispiel kann die Job- oder Wohnungssuche eine Zeit dauern, bis man erfolgreich ist, können Beziehungen oder Freundschaften in die Brüche gehen und kann eine depressive Phase folgen, weil nichts so läuft, wie man es sich vorstellt. Du musst den Fluss aus Unannehmlichkeiten, Hindernissen, Belastungen und Stress möglichst unversehrt überqueren, um ans andere Ufer zu gelangen, wo ein neues Leben auf dich wartet. Die Alternative ist wenig erfreulich und viel schwieriger, denn sie bedeutet, dass du dort bleibst, wo du warst, ohne Fortschritte zu machen, und ein Leben führst, das dich nicht glücklich macht. Deine Entschlossenheit, abstinent zu werden und es auch zu bleiben, bedeutet, dass du auch dann weiterschwimmst, wenn du müde bist, keine Lust mehr hast oder das Wasser zu kalt ist. Gib also nicht auf und schwimm immer schön weiter, egal was es kostet. Gehst du mit Stress richtig um, kannst du dein Rückfallrisiko minimieren. Deshalb möchte ich dir einige Ratschläge mit auf den Weg geben, die dir bei der Stressbewältigung helfen können:

- **Deine Interpretation ist der entscheidende Knackpunkt!**
- Wie du die Situation oder das Ereignis interpretierst, ist entscheidend, denn dein Körper wird auf deine Sichtweise reagieren. Siehst du eine schwierige Situation als nichts Ungewöhnliches und als einen normalen Prozess an, dann bist du auch gegen Stress weniger empfindlich und blockierst negative Gefühle schon vornherein. Du hast einen direkten Einfluss auf deinen Stresspegel, also achte darauf, dass du die Situation positiv deutest, damit dein Körper und Geist das genauso sehen.

- **Löse das Problem!**
- Was immer auch das Problem ist, setze alles daran, dieses allein oder mithilfe von Mitmenschen zu lösen und aus der Welt zu schaffen. Erwarte keine Abhilfe über Nacht, sondern gib dir die Zeit, die du benötigst. Manchmal braucht es einfach einen gewissen Moment, bis ein Problem an Bedeutung, Macht und Einfluss verliert. Und was, wenn es keine Lösung gibt? Dann lässt du das Problem links liegen und gehst deinen Weg trotzdem weiter! Wie heißt es so schön: „Wenn das Leben dir Zitronen gibt, mach Limonade draus." Deine Energie ist zu wertvoll, um mit beiden Händen an etwas festzuhalten, das du nicht ändern und kontrollieren kannst. Nutze Fehler, Misserfolge und Niederlagen, um aus ihnen zu lernen, denn sie sind keine dauerhafte Blockade deines Lebens, sondern ein Wegweiser, dass wir uns auf dem falschen Pfad befinden!
- **Treib Sport!**
- Wie oben schon erwähnt (Tipp Nr. 3), ist Sport eine wirksame Methode, um Stress zu mindern und zu bewältigen, und Dutzende von Studien belegen die Heilkraft und positive Wirkung von Bewegung.
- **Lass dir helfen!**
- Es gibt viele Möglichkeiten und verschiedene therapeutische Maßnahmen, die dir helfen können. Diese reichen von Psychotherapien über Suchtberatungen bis hin zu Selbsthilfegruppen und sie können individuelle Hilfe leisten und alltagstaugliche Ratschläge geben, wie du mit Stress besser umgehen kannst.

Tipp Nr. 7. Selbstliebe zeigen

Bei einer Drogenabhängigkeit wird das gesamte Leben von einer Sache dominiert: den Substanzen! Da bleiben keine Zeit und kein Geld, um Körper und Geist mit Streicheleinheiten zu verwöhnen. Der Körper, die Hygiene, das Aussehen und das Wohlbefinden werden vernachlässigt und ich habe noch keinen getroffen, der sich nach jahrelangem Drogenkonsum in seiner Haut wohlfühlt. Was genau dein Körper und deine Seele brauchen, weißt du sicherlich am besten. Höre auf dich und schenke deinen persönlichen Bedürfnissen die Aufmerksamkeit, die sie verdienen. Als Anregung habe ich einige Vorschläge, wie du auf die eine oder andere Art dein allgemeines Wohlbefinden und deine Gesundheit mit Sicherheit verbessern kannst:

- **Körperpflege und Erscheinung:** Dass das Aussehen und die Körperpflege fast immer in Mitleidenschaft gezogen werden, ist kein Geheimnis, denn die Anzeichen dafür sind meist offensichtlich und von außen erkennbar. Haare, Hautbild, Zähne, Nägel bis hin zum jährlichen

Check-up beim Hausarzt: Viele Dinge werden vernachlässigt und müssen jetzt nachgeholt werden. Du sollst dies nicht tun, um für andere hübsch auszusehen (zumindest ist dies nicht vorrangig), sondern du sollst dies hauptsächlich für dich tun! Mit einem neuen Erscheinungsbild und einer besseren Gesundheit wirst du dein Wohlbefinden, Selbstbewusstsein und Selbstwertgefühl steigern und dein zerstörtes Selbstbild wiederherstellen. Ich liebe es, diese Verwandlung bei meinen ehemaligen Häftlingen zu beobachten! Manche erkenne ich in der Öffentlichkeit gar nicht wieder, so positiv und spektakulär ist ihre Transformation, und dies liegt neben ihrem Aussehen auch an ihrer ganz neuen Ausstrahlung.

- **Gesunde Ernährung und ausreichend Schlaf:** Eine gesunde und ausgewogene Ernährung und ausreichend Schlaf gehören auch auf die Liste der durch Drogenkonsum vernachlässigten Grundbedürfnisse. Studien belegen, dass eine Drogen- und Alkoholabhängigkeit häufig mit Unterernährung einhergeht und sich nachhaltig auf die körperliche und geistige Gesundheit auswirkt (Wiss 2019; Jeynes und Gibson 2017). Eine ausgewogene Ernährung muss daher für die allgemeine Gesundheit wieder zurück auf die Tagesordnung. Und nicht zu vergessen: Eine ausreichende Nachtruhe ist ebenso unabdingbar. Drogenkonsum kann die Schlafqualität erheblich beeinträchtigen und den zirkadianen Rhythmus (oder 24-h-Rhythmus) stören (Hasler et al. 2012). Für die Genesung von Körper und Geist solltest du für ausreichenden und regelmäßigen Schlaf sorgen. Rechne aber damit, dass es auch nach Erreichen der Abstinenz etwas dauern kann, bis sich die Schlafqualität wieder verbessert. Dein Körper muss sich schließlich an dein neues Leben und den neuen Tagesablauf anpassen und braucht dafür etwas Zeit und deine Geduld.

> **Ernährungshinweis für Alkoholabstinente**
>
> Es ist nicht nur ein Alkoholverbot angesagt, sondern auch alkoholFREIE Varianten von alkoholischen Getränken und alkoholHALTIGE Lebensmittel dürfen nicht sein. Sie können deine Sehnsüchte wecken und dieses Risiko ist der momentane Genuss nicht wert! Es gibt zum Glück genügend leckere Alternativen! Man denke an Käsekuchen, Obstsalat mit Sahne etc.

Innenleben: Selbstliebe bedeutet, äußerliche Schäden wiederherzustellen, aber auch das Innenleben zu pflegen. Die emotionale Welt leidet immer mit und braucht jetzt deine Aufmerksamkeit mehr denn je, um alles zu verarbeiten. Du hast sicherlich schmerzhafte oder auch traumatische

Erfahrungen während des Konsumverhaltens gemacht oder vielleicht auch viel Not und Elend erfahren, verursacht durch andere oder durch dein eigenes Verhalten. Sei nett und nachsichtig mit dir. Mach dir keine Vorwürfe wegen vergangener Fehler und Defizite, die du nicht mehr ändern kannst. Selbstliebe bedeutet, vieles loszulassen. Vielleicht wurdest du von anderen belogen, enttäuscht, ausgenutzt und misshandelt. Leider können wir nichts an der Vergangenheit ändern, aber du kannst diese Erinnerungen, wann immer sie ins Bewusstsein treten, einfach wieder loslassen, ohne dich daran festzuklammern. Die negativen Erfahrungen haben dich sicherlich auch geistig stärker gemacht und dich vieles gelehrt, was du in deinem künftigen Leben als Werkzeug nutzen kannst. Wachstum und Veränderung der Persönlichkeit durch negative Lebenserfahrungen ist möglich und hat sogar einen Namen: Man bezeichnet dies als **„adversarial growth"** oder **„post-traumatic growth"**, was auf Deutsch so viel wie „feindliches Wachstum" oder „traumatisches Wachstum" heißt (Jayawickreme und Blackie 2014). Hier ist wieder deine Einstellung entscheidend, denn deine Interpretation von Ereignissen wird dein Befinden beeinflussen und deine Gefühle entsprechend lenken. Wut und Groll sind belastende Gefühle. Verbitterung kann die Entwicklung von Lebensfreude bremsen, und das schadet nur dir selbst.

Erleichterung durch Schreiben: Es tut der Seele gut, mal alles aufs Papier zu bringen, was einen so belastet, erfreut oder stolz macht. Wenn man sich mit der Vergangenheit auseinandersetzt und mit etwas Abstand zurückblickt, wird vieles deutlich, was einem vorher nicht so bewusst war wie z. B. das eigene destruktive Verhalten oder die eigenen Ausreden und Fehler. Laut Harvard Medical School kann das Aufschreiben von Gedanken und Gefühlen bei stressigen und traumatischen Erlebnissen hilfreich sein. Das sogenannte „aussagekräftige Schreiben" (engl. expressive writing) soll dabei helfen, emotionale Hemmungen zu überwinden, die Gedanken zu organisieren und so die Erlebnisse zu verarbeiten (2019). Ich kann den therapeutischen Effekt des täglichen Tagebuchführens oder der Selbstanalyse bezeugen. In regelmäßigen Abständen bekommt jede Inhaftierte ein Tagebuch von mir geschenkt. Wie sehr dies hilft, habe ich bei einigen weiblichen Gefängnisinsassen mit selbstverletzendem Verhalten erlebt. Diese waren durch das Schreiben so erleichtert, dass sie kein Bedürfnis mehr verspürten, sich zu ritzen und sich absichtlich körperlichen Schaden zuzufügen. Das Schreiben hatte zur Linderung der seelischen Schmerzen und Selbsterkenntnis beigetragen, und ich durfte dies hautnah miterleben! Zuzusehen, wie die Frauen sich freiwillig die Fingernägel schnitten, um sich nicht mehr die Haut zu zerkratzen, bis es blutet, ist unbeschreiblich und macht meine Arbeit umso lohnenswerter und bereichernder. Und wenn du schon ein Blatt Papier zur Hand hast, ist es auch keine schlechte Idee, Briefe ganz klassisch an Menschen zu schreiben, die du während der Sucht verletzt und enttäuscht hast, oder an Menschen, die dir geholfen haben. Das wird nicht nur dir guttun, sondern wird auch dafür sorgen, dass die Empfängerin oder der Empfänger sich freut und gerührt ist.

Selbstliebe ist noch viel mehr: Zur Selbstliebe gehört noch viel mehr. Selbstliebe bedeutet, sich für seine Fortschritte und positive Entwicklung zu loben und sich auch mal mit Kleinigkeiten zu belohnen. Der Verstand will nämlich, dass die harte Arbeit, die er leistet, honoriert wird, getreu dem Motto: „Ich reiße mich für dich ganz schön zusammen, und was kriege ich dafür?" Selbstliebe bedeutet auch, den Drogen den Rücken zu kehren und eindeutig Nein zu sagen. Es bedeutet, mutig zu sein, aber auch Selbsthilfegruppen zu besuchen, eine Entgiftung zu beginnen und die harte und mühevolle Arbeit der Abstinenz auf sich zu nehmen. Selbstliebe bedeutet, bei starkem Verlangen nach den Substanzen frische Luft schnappen zu gehen und als Ablenkung die Sterne zu zählen. Selbstliebe bedeutet ferner, nach einem Rückfall gestärkt den Neuanfang zu wagen und den Traum eines drogenfreien Lebens nicht aufzugeben. Ebenso bedeutet Selbstliebe, Körper und Seele keinen Schaden zuzufügen, sondern diese zu pflegen und zu schützen. Zur Selbstliebe gehört letztendlich alles, was der Seele und der Gesundheit guttut, dir Freude und Spaß bereitet, jedoch nichts mit Drogen und illegalen Aktivitäten zu tun hat. Im Grunde kannst du jeden Tipp, den du in diesem Ratgeber erhältst und für dich umsetzt, als Selbstliebe bezeichnen. Und Selbstliebe ist kein Egoismus. Vielmehr möchtest du nur das Allerbeste für dich und jeden Tag die beste Entscheidung für dich treffen.

Tipp Nr. 8. Soziale Beziehungen wiederherstellen
Unter deiner Drogenabhängigkeit hast nicht nur du gelitten, sondern auch dein gesamtes Umfeld, insbesondere die Menschen, die dir nahestehen. Unter dem Einfluss von Substanzen tut, macht, unterlässt und sagt man viele Dinge, die andere kränken, und es ist nicht verwunderlich, dass sich andere distanzieren, um sich selbst zu schützen. Hast du während deines Drogenkonsums deine Liebsten vergrault, ist es jetzt an der Zeit, Vertrauen, Liebe und Aufmerksamkeit wiederherzustellen. Eine Entschuldigung, die von Herzen kommt, stößt fast immer auf verzeihende und offene Arme. Betonst du, dass du dich zu einem drogenfreien Leben entschlossen hast

und alles daransetzen wirst, es auch durchzuziehen, wird dies deine Liebsten sicherlich sehr freuen. Du musst keine großen Versprechungen machen, die du dann nicht halten kannst. Hier helfen leere Worte nur wenig, denn schließlich „sprechen Taten mehr als Worte". Du musst aber schon aktiv Maßnahmen ergreifen und unter Beweis stellen, dass du deine Abstinenz und deinen Neuanfang auch wirklich ernst nimmst. An dieser Stelle möchte ich auch vorsichtig darauf hinweisen, dass nicht alle Beziehungen wiederhergestellt werden können, so sehr man dies auch möchte. Manchmal geht eine Beziehung oder Freundschaft wegen eines Suchtproblems in die Brüche und ist auch beim besten Willen nicht wiedergutzumachen. Hier kann ich nur eins empfehlen: Jedes Ende (egal, worum es geht) bedeutet gleichzeitig auch den Anfang von etwas völlig Neuem. Blicke deiner Zukunft positiv entgegen, weil dich neue Bekanntschaften, Erfahrungen und Überraschungen erwarten, von denen du jetzt noch gar nichts weißt. Und allein das ist schon Grund zur Freude und Hoffnung.

Tipp Nr. 9. Mentale Aufwärmung durch Vorstellungskraft
Stell dir nun einfach vor, du hast aufgehört zu trinken und sitzt artig zu Hause und siehst fern. Urplötzlich erscheint eine Bierwerbung und du siehst, wie jemand einen Riesenschluck nimmt und der weiße Bierschaum Spuren an den Lippen hinterlässt. Dass hier vielen ehemaligen Trinkerinnen und Trinkern das Wasser im Mund zusammenläuft, ist schon vorprogrammiert. Ein Forscherteam um R. Kathryn McHugh konnte beweisen, dass sogar Bilder, die an den Konsum erinnern, ein starkes Craving auslösen können (2014). Wie kannst du dich in solchen und ähnlichen Situationen schützen und deine Abstinenz sicherstellen? Schließlich kannst du schlecht die Augen und Ohren verschließen und blind und taub durch die Gegend laufen, um mögliche Schlüsselreize und Gefahren zu umgehen. Folgendes kannst du aber schon tun: Du kannst dich auf das Schlimmste geistig vorbereiten, und das geht am besten, wenn du mithilfe deiner Vorstellungskraft dich mit riskanten Reizen konfrontierst. Du kannst dir auch im Gedanken verschiedene risikoreiche Situationen bildlich vorstellen, dich ihnen aussetzen und so mental üben, dem Teufel ins Gesicht zu sehen. So lernst du schon im Vorfeld, wie du dich in realen Situationen am besten zu verhalten hast, damit es nicht zu einem Rückfall kommt. Deine Vorstellung von deinem zukünftigen Ich kann dir auch dabei helfen, dem momentanen Craving nicht nachzugeben. Laut Studien kann die Vorstellung des eigenen Ichs in der Zukunft dazu beitragen, Entscheidungen zukunftsorientierter zu treffen (Hershfield et al. 2019). Dies ist eine clevere Herangehensweise, die für eine erfolgreiche Abstinenz durchaus notwendig ist. Es gibt tatsächlich

wissenschaftliche Belege, dass unser Gehirn Imaginäres und Reales nicht voneinander unterscheiden kann. Sowohl imaginäre als auch reale Erlebnisse sollen nämlich die gleiche Hirnregion aktivieren (Hétu et al. 2013). So kannst du durch deine Vorstellungskraft dein Gehirn auf echte Situationen und Ereignisse, also auch auf risikoreiche und stressige Momente, die deine Abstinenz gefährden könnten, vorbereiten. Die Vorstellungskraft ist nichts anderes als Kopfkino, bei dem du im Geiste einen Film mit dem von dir gewünschten Ausgang drehst. Setze dir in deiner Vorstellung keine Grenzen, was deine Zukunft anbelangt. In meinem Büro hängt ein Bild mit folgendem Zitat: „How is the sky the limit when there are footprints on the moon?" („Wie kann der Himmel die Grenze sein, wenn es Fußabdrücke auf dem Mond gibt?"). Lebst du dein Leben nach diesem Zitat, dann ist dir kein Berg zu hoch und keine Herausforderung zu schwer!

Tipp Nr. 10. Rücken gerade und Kopf hoch!
Der Weg zu einem abstinenten Leben ist kein einfacher Weg. Das mache ich in diesem Ratgeber immer wieder deutlich. Hast du eine erfolgreiche Entgiftung und Entwöhnungstherapie hinter dich gebracht, kannst du dir kräftig auf die Schulter klopfen, denn das ist ein guter Grund, mit gestrafftem Rücken in die Zukunft zu blicken. Dies erfordert viel Mut, Mumm und Courage. Trotzdem werden sich Scham- und Schuldgefühle ab und zu bei dir melden. Wann immer das der Fall ist, musst du dir immer wieder versichern, dass jetzt die Abhängigkeit hinter dir liegt und du nun viel stärker bist als zuvor. Willst du dich stark fühlen, muss du dies mit deiner Körperhaltung auch unterstreichen, denn diese spricht eine klare und deutliche Sprache. Wenn du in dich zusammensackst, vermittelt deine Haltung nicht nur Schwäche, sondern du wirst dich dann auch schwach und machtlos fühlen. Wie bereits in meinem zuvor veröffentlichten Ratgeber „Knack Dein Gehirn für Deinen Erfolg" ausführlich erläutert und von der Wissenschaft belegt, hat unsere Körperhaltung einen Einfluss auf unsere Gefühlswelt. Wenn du dich, statt dich kleinzumachen, breiter hinstellst, mehr streckst und die sogenannte „Macht-Pose" einnimmst, kann dies deinen Cortisolwert (also deine Stresshormone) senken und deinen Testosteronwert erhöhen (Cuddy et al. 2010; Minvaleev et al. 2004). Fazit: Du erlebst weniger Stress, wirst dich selbstbewusster fühlen, dies auch ausstrahlen und von der Außenwelt entsprechend wahrgenommen werden! Wie eine Feedbackschleife wird dein Verhalten das Verhalten und die Haltung anderer dir gegenüber beeinflussen, was wiederum dein Selbstbewusstsein stärken wird. Für deine alten Taten musst du nicht ewig einen hohen Preis zahlen, sondern du fängst dein drogenfreies Leben bei null und schuldenfrei

an. Lass den Kopf nicht hängen und dich schon gar nicht von anderen einschüchtern und unterkriegen! Negative Beurteilungen von außen kann keiner verhindern und kontrollieren, doch mit deiner Reaktion kannst du wie Panzerglas alles an dir abprallen lassen. Lass nicht zu, dass andere eine Fläche in deinem Gehirn belegen. Den Platz brauchst du ganz für dich alleine!

Folgende Formel möchte ich dir abschließend an die Hand geben. Dabei handelt es sich um eine Art Lebensformel, die von Urban Meyer, dem Autor des Buches *Above the Line,* erfunden wurde (2015). Die Formel kann dir auf vielen Ebenen des Lebens und in vieler Hinsicht helfen, nicht nur bei der Bewältigung einer Abhängigkeit. Diese lautet wie folgt:

$$E + \mathbf{R} = E$$
$$\text{Event} + \mathbf{Reaktion} = \text{Ergebnis.}$$

Dies bedeutet Folgendes: Zunächst sind wir mit einem Event bzw. Ereignis konfrontiert. Hier spielt es keine Rolle, ob wir oder andere dieses verursacht haben. Jetzt musst du dich fragen, welches Ergebnis du dir erhoffst. Du passt deine Reaktion bzw. deine Entscheidung entsprechend an, damit auch das von dir gewünschte Ergebnis eintritt. Der Knackpunkt ist deine Reaktion! Da du nicht alle Ereignisse und Geschehnisse in deinem Umfeld beeinflussen kannst, kannst du nur durch deine Reaktion etwas bewirken. Sie gibt dir die Möglichkeit, deine Entscheidung an das erhoffte Ergebnis anzupassen. Im Grunde ist dies mit einer mathematischen Formel zu vergleichen. Nehmen wir z. B. die folgende Aufgabenstellung: $3 + ? = 10$. Hier weißt du ganz genau, dass deine Antwort (sprich Reaktion) eine 7 sein muss, um das richtige Ergebnis zu erzielen. Übertragen auf unsere Lebensformel kannst du deine Vorstellungskraft nutzen und dir bildhaft alle Szenarien und Alternativen vorstellen und vor Augen führen, wie sie jeweils das Ergebnis beeinflussen würden. Suche das beste Ergebnis für dich heraus und passe deine Reaktion dann entsprechend an. Hier sind einige Beispiele, die dir zeigen, wie du die Formel anwenden und interpretieren kannst:

- Kumpel bietet dir Drogen an + **du sagst ja** = Entwicklung einer Abhängigkeit/Rückfall
- Kumpel bietet dir Drogen an + **du sagst nein** = normales und gesundes Leben
- Geldnot + **Arbeit** = Begleichung von Rechnungen
- Geldnot + **Diebstahl** = Anzeige/Gefängnis/Strafregister
- Drogenabhängigkeit + **Entgiftung** = gesundes und drogenfreies Leben

- Drogenabhängigkeit + **Fortführung des Konsums** = anhaltende Abhängigkeit und Vergrößerung des Problems
- Craving nach Abstinenz + **Ablenken** = Abstinenz
- Craving + **Konsum** = Rückfall

Achte darauf, wie sich deine Entscheidung jeweils auf das Ergebnis und deinen Werdegang auswirkt. Gute und vernünftige Entscheidungen führen zu guten Ergebnissen. Schlechte und dumme Entscheidungen zu schlechten Ergebnissen. Es ist daher sinnvoll, ein paar Schritte weiterzudenken und zu überlegen, wie du deine Reaktion an die Ziele anpassen und somit ein gutes Ergebnis erzielen kannst. Es ist schlau, sich auf die negativen Aspekte des Lebens vorzubereiten und Hindernisse sogar zu erwarten, damit man nicht gleich vom Hocker fällt, wenn sie dann wirklich auftauchen. Deine Vorstellungskraft und dein vorausschauendes Denken sind hier praktische und durchaus nützliche Mittel zum Zweck.

> **Und jetzt du!**
> Geh an die frische Luft für einen langen Spaziergang. Denke währenddessen daran, welche Aspekte des Lebens für dich am wichtigsten sind und du unbedingt wiederherstellen möchtest. Stell dir auch dein künftiges Ich bildlich vor. Wie sieht dein ideales Ich aus? Welchen Hobbys möchtest du nachgehen? Welche Tätigkeiten und Beschäftigung ausüben? Beantworte folgende Fragen:
> Ohne Drogen wird mein Leben _____
> _____
> Ich freue mich schon auf _____
> _____
> Ab jetzt werde ich _____
> _____
> Ich werde nie wieder _____
> _____
> Als Zeichen der Selbstliebe werde ich heute _____
> _____

Übernimm jetzt die Verantwortung und mach dich an die Arbeit! Dein neues Leben und Ich sind viel näher, als du denkst, und vergiss nicht: Rücken schön gerade und Kopf hoch!

Die wichtigsten Punkte im Überblick

- Gewohnheiten in Verbindung mit Drogen können durch gesunde und positive Gewohnheiten ersetzt werden.
- Bewegung, Yoga, Achtsamkeit und Hilfsbereitschaft gegenüber anderen können zu einer dauerhaften Abstinenz beitragen.
- Die innere Stimme, Vorstellungskraft und Gedanken sind mächtig. Lenke diese in eine positive Richtung!
- Selbstliebe bedeutet Wertschätzung deiner Person. Es bedeutet, Körper und Geist zu pflegen und zu achten und ihnen keinen Schaden zuzufügen.
- Die Reaktion auf ein Ereignis kann das Ergebnis direkt beeinflussen.

Literatur

Arnsten AFT, Raskind MA, Baylor FB, Connor DF (2015) The effects of stress exposure on prefrontal cortex: translating basic research into successful treatments for post-traumatic stress disorder. Neurobiol Stress 1:89–99. https://dx.doi.org/10.1016/j.ynstr.2014.10.002

Back SE, Hartwell K, DeSantis SM, Saladin M, McRae-Clark AL, Price KL, Moran-Santa Maria MM, Baker NL, Spratt E, Kreek MJ, Brady KT (2010) Reactivity to laboratory stress provocation predicts relapse to cocaine. Drug Alcohol Depend 106(1):21–27. https://dx.doi.org/10.1016/j.drugalcdep.2009.07.016

Battisti RA, Roodenrys S, Johnstone SJ, Respondek C, Hermens DF, Solowij N (2010) Chronic use of cannabis and poor neural efficiency in verbal memory ability. Psychopharmacology 209:319–330. https://dx.doi.org/10.1007/s00213-010-1800-4

Berro LF, Howell LL, Tufik S, Andersen ML (2016) Sleep and drug addiction. In: Preedy, VR (Hrsg) Neuropathology of drug addictions and substance misuse. Elsevier, London, 58–67. https://dx.doi.org/10.1016/B978-0-12-800634-4.00006-8

Blum K, Chen ALC, Giordano J, Borsten J, Chen TJH, Hauser M, Simpatico T, Femino J, Braverman ER, Barh D (2012) The addictive brain: all roads lead to dopamine. J Psychoact Drugs 44(2):134143. https://dx.doi.org/10.1080/02791072.2012.685407

Brellenthin AG, Crombie KM, Hillard CJ, Brown RT, Koltyn KF (2019) Psychological and endocannabinoid responses to aerobic exercise in substance use disorder patients. Subst Abuse. https://dx.doi.org/10.1080/08897077.2019.1680480

Brenner P, Brandt L, DiBernardo A, Bodén R, Reutfors J (2019) Treatment-resistant depression as risk factor for substance use disorders – a nation-wide register-based cohort study. Addiction 114(7):1274–1282. https://dx.doi.org/10.1111/add.14596

Castle DJ (2008) Anxiety and substance use: layers of complexity. Expert Rev Neurother 8(3):493–501. https://dx.doi.org/10.1586/14737175.8.3.493

Cheung YT, Lam TH, Chan CHH, Ho KS, Fok WYP, Wang MP, Li WHC (2020) Brief handgrip and isometric exercise intervention for smoking cessation: a pilot randomized trial. Addict Behav 100: Article106119. https://dx.doi.org/10.1016/j.addbeh.2019.106119

Cleck JN, Blendy JA (2008) Making a bad thing worse: adverse effects of stress on drug addiction. J Clin Investig 118(2):454–461. https://dx.doi.org/10.1172/JCI33946

Cohen NL (2017) Public health perspectives on depressive disorders. John Hopkins University Press

Cuddy AJ, Carney DR, Yap AJ (2010) Power posing: brief nonverbal displays affect neuroendocrine levels and risk tolerance. Psychol Sci 21(10):1363–1368. https://dx.doi.org/10.1177/0956797610383437

Dimitrov S, Hulteng E, Hong S (2017) Inflammation and exercise: inhibition of monocytic intracellular TNF production by acute exercise via β_2-adrenergic activation. Brain Behav Immun 61:60–68. https://dx.doi.org/10.1016/j.bbi.2016.12.017

Elmagd MA (2016) Benefits, need and importance of daily exercise. Int J Phys Educ Sports Health 3(5):22–27. https://www.kheljournal.com/archives/2016/vol3issue5/PartA/3-4-55-201.pdf. Zugegriffen: 23. Feb. 2020

Erickson KI, Voss MW, Prakash RS, Basak C, Szabo A, Chaddock L, Kim JS, Heo S, Alves H, White SM, Wojicki TR, Mailey E, Vieira VJ, Martin SA, Pence BD, Woods JA, McAuley E, Kramer AF (2011) Exercise training increases size of hippocampus and improves memory. Proc Natl Acad Sci USA 108(7):3017–3022. https://dx.doi.org/10.1073/pnas.1015950108

Ersche KD, Döffinger R (2017) Inflammation and infection in human cocaine addiction. Curr Opin Behav Sci 13:203–209. https://dx.doi.org/10.1016/j.cobeha.2016.12.007

Folcher M, Oesterle S, Zwicky K, Thekkottil T, Heymoz J, Hohmann M, Christen M, El-Baba MD, Buchmann P, Fussenegger M (2014) Mind-controlled transgene expression by a wireless-powered optogenetic designer cell implant. Nat Commun 5:5392. https://dx.doi.org/10.1038/ncomms6392

Fox HC, Jackson ED, Sinha R (2009) Elevated cortisol and learning and memory deficits in cocaine dependent individuals: relationship to relapse outcomes Psychoneuroendocrinology 34(8):1198–1207. https://www.ncbi.nlm.nih.gov/pmc/articles/PMC2746363/. Zugegriffen: 23. Feb. 2020

García-Moreno L, Cimadevilla JM (2012) Acute and chronic ethanol intake: effects on spacial and non-spacial memory in rats. Alcohol 46(8):757–762. https://dx.doi.org/10.1016/j.alcohol.2012.08.001

Garland EL, Froeliger B, Howard MO (2014) Mindfulness training targets neurocognitive mechanisms of addiction at the attention-appraisal-emotion interface. Front Psychiatr 4:173. https://dx.doi.org/10.3389/fpsyt.2013.00173

Gerber M, Minghetti A, Beck J, Zahner L, Donath L (2019) Is improved fitness following a 12-week exercise program associated with decreased symptom severity, better wellbeing, and fewer complaints in patients with major depressive disorder? A secondary analysis of randomized controlled trial. J Psychiatr Res 113:58–64. https://dx.doi.org/10.1016/j.jpsychires.2019.03.011

Hamidi F, Kheiran S (2019) Mindfulness-based relapse prevention to reduce high risk behaviors of people addicted to methamphetamine. Int J High Risk Behav Addict 8(2):e92609. https://dx.doi.org/10.5812/ijhrba.92609

Hanson R (2014) Selbstgesteuerte Neuroplastizitat: Der achtsame Weg, das Gehirn zu verändern. Arbor Verlag, Freiburg

Harvard Medical School (2019) Writing about emotions may ease against stress and trauma. Harvard Health Publishing. https://www.health.harvard.edu/healthbeat/writing-about-emotions-may-ease-stress-and-trauma. Zugegriffen: 11. Dez. 2019

Hasler BP, Smith LJ, Cousins JC, Bootzin RR (2012) Circadian rhythms, sleep, and substance abuse. Sleep Med Rev16(1):67–81. https://dx.doi.org/10.1016%2Fj.smrv.2011.03.004

Herring MP, O'Connor PJ, Dishman RK (2010) The effect of exercise training on anxiety symptoms among patients: a systematic review. Arch Intern Med 170(4):321–331

Hershfield HE, Goldstein DG, Sharpe WF, Fox J, Yeykelis L, Carstensen LL, Jeremy N (2019) Increasing saving behavior through age-progressed renderings of the future self. J Market Res 48:23–37. https://dx.doi.org/10.1509%2Fjmkr.48.SPL.S23

Hétu S, Grégoire M, Saimpont A, Coll MP, Eugène F, Michon PE, Jackson PL (2013) The neural network of motor imagery: an ALE meta-analysis. Neurosci Biobehav Rev 37(5):930–949. https://dx.doi.org/10.1016/j.neubiorev.2013.03.017

Jayawickreme E, Blackie LER (2014) Post-traumatic growth as positive personality change: evidence, controversies, and future directions. Eur J Pers 28(4):312–331. https://dx.doi.org/10.1002/per.1963

Jeynes KD, Gibson EL (2017) The importance of nutrition in aiding recovery from substance use disorders: a review. Drug Alcohol Depend 179:229–239. https://dx.doi.org/10.1016/j.drugalcdep.2017.07.006

Kandola A, Ashdown-Franks G, Hendrikse J, Sabiston CM, Stubbs B (2019) Physical activity and depression: towards understanding the antidepressant mechanisms of physical activity. Neurosci Biobehav Rev 107:525–539. https://dx.doi.org/10.1016/j.neubiorev.2019.09.040

Khanna S, Greeson JM (2013) A narrative review of yoga and mindfulness as complementary therapies for addiction. Complement Ther Med 21(3):244–252. https://dx.doi.org/10.1016/j.ctim.2013.01.008

Kline CE (2019) Sleep and exercise. In: Grandner MA (Hrsg) Sleep and health. Elsevier, London, 257–267. https://dx.doi.org/10.1016/B978-0-12-815373-4.00020-4

Koob GF, Schulkin J (2019) Addiction and stress: an allostatic view. Neurosci Biobehav Rev 106:245–262. https://dx.doi.org/10.1016/j.neubiorev.2018.09.008

Korhonen T, Kujala UM, Rose RJ, Kaprio J (2009) Physical activity in adolescense as a predictor of alcohol and illicit drug use in early adulthood: longitudinal population-based twin study. Twin Res Hum Genet 12(3):261–268. https://dx.doi.org/10.1375/twin.12.3.261

Kovacevic A, Mavros Y, Heisz JJ, Fiatarone Singh MA (2018) The effect of resistance exercise on sleep: a systematic review of randomized controlled trials. Sleep Med Rev 39:52–68. https://dx.doi.org/10.1016/j.smrv.2017.07.002

Lally P, van Jaarsveld C, Potts H, Wardle J (2009) How are habits formed: modelling habit formation in the real world. Eur J Soc Psychol 40(6):998–1009. https://onlinelibrary.wiley.com/doi/abs/10.1002/ejsp.674.Zugegriffen: 22. Feb. 2020

Leaf C (2015) Switch on your brain: the key to peak happiness, thinking, and health. Baker Books, Michigan

Lindholm ME, Marabita F, Gomez-Cabrero D, Rundqvist H, Eckström TJ, Tegnér J, Sundberg CJ (2014) An integrative analysis reveals coordinated reprogramming of the epigenome and the transcriptome in human skeletal muscle after training. Epigenetics 9(12):1557–1569. https://dx.doi.org/10.4161/15592294.2014.982445

Lynch WJ, Peterson AB, Sanches V, Abel J, Smith MA (2013) Exercise as novel treatment for drug addiction: a neurobiological and stage-dependent hypothesis. Neurosci Biobehav Rev 37(8):1622–1644. https://dx.doi.org/10.1016/j.neubiorev.2013.06.011

Magrone T, Jirillo T (2019) Drugs of abuse induced-subversion of the peripheral immune response and central glial activity: focus on novel therapeutic approaches. Endocr Metab Immune Disord Drug Targets 19(3):281–291. https://dx.doi.org/10.2174/1871530319666181129104329

McHugh RK, Park S, Weiss RD (2014) Cue-induzed cravings in dependence upon prescription opioids and heroin. Am J Addict 23(5):453–458. https://dx.doi.org/10.1111%2Fj.1521-0391.2014.12129.x

Merton RK (1948) The self-fullfilling prophecy. Antioch Rev 8:193–210

Meyer U (2015) Above the line: lessons in leadership and life from a championship season. Penguin books, London

Minvaleev RS, Nozdrachev AD, Kir'yanova VV, Ivanov AI (2004) Postural influence on the hormone level of healthy subjects: I. The Cobra posture and steroid hormone. Hum Psychol 30:452–456. https://www.researchgate.net/publication/227203482_Postural_Influences_on_the_Hormone_Level_in_Healthy_Subjects_I_The_Cobra_Posture. Zugegriffen: 31. Mai 2020

Noonan MA, Bulin SE, Fuller DC, Eisch AJ (2010) Reduction of adult hippocampal neurogenesis confers vulnerability in an animal model of cocaine addiction. J Neurosci 30(1):304–315. https://dx.doi.org/10.1523/JNEUROSCI.4256-09.2010

Nyberg J, Henriksson M, Åberg ND, Wall A, Eggertsen R, Westerlund M, Danielsson L, Kuhn HG, Waern M, Åberg M (2019) Effects of exercise on symptoms of anxiety, cognitive ability and sick leave in patients with anxiety disorders in primary care: study protocol for PHYSBI, a randomized controlled trial. BMC Psychiatr 19, Article 172.

Pang TY, Hannan AJ, Lawrence AJ (2019) Novel approaches to alcohol rehabilitation: modification of stress-responsive brain regions through environmental enrichment. Neuropharmacology 145(Part A):25–35. https://dx.doi.org/10.1016/j.neuropharm.2018.02.021

Pietrelli A, Nardo MD, Masucci A, Brusco A, Basso N, Matkovic L (2018) Lifelong aerobic exercise reduces the stress response in rats. Neuroscience 376:94–107. https://dx.doi.org/10.1016/j.neuroscience.2018.02.019

Ruisoto P, Contador I (2019) The role of stress in drug addiction. An integrative review. Physiol Behav 202:62–68. https://dx.doi.org/10.1016/j.physbeh.2019.01.022

Segat HJ, Kronbauer M, Roversi K, Schuster AJ, Vey LT, Roverski K, Pase CS, Antoniazzi CTD, Burger ME (2014) Exercise modifies amphetamine relape: behavioral and oxidative markers in rats. Behav Brain Res 262:94–100. https://dx.doi.org/10.1016/j.bbr.2014.01.005

Shoaib A, Mansoor A, Saeed N (2018) Stress, anxiety and depression as a predictor in relapse of drug dependence. Ann PIMS 14(2): 123–126. https://apims.net/index.php/apims/article/view/88. Zugegriffen: 26. März 2020

Shohani M, Badfar G, Nasirkandy MP, Kaikhavani S, Rahmati S, Modmeli Y, Soleymani A, Azami M (2018) The effect of yoga on stress, anxiety, and depression in women. Int J Prevent Med 9(21):21. https://dx.doi.org/10.4103%2Fijpvm.IJPVM_242_16

Sinaei M, Nazem F, Alaei H, Talebi A (2019) The role of aerobic exercise training pattern on learning function and memory performance: a review article. FEYZ J Kashan University Med Sci 23(5):563–577. https://feyz.kaums.ac.ir/browse.php?a_id=3823&slc_lang=en&sid=1&printcase=1&hbnr=1&hmb=1. Zugegriffen: 4. Mai 2020

Sinha R (2008) Chronic stress, drug use, and vulnerability to addiction. Ann New York Acad Sci 1141(1):105–130. https://dx.doi.org/10.1196/annals.1441.030

Snoek A, Levy N, Kennett J (2016) Strong-willed but not successful: the importance of strategies in recovery from addiction. Addict Behav Rep 4:102–107. https://dx.doi.org/10.1016/j.abrep.2016.09.002

Tracy K, Burton M, Miescher A, Galanter M, Babuscio T, Frankforter T, Nich C, Rounsaville B (2011) Mentorship for Alcohol Problems (MAP): a peer to peer modular intervention for outpatients. Alcohol Alcohol 47(1):42–47. https://dx.doi.org/10.1093/alcalc/agr136

Uda M, Ishido M, Kami K, Masuhara M (2006) Effects of chronic treadmill running on neurogenesis in the dentate gyrus of the hippocampus of adult rat. Brain Res 1104(1):64–72

Wemm SE, Wulfert SE (2017) Effects of acute stress on decision making. Appl Psychophysiol Biofeedback 42:1–12. https://dx.doi.org/10.1007/s10484-016-9347-8

Winter B, Breitenstein C, Mooren FC, Voelker K, Fobker M, Lechterman A, Krueger K, Fromme A, Korsukewitz C, Flöel A, Knecht S (2007) High impact running improves learning. Neurobiol Learn Mem 87(4):597–609. https://dx.doi.org/10.1016/j.nlm.2006.11.003

Wiss DA (2019) The role of nutrition in addiction recovery: what we know and what we don't. In: Danovitch I, Mooney LJ (Hrsg) The assessment and treatment of addiction. Best practices and new frontiers. Elsevier, London, 21–42. https://dx.doi.org/10.1016/B978-0-323-54856-4.00002-X

Witkiewitz K, Bowen S, Douglas H, Hsu SH (2013) Mindfulness-based relapse prevention for substance craving. Addict Behav 38(2):1563–1571. https://dx.doi.org/10.1016/j.addbeh.2012.04.001

Woodyard (2011) Exploring the therapeutic effects of yoga and its ability to increase quality of life. Int J Yoga 4(2):49–54. https://www.researchgate.net/publication/51737458_Exploring_the_therapeutic_effects_of_yoga_and_its_ability_to_increase_quality_of_life. Zugegriffen: 31. Mai 2020

Zlebnik NE, Carroll ME (2015) Prevention of incubation of cocaine seeking by aerobic exercise in female rats. Psychopharmacology 232(19):3507–3513. https://dx.doi.org/10.1007/s00213-015-3999-6

Zuniga KE, Mueller M, Santana AR, Kelemen WL (2019) Acute aerobic exercise improves memory across intensity and fitness levels. Memory 27(5):628–636. https://dx.doi.org/10.1080/09658211.2018.1546875

Gemeinsam stärker: Wie andere bei einer Drogenabhängigkeit helfen können ...

Unterstützung suchen und Hilfe annehmen

Hast du dich entschlossen, den Drogenkonsum endgültig zu beenden, hast du den ersten und wichtigsten Schritt in die richtige Richtung schon getan. An einem Mangel an Optionen in puncto Hilfe und Unterstützung wird deine Heilung nicht scheitern. Deutschland legt nämlich viel Wert darauf, Suchtkranken zu helfen und sie wieder in die Gesellschaft einzugliedern. Ein Beweis dafür sind die ca. 1500 Beratungsstellen, 8700 Selbsthilfegruppen und unzählige ambulante und stationäre Einrichtungen, die bundesweit jährlich mehr als eine halbe Million Klientinnen und Klienten betreuen (DHS 2019). Sie haben nur ein Ziel: Menschen wie dich bei der Heilung zu unterstützen und das Alltagsleben und die Lebensqualität wiederherzustellen. Das Angebot ist groß, und welche Form von medizinischer Hilfe und Therapie für dich infrage kommt, solltest du individuell mit den behandelnden psychologischen, pädagogischen und medizinischen Fachkräften oder den zuständigen Beraterinnen und Beratern besprechen. Üblicherweise hängt dies von verschiedenen Faktoren wie deinem Gesundheitszustand, den konsumierten Substanzen und dem Schweregrad des Konsumverhaltens (z. B. Konsumdauer und Substanzdosis ab. Um den Genesungsprozess einzuleiten, solltest du zuerst eine Beratungsstelle aufsuchen. Im hinteren Teil dieses Buches findest du verschiedene Einrichtungen mit Internetadressen. Damit kannst du Beratungsstellen in deiner Nähe ausfindig machen. Auch deine Hausärztin oder dein Hausarzt kann dich an eine erfolgversprechende und passende Einrichtung des Hilfssystems vermitteln. Wichtig ist, dass du den ersten Schritt in die richtige

Richtung machst! Der Rest wird in der Regel wie ein Dominoeffekt in klassischer Reihenfolge in Gang gesetzt und sieht wie folgt aus:

Kontaktphase → Entgiftungsphase → Entwöhnungsphase → Nachsorgephase

Diese Reihenfolge entspricht dem Best-Case-Szenario, doch häufig läuft nicht immer alles perfekt nach diesem Schema ab. Es kommt vor, dass Betroffene einige Phasen mehrfach durchlaufen, überspringen oder miteinander kombinieren, bis sie erfolgreich abstinent werden. Jede Phase verfolgt jedoch immer dasselbe Kernziel, nämlich die Betroffenen wieder erfolgreich ins gesellschaftliche Leben zu integrieren. Lass uns diese einzelnen Phasen genauer anschauen, damit du einen allgemeinen Überblick über das Hilfssystem gewinnst und dich auch mental darauf vorbereitest, was dich auf dem Weg in ein drogenfreies Leben im Groben erwartet:

1. Kontaktphase

In der Kontaktphase ergreifst du die Initiative und suchst aktiv nach Hilfe und Unterstützung. Erste Ansprechpartner können Suchtberatungsstellen, Fachärztinnen und -ärzte, Gesundheitsämter oder deine Hausärztin bzw. dein Hausarzt sein, wo du erste Informationen einholen kannst, z. B. über Wege zur Abstinenz oder Risiken und Auswirkungen des Drogenkonsums auf die Gesundheit. Da das Fachpersonal in den Beratungsstellen der Schweigepflicht unterliegt, ist eine offene und vertrauensvolle Kommunikation zwischen beiden Parteien möglich. Betroffene können offen und ohne Hemmungen ihr Suchtproblem darlegen und die zuständigen Beraterinnen und Berater können sich so einen Überblick über die Lage, den Gesundheitszustand und das Ausmaß des Drogenkonsums verschaffen. Hier wird auch ermittelt, wie stark die Motivation der Betroffenen ist, ein abstinentes Leben zu führen. Mal ist der Wille für den Absprung bereits ausreichend vorhanden, mal wird versucht, die Betroffenen durch Methoden wie das „Motivational Interviewing" zu einem drogenfreien Leben zu bewegen. Bei ausreichender Motivation kann der nächste Schritt eingeleitet werden, nämlich die Suche nach einer Lösung für das Suchtproblem. Gemeinsam wird die beste Lösung für die Betroffene bzw. den Betroffenen erarbeitet, wobei die persönlichen Wünsche möglichst berücksichtigt werden. Neben der Beratung werden hier auch gemeinsam Anträge gestellt und Fragebögen ausgefüllt und es erfolgt eine Kontaktaufnahme mit den passenden Einrichtungen. Bei einer Abhängigkeit von Drogen, Alkohol und Medikamenten handelt es sich um eine **„medizinische Rehabilitationsleistung"**, d. h. die Kosten der Therapie werden von der Rentenversicherung, gesetzlichen Krankenkasse, den Sozialhilfeträgern oder von den Kommunen und Ländern durch Steuergelder übernommen. Gerade am Anfang kann eine fachgerechte Beratung sehr hilfreich sein, und die Angst vor den hohen Kosten sollte bei keinem dazu führen, dass Hilfsangebote nicht in Anspruch genommen werden. Diese erste Kontaktaufnahme ist wie eine Aufwärmphase vor dem eigentlichen Rennen.

2. Entgiftungsphase
In der Entgiftungsphase oder beim Entzug geht es, wie der Name schon sagt, darum, den Körper von den Giftstoffen zu reinigen. Wie lange dieser Entgiftungsprozess dauert, variiert und ist bei jedem anders. In der Regel hängt dies vom Schweregrad des Konsumverhaltens und von der Substanzart ab, und diese Phase kann von wenigen Tagen bis zu mehreren Wochen andauern. Eine Entgiftung kann in einer speziellen Suchtklinik, aber auch in einem Krankenhaus stattfinden, das über spezielle Abteilungen für Drogenpatientinnen und -patienten verfügt. Je nach Situation und Zustand der Betroffenen gibt es die Möglichkeit einer ambulanten oder einer stationären Entzugsbehandlung.

Die **ambulante Entzugsbehandlung** ist für diejenigen geeignet, deren Leben nicht vollständig vom Drogenkonsum bestimmt ist, die sich in einem psychisch stabilen Zustand befinden und eine starke Motivation in puncto Abstinenz mitbringen. Hier haben Betroffene meist einen starken sozialen Rückhalt und sind noch in der Lage, den täglichen Verpflichtungen wie z. B. einer Beschäftigung oder Ausbildung nachzugehen. Patientinnen und Patienten müssen in diesem Fall nicht in einer Klinik übernachten, sondern können nach den Therapiesitzungen wieder heimkehren.

Vor- und Nachteile: Die Betroffenen können ohne Unterbrechung ihr Arbeits- und Sozialleben fortführen, was sicherlich Vorteile mit sich bringt. Ein Nachteil ist allerdings die Tatsache, dass sich die Patientinnen und Patienten weiterhin im alten Umfeld befinden und Dutzenden Hinweisen auf den Drogenkonsum ausgesetzt sind, was für einige das Rückfallrisiko erhöhen kann.

Eine **stationäre Entzugsbehandlung** ist für Betroffene geeignet, bei denen eine starke Abhängigkeitserkrankung vorliegt. Hier verweilen diese für die Dauer der Behandlung durchgängig in einer Klinik oder Spezialstation eines Krankenhauses und werden rund um die Uhr versorgt und beaufsichtigt. In vielen Fachkliniken findet eine interdisziplinäre Versorgung, eine Art Rundum-Service, statt. Das bedeutet, dass sich unter einem Dach verschiedene Fachkräfte wie Fachärztinnen und -ärzte,

Therapeutinnen und Therapeuten, Psychologinnen und Psychologen bis hin zu Pflegekräften befinden, die für eine fachkompetente und umfassende Behandlung sorgen und eine Vielfalt an Therapieprogrammen anbieten. In diesem Fall spricht man von einem „qualifizierten Entzug", was besagt, dass die Einrichtungen neben der Entgiftung auch die psychotherapeutische Versorgung vornehmen und parallel bestehende psychische Krankheiten sowie Folge- oder Begleiterscheinungen mitbehandeln.

Vor- und Nachteile: Ein Riesenvorteil ist der Umstand, dass Betroffene unter medizinischer Überwachung und oft auch mit seelischer Unterstützung entgiften können und im Falle einer Komplikation durch Entzugssymptome sofort eingegriffen werden kann. Die Entfernung zur Familie und zum vertrauten Umfeld könnten einige allerdings als Nachteil empfinden.

Verschiedene Formen der Entgiftung
Kalter Entzug ist ein Entzug ohne medikamentöse Unterstützung und dieser wird in der Umgangssprache auch als „Cold Turkey" oder „Affe" bezeichnet.

Warmer Entzug findet statt, wenn Medikamente eingesetzt werden, um unangenehme Entzugssymptome zu verringern.

Ein schrittweiser Entzug liegt vor, wenn die konsumierte Dosis schrittweise und langsam reduziert wird, bis letztendlich komplett darauf verzichtet werden kann.

Der Turbo-Entzug ist ein eher selten angewandtes Entgiftungsverfahren (nicht bei allen Substanzen geeignet), wobei hier die Entgiftung unter Narkose erfolgt.

3. Entwöhnungsphase
Nach einer erfolgreichen Entgiftung heißt es noch lange nicht „Applaus, Vorhang zu und ab nach Hause!". Die Entwöhnungsphase ist für viele Betroffene ein unumgänglicher Teil der Genesung. Während die Entgiftung die körperliche Abhängigkeit beseitigt, bleibt die seelische Abhängigkeit dauerhaft bestehen. Sie ist deshalb der nächste Schritt, der in Angriff genommen werden muss. Wie eine dunkle Wolke wird dich das Verlangen ständig begleiten und auch das destruktive Verhalten wird mit einer Entgiftung nicht gleich verschwinden. Genau diese destruktiven und alten Verhaltensmuster müssen gebrochen werden, und dafür brauchst du professionelle Unterstützung durch erfahrene Fachkräfte. Eine Entgiftung reinigt den Körper von den Giftstoffen und deine Aufgabe bei einer Entwöhnungstherapie besteht darin zu lernen, deinen Körper auch weiterhin schön sauber und rein zu halten. Das ist genauso, wie wenn eine

Putzkolonne bei dir das Zimmer sauber macht und du danach lernen musst, diesen Zustand aufrechtzuerhalten. Ohne das Antrainieren von neuen Gewohnheiten wie die Kleidung aufräumen, den Müll entsorgen etc., wird dein Zimmer bald wieder im Chaos versinken. Das gleiche Prinzip gilt auch für die Zeit nach einer Entgiftung. In therapeutischen Einzel- oder Gruppengesprächen mit Psychotherapeutinnen und -therapeuten wird ein Umdenken gefördert, und du wirst unter anderem lernen, mit Craving, Angst, Stress und Depressionen sowie mit schädlichen Verhaltens- und Denkweisen klarzukommen, damit du dich bestmöglich auf den Alltag vorbereiten kannst. Auch die Familie wird oft in die Therapie miteinbezogen, um die Erfolgschancen, Heilung und Beziehung zueinander zu verbessern. Gleichzeitig wirst du wieder funktionsfähig und erlangst die Kompetenz, dein Leben selbstständig und drogenfrei zu führen. Außerdem wirst du hilfreiche Bewältigungsstrategien (engl. coping strategies) erlernen, die bei Stress oder negativer Stimmung, wenn das Leben gerade brenzlig ist, helfen können. Du kannst dies auch als eine Reihe von hilfreichen Werkzeugen betrachten, auf die du zugreifen kannst, um deine Abstinenz sicherzustellen und deine Lebensqualität dauerhaft zu verbessern.

Die Entwöhnungsphase ist nach einer Entgiftung besonders wichtig und sollte nicht übersprungen werden. Leider verzichten viele auf eine Entwöhnungstherapie und sehen die Notwendigkeit dieser Phase aufgrund ihrer übertriebenen Selbstsicherheit nicht ein. Der Gedanke, nach einer Entgiftung alles im Griff zu haben, erweist sich häufig als reine Wunschvorstellung, weil das erforderliche Verhaltenstraining fehlt und die alten Denkmuster, die zu einer Abhängigkeit geführt haben, noch da sind. Das ist einer der Ursachen, warum Betroffene nach einer Entgiftung häufig scheitern und rasch wieder rückfällig werden. Wie wichtig therapeutische Maßnahmen nach einer Entgiftung sind, sieht man an Alkoholabhängigen. Die Rückfallquote liegt nach einer Entgiftung ohne anschließende Therapie bei 85 % (Batra et al. 2016). Um eine dauerhafte Suchtmittelabstinenz zu gewährleisten, sollte deshalb nach einer Entgiftung möglichst umgehend und zügig eine Entwöhnungsbehandlung als Anschlussversorgung erfolgen, um das Rückfallrisiko so minimieren. Das sogenannte „Nahtlosverfahren" wurde von der Deutschen Krankenhausgesellschaft (DKG), der gesetzlichen Krankenversicherung (GKV) und der Deutschen Rentenversicherung (DRV) als Handlungsempfehlung im Jahr 2017 herausgegeben (Deutsche Krankenhausgesellschaft 2020). Damit soll die Versorgung von suchtkranken Menschen umgehend erfolgen und gleichzeitig die Zusammenarbeit aller beteiligten Suchthilfe-Einrichtungen (z. B. von Beratungsstellen, Krankenhäusern, Reha-Einrichtungen) verbessert werden. In der Realität läuft alles leider nicht immer so nahtlos ab, wie es sein sollte. Oft muss erst geklärt werden, welche Kostenträger die Behandlungskosten übernehmen, und das kann zu Verzögerungen der einzelnen Behandlungsstufen führen. Trotzdem sollten alle beteiligten Institutionen stark darauf hinarbeiten, dass dies nicht passiert und die Zeitlücke zwischen Entgiftungs- und Entwöhnungstherapie so gering wie möglich gehalten wird. Die Zeit zwischen diesen beiden Phasen (sollte es doch zu einer Verzögerung kommen) kannst du durch den regelmäßigen Besuch von Selbsthilfegruppen oder anderen Beratungseinrichtungen überbrücken. Somit kannst du deine Motivation aufrechterhalten und wirst nicht rückfällig. Eine Entwöhnungsbehandlung sieht unterschiedliche Behandlungsformen vor. Diese sind im Folgenden aufgelistet:

Die **stationäre Entwöhnungsbehandlung** wird in speziellen Fachkliniken oder Fachkrankenhäusern durchgeführt. Sie dauert üblicherweise mehrere Monate und kann je nach Fall verkürzt oder verlängert werden. Eine stationäre Therapie ist meist die beste und sinnvollste Behandlungsform für Patientinnen und Patienten mit einem instabilen körperlichen und geistigen Gesundheitszustand und einer fortgeschrittenen Drogenabhängigkeit.

Vor- und Nachteile: Ein Vorteil ist, dass Betroffene sich ganz auf die Heilung und Genesung außerhalb des Alltagstrubels, weg von Anreizen und Möglichkeiten zum Drogenkonsum und in einem geschützten therapeutischen Umfeld unter ärztlicher Überwachung, konzentrieren können. Ein Nachteil könnte für einige die Distanz zur Familie, zum Arbeitsplatz und zum gewohnten Lebensumfeld sein, da man die Therapieeinrichtung nicht verlassen kann.

Eine **ambulante Entwöhnungsbehandlung** ermöglicht den Betroffenen, weiterhin zu Hause zu leben und nur zu bestimmten Tageszeiten, meist nachmittags oder abends, an Therapiesitzungen teilzunehmen. Diese Behandlungsform ist für Betroffene geeignet, die ein niedriges Rückfallrisiko haben, deren Gesundheitszustand stabil ist, die auf ein solides soziales Netzwerk bauen können und in der Lage sind, den Verpflichtungen des Alltags (z. B. Arbeit oder Schule) nachzugehen.

Vor- und Nachteile: Die Tatsache, dass Betroffene am echten Leben und einer Therapie gleichzeitig teilhaben können, ist sicherlich von Vorteil. Ein Nachteil ist, dass die Patientinnen und Patienten im gewohnten Umfeld leichter rückfällig werden, da viele wichtige Kompetenzen für eine erfolgreiche Abstinenz noch fehlen und Hinweise auf Drogen das Craving verstärken können.

Die **teilstationäre oder ganztägig ambulante Entwöhnungsbehandlung** erfolgt im Krankenhaus oder in einer Tagesklinik, wobei die Patientinnen und Patienten ihre Zeit nicht rund um die Uhr im Krankenhaus oder in der Klinik verbringen müssen. Geeignet ist diese Behandlung für Betroffene, die bestimmte Kriterien erfüllen. Die Patientinnen und Patienten können bei einer teilstationären Behandlung für eine bestimmte Zeit die Einrichtung verlassen und nach Hause gehen. Meist verbringen sie den ganzen Tag in der Klinik und nehmen an Therapieeinheiten teil, übernachten jedoch zu Hause.

Vor- und Nachteile: Betroffene kommen mit beiden Welten in Berührung und haben die Möglichkeit, halbwegs normal am sozialen Leben teilzunehmen. Da sie für einige Stunden oder nachts ins häusliche Umfeld zurückkehren, verlieren sie nicht ganz den Draht zur Außenwelt. Der Nachteil: Ähnlich wie bei einer ambulanten Entwöhnung kann die Rückkehr in das gewohnte Umfeld, auch wenn sie nur für kurze Dauer ist, Craving auslösen und Verhaltensweisen fördern, die einen Rückfall begünstigen können.

4. Nachsorgephase

Während der Entwöhnungstherapie warst du wochen- oder monatelang von netten und hilfreichen Therapeutinnen und Therapeuten umgeben. Das Ende dieser Fürsorge und Aufmerksamkeit nach der Heimkehr in das gewohnte Umfeld kann dir das Gefühl geben, wieder ganz allein dazustehen. Die Angst, es alleine da draußen in der Öffentlichkeit ohne Schutz und Sicherheit nicht zu schaffen, kann übermächtig sein. Schließlich wird man aus dem geschützten Hilfssystem entlassen und in die gewohnte Umgebung zurückgeschickt, wo der Drogenkonsum begonnen hatte. Hier ist als Nachsorge eine anschließende ambulante Behandlung oft notwendig, um eine Betreuung durch Fachkräfte aufrechtzuerhalten. Auch **Selbsthilfegruppen** sind als Nachsorge gut geeignet und zur Stabilisierung der Abstinenz sehr zu empfehlen. Selbsthilfegruppen können in alle Phasen gut integriert werden, wovon du vor und während einer Therapie, aber auch als Nachsorge im Anschluss profitieren kannst. Sie bieten ferner eine ideale Plattform, um mit Menschen in Kontakt zu kommen, die von dem gleichen oder einem ähnlichen Suchtverhalten betroffen sind. Hier findet ein Austausch über Gefühle, Ängste, Erfolge sowie Misserfolge bei der Heilung statt, und seine Erfahrungen mit anderen zu teilen ist äußerst hilfreich. Auch wissenschaftliche Studien belegen, dass Selbsthilfegruppen für Betroffene viele Vorteile mit sich bringen. Laut Studien haben diese die folgenden Vorzüge: mehr Erfolg in puncto Abstinenz, geringere Wahrscheinlichkeit der Wohnungslosigkeit, steigende Selbstwirksamkeit, weniger Craving, weniger

HIV/Hepatitis-C-Erkrankungen und geringeres Risikoverhalten (Tracy und Wallace 2016; Reif et al. 2014). Auch die statistischen Daten der fünf Sucht-Selbsthilfe- und -Abstinenzverbände fielen für das Jahr 2017 erfreulich aus: Jeder Fünfte erreichte nur durch eine Teilnahme an Selbsthilfegruppen die Abstinenz, 87 % der Teilnehmenden wurden nicht rückfällig und von den 13 %, die rückfällig wurden, konnten drei Viertel am Ende doch einen Weg in die Abstinenz finden (DHS 2018). Erfreulich ist auch, dass Teilnehmende von Selbsthilfegruppen viel lernen, sich gegenseitig unterstützen und austauschen. In einer Selbsthilfegruppe brauchst du keine Scham und keine Angst zu haben und musst du dich auch nicht davor fürchten, von anderen Gruppenmitgliedern beurteilt zu werden. Die anderen bringen selbst einen Rucksack voller Sorgen und Probleme mit in die Gruppe und du bist nur eine bzw. einer von vielen. Alle verfolgen hier dasselbe Ziel: Sie möchten sich von Sorgen und Belastungen befreien, Kraft schöpfen, gemeinsam nach Lösungsmöglichkeiten suchen sowie hilfreiche Tipps und Bewältigungsstrategien kennenlernen. Auch wenn du selbst hilfsbedürftig bist, kannst du gleichzeitig eine Helferin bzw. ein Helfer für andere sein. Deine Meinung wird von anderen Gruppenmitgliedern sicherlich wertgeschätzt, und auch deine Erfahrungen und Beiträge können für andere eine wichtige Informationsquelle sein. Du hilfst also nicht nur dir selbst, sondern gleichzeitig auch anderen, und das kann dein Selbstbewusstsein stärken und dir Mut machen, weiterhin am Ball zu bleiben.

> **Hinweis**
>
> Als Ergänzung zu einer traditionellen Therapie gibt es Health-Apps oder Selbsthilfe-Apps für verschiedene Abhängigkeitsprobleme. Du findest nicht nur Informationen und Hilfsangebote, sondern du kannst mit anderen Betroffenen Kontakte knüpfen, ein mobiles Tagebuch führen und so dein Konsumverhalten verfolgen. Zu diesen Apps gehören: Suchthilfe, CariApp, LOS – Leben ohne Sucht e. V. und viele mehr. Wenn du über ein Smartphone verfügst, kannst du einfach einige durchprobieren. Vielleicht findest du die richtige und passende Zusatzhilfe, gerade wenn es in deinem Wohnort keine Selbsthilfegruppen gibt. Jede Hilfe, egal in welcher Form, ist herzlich willkommen. Vergiss dabei nicht, die Datenschutzvorschriften der Anwendungen und Ressourcen zu lesen, um sicherzustellen, dass deine Daten vertraulich behandelt werden und anonym bleiben.

Besonderer Tipp: Die Stiftung Synanon hilft suchtkranken Menschen, ihre Krankheit durch individuell abgestimmte Maßnahmen zu bewältigen. Diese

Suchtselbsthilfegemeinschaft nimmt Hilfesuchende kostenfrei, ohne Vorbedingungen und zu jeder Tag- und Nachtzeit an zwei Standorten in Berlin auf (Kontaktdaten siehe im hinteren Teil des Buches). Bewohnerinnen und Bewohner können die Länge ihres Aufenthalts frei bestimmen und haben während ihrer Zeit in der Gemeinschaft Zugriff auf zahlreiche Angebote, die ein erfolgreiches Leben danach ermöglichen sollen. Das Angebot umfasst schulische, berufliche und materielle Unterstützung, rechtliche Hilfe, Unterstützung beim Führerscheinerwerb und nicht zuletzt verschiedene Ausbildungs- und Schulungsmöglichkeiten (z. B. zum/zur Tischler/in, Maler/in, Pferdepfleger/in, Immobilien- oder Bürokaufmann/-kauffrau). Ebenso stehen Freizeitveranstaltungen und Wochenendausflüge auf dem Programm. Die Unterstützung geht in Form von Nachsorge und Starthilfe sogar weiter, beispielsweise in finanzieller und materieller Hinsicht sowie bei der Wohnungs- und Arbeitsplatzvermittlung. Was will bzw. braucht man mehr?

Drogensucht – eine Krankheit oder doch nicht?
Dutzende wissenschaftliche Studien vertreten die Meinung, dass eine Drogenabhängigkeit eine behandlungsbedürftige Hirnerkrankung ist (Volkow et al. 2016; Volkow und Koob 2015). Dafür werden verschiedene Gründe angeführt: Zum einen verändert sich das Gehirn in Struktur und Funktion durch Drogen. Zum anderen soll bei einer Abhängigkeit ähnlich wie bei anderen chronischen Krankheiten wie Diabetes, Herz-Kreislauf-Erkrankungen und Krebserkrankungen auch immer ein Rückfallrisiko bestehen, das auch lange nach einer Heilung fortdauern kann (National Institute on Drug Abuse 2018). In beiden Fällen kann man also nie mit Gewissheit sagen, dass man komplett geheilt ist. Genauso wie eine Krebskrankheit erneut ausbrechen kann, so können auch Abstinente durch eingeprägte Verhaltensmuster einen Rückfall erleiden. Es gibt aber weitere Gemeinsamkeiten zwischen einer chronischen Krankheit und einer Drogenabhängigkeit: Beide können einen vorzeitigen Tod verursachen, durch eine schlechte Lebensweise befeuert und durch eine gute verbessert werden. Und beide können durch Umwelteinflüsse und genetische Faktoren begünstigt werden, was den in weiten Teilen der Bevölkerung vorherrschenden Glauben, dass Drogenkonsum eine Charakterschwäche ist, deutlich und wissenschaftlich widerlegt. Das Bundessozialgericht erkannte Suchterkrankungen schon 1968 als eine Krankheit an, und auch die Weltgesundheitsorganisation stimmt zu, dass es sich hierbei um eine Krankheit handelt (Wilfried und Siegmund 2009).

Die Wissenschaft ist sich diesbezüglich aber nicht einig. Während einige die Meinung vertreten, dass es sich bei einer Drogenabhängigkeit um eine Hirnerkrankung handelt, weisen andere Wissenschaftlerinnen und Wissenschaftler diese Theorie von sich. Begründet wird dies mit einem Mangel an ausreichenden wissenschaftlichen Belegen und der Tatsache, dass viele ohne Therapie und nur durch ihren starken Willen anders als bei anderen chronischen Krankheiten den Absprung schaffen. Diese Wissenschaftlerinnen und Wissenschaftler sind daher der Ansicht, dass eine Abhängigkeit ein gelerntes und freiwilliges Verhalten darstellt (Heather et al. 2018; Lewis 2018; Hall et al. 2014; Heyman 2009). Aber was ist nun eine Abhängigkeit? Eine Hirnkrankheit oder ein gelerntes Fehlverhalten? Nach meiner Sicht ergeben beide Theorien Sinn. Wir müssen uns auch nicht für eine entscheiden und die andere streng ablehnen. Ich denke, es handelt sich um eine „freiwillig zugefügte" Hirnkrankheit, die Betroffene sich mit ihrem chronischen Substanzkonsumverhalten selbst antun. Man ist sozusagen Opfer und Täter zugleich. Auch wenn Gene und Umweltfaktoren eine Substanzabhängigkeit begünstigen können, handelt es sich dabei um KEINE unheilbare Krankheit, die sich aus dem Nichts und ganz von allein entwickelt. Das eigene freiwillige Verhalten ist allein verantwortlich für den Beginn des Drogenkonsums, woraus sich durch dauerhafte Fortführung eine Krankheit mit ihren spezifischen Bedürfnissen und Herausforderungen entwickelt.

> **Und jetzt du!**
>
> Deine Aufgabe an dieser Stelle besteht darin, die nächste Suchtberatungsstelle in deiner Nähe ausfindig zu machen. Dafür kannst du die Internetadressen im hinteren Teil des Buches nutzen, entsprechende Anlaufstellen selbst googeln oder den Freundes- und Bekanntenkreis um Unterstützung bitten. Unabhängig davon, ob du dich jetzt für einen Absprung bereit fühlst oder nicht, hast du nun zumindest einen konkreten Kontakt, den du im Hinterkopf behalten kannst. Wann immer du dich bereit fühlst, weißt du, an wen du dich wenden kannst, und dass du nur einen Schritt davon entfernt bist, deinen Heilungsprozess in Gang zu setzen und ein drogenfreies Leben zu beginnen. In Beratungsstellen findest du freundliche und erfahrene Fachkräfte, die nur darauf warten, Klientinnen und Klienten wie dir zu helfen.

Die wichtigsten Punkte im Überblick

- Das Hilfssystem bietet viele Möglichkeiten und verschiedene Wege für alle, die ein abstinentes Leben anstreben.

- Als Voraussetzung für eine erfolgreiche Therapie sind ein ausreichender Eigenwille und eine entsprechende Mitarbeit erforderlich.
- Eine Entgiftung bei ernsthaften Suchtproblemen sollte nicht ohne medizinische Unterstützung auf Eigenregie durchgeführt werden.
- Die Entwöhnungsphase hilft dabei, das Denken und Verhalten zu ändern und zu lernen, ohne Drogen im Alltag zurechtzukommen.
- Die Nachsorge ist als weiterführende Unterstützung von großer Bedeutung, denn sie kann zu einer dauerhaften Abstinenz beitragen.

Literatur

Batra A, Müller CA, Mann K, Heinz A (2016) Abhängigkeit und schädlicher Gebrauch von Alkohol Diagnostik und Behandlungsoptionen. Deutsches Ärzteblatt 113:101–110. https://cdn.aerzteblatt.de/pdf/113/17/m301.pdf?ts=22.04.2016+09%3A24%3A46. Zugegriffen: 11. Jan. 2020

Deutsche Krankenhausgesellschaft (2020) Handlungsempfehlung der Deutschen Rentenversicherung (DRV), der Gesetzlichen Krankenversicherung (GKV) und der Deutschen Krankenhausgesellschaft (DKG) für die Verbesserung des Zugangs nach qualifiziertem Entzug in die medizinische Rehabilitation Abhängigkeitskranker vom 1. August 2017. https://www.dkgev.de/fileadmin/default/Mediapool/2_Themen/2.3_Versorgung-Struktur/2.3.8._Psychiatrie-Pyschosomatik/2.3.8.4._Nahtlosverfahren_qualifizierter_Entzug-Suchtrehabilitation/2017_HE_Nahtlosverfahren_2017-08-01_final.pdf. Zugegriffen: 15. Jan. 2020

DHS (2018) Statistik 2017 der fünf Sucht-Selbsthilfe- und Abstinenzverbände. https://www.dhs.de/fileadmin/user_upload/pdf/Arbeitsfeld_Selbsthilfe/Erhebung_der_5_SSHV_2017.pdf. Zugegriffen: 27. Sept. 2019

DHS (2019) DHS Jahrbuch Sucht 2019. Deutsche Hauptstelle für Suchtfragen e. V. Pabst Science Publishers, Lengerich

Hall W, Carter A, Forlini C (2014) The brain disease model of addiction: is it supported by the evidence and has it delivered on its promises? Lancet Psychiatr 2(1):105–110. https://dx.doi.org/10.1016/S2215-0366(14)00126-6

Heather N, Best D, Kawalek A, Field M, Lewis M, Rotgers F, Wiers RW, Heim D (2018) Challenging the brain disease model of addiction: European launch of the addiction theory network. Addict Res Theor 26(4):249–255. https://dx.doi.org/10.1080/16066359.2017.1399659

Heyman GM (2009) Addiction: a disorder of choice. Harvard University Press, Cambridge (MS)

Lewis M (2018) Brain change in addiction as learning, not disease. New England J Med 279:1551–1560. https://dx.doi.org/10.1056/NEJMra1602872

National Institute on Drug Abuse (2018) Understanding drug abuse and addiction. https://www.drugabuse.gov/publications/drugfacts/understanding-drug-use-addiction. Zugegriffen: 1. Dez. 2019

Reif S, Braude L, Lyman DR, Dougherty RH, Daniels AS, Ghose SS, Salim O, Delphin-Rittmon ME (2014) Peer recovery support for individuals with substance use disorders: assessing the evidence. Psychiatri Serv 65(7):853–861. https://dx.doi.org/10.1176/appi.ps.201400047

Tracy K, Wallace S (2016) Benefits of peer support groups in the treatment of addiction. Subst Abuse Rehab 7:143–154. https://dx.doi.org/10.2147/SAR.S81535

Volkow ND, Koob G (2015) Brain disease model of addiction: why is it so controversial? Lancet Psychiatr 2(8):677–679. https://www.ncbi.nlm.nih.gov/pmc/articles/PMC4556943/. Zugegriffen: 9. Feb. 2020

Volkow ND, Koob GF, McLellan AT (2016) Neurobiologic advances from brain disease model of addiction. New England J Med 374(4):363–371. https://www.ncbi.nlm.nih.gov/pmc/articles/PMC6135257/. Zugegriffen: 6. Feb. 2020

Wilfried K, Siegmund DM (2009) Suchterkrankung: Mit alten Vorstellungen aufräumen. Deutsches Ärzteblatt 105(50):A2702–2703. https://www.aerzteblatt.de/archiv/62964/Suchterkrankungen-Mit-alten-Vorstellungen-aufraeumen. Zugegriffen: 31. Mai 2020

Mentorinnen und Mentoren als Sprungbrett nach oben

Mentorinnen und Mentoren sind Personen, die dir Beistand leisten, dich unterstützen und dir mit Rat und Tat zur Seite stehen. Sie können wesentlich dazu beitragen, dass die Abstinenz von Drogen erreicht und beibehalten wird. Besonders nach einer Entwöhnungstherapie, wenn die Hilfsmaßnahmen durch Institutionen des Hilfssystems langsam auslaufen, ist eine anhaltende Unterstützung durch andere sehr wichtig. Mentorinnen und Mentoren können da ansetzen, wo die professionelle Unterstützung aufgehört hat. Sie sind keine allgemeinen Problemlöser und auch nicht dazu da, deine Wünsche zu erfüllen. Sie können dir aber als emotionale Stütze bei der Zielsetzung und Konfliktlösung helfen und deine Ziele und Fortschritte mitverfolgen. Durch regelmäßigen Kontakt, kontinuierliche Rückmeldung und dauerhaften Informationsaustausch hast du die Gelegenheit, mit jemandem den Tag mit seinen Höhen und Tiefen zu besprechen und das emotionale Karussell zu bremsen. Das schafft Erleichterung und entlastet von Kummer und Schmerz. Das Sprichwort „Geteiltes Leid ist halbes Leid" trifft hier wunderbar zu. Dass Mentorinnen und Mentoren in vieler Hinsicht helfen können, wurde in mehreren Untersuchungen nachgewiesen. Den Studien zufolge können diese zu einem geringeren Drogenkonsum und zu einer Erhöhung der Lebensqualität beitragen (Bassuk et al. 2016; Bean et al. 2013; Boisvert et al. 2008). Durch sie hat man den Ansporn, sich konsequenter und zielgerichteter zu verhalten. Darüber hinaus ist es gut, jemanden zu haben, der einen zur Rechenschaft ziehen kann, wenn man den eigenen Zielen zuwiderhandelt. Betrachte sie als Vertrauenspersonen, die einen im Leben ein Stückchen begleiten und betreuen. Doch wie und wo findest du am besten eine geeignete Mentorin oder einen geeigneten Mentor? Du hast dabei mehrere Möglichkeiten und hier sind einige Beispiele als Anregung:

- Im richtigen sozialen Umfeld wie in Selbsthilfegruppen kannst du wunderbar Kontakte knüpfen und Verbindung zu Mitmenschen herstellen, die ähnliche Probleme haben. Durch regelmäßige Gruppen-Meetings lernen sich die Gruppenmitglieder näher kennen und können aus dem konstruktiven Feedback anderer lernen und dadurch Mut schöpfen.
- Ehemalige Abhängige, die schon eine Zeit lang erfolgreich abstinent sind, können dir aufgrund ihrer persönlichen Erfahrungen Tipps und Tricks an die Hand geben, die ihnen selbst auf dem Weg zur Abstinenz sehr geholfen haben. Ob im Bekanntenkreis oder in Therapie- oder Selbsthilfegruppen: Suche den Kontakt zu Mitmenschen, die idealerweise schon ein Stück weiter sind als du.
- Alle Fachkräfte wie Beraterinnen und Berater oder Psychologinnen und Psychologen, die dich begleiten und betreuen, kannst du ohne Zweifel als unverzichtbares Sprungbrett nach oben sehen. Ihre professionelle Hilfe und Unterstützung sind unersetzlich und spielen daher eine sehr wichtige Rolle für jeden, der unter einer Abhängigkeit leidet.
- Als Sprungbrett nach oben kann dir auch jeder dienen, der freundlich, zuverlässig und vertrauenswürdig ist, zu dem du dich auf emotionaler Ebene hingezogen fühlst oder den du als Vorbild und Inspiration siehst. Das können Menschen aus deinem sozialen Umfeld wie Familienmitglieder, Bekannte, Freundinnen und Freunde, Kolleginnen und Kollegen oder Lehrkräfte, sein, aber auch Wildfremde, die dich mit ihrer Erfolgsstory begeistern und motivieren.
- Es müssen nicht immer Menschen sein, die dir Mut und Motivation geben. Auch von anderen Quellen kannst du lernen und motiviert werden, beispielsweise von Büchern wie diesem Ratgeber, YouTube-Videos, Abstinenz-Apps etc.
- Sogar deine Vision von dir in der Zukunft kann dir als Inspiration dienen. Wie sieht dein zukünftiges Ich aus? Wie willst du werden, dich kleiden, reden? Allein die Vorstellung ist Grund genug zur Vorfreude und Ansporn für Ausdauer, Hartnäckigkeit und Entschlossenheit.

> **Hinweis**
> Du brauchst nicht unbedingt jemanden an deiner Seite, um abstinent zu werden. Allein dein starker Wille und deine Entschlossenheit reichen aus und es erfordert keine Überprüfung durch andere. Der Weg dorthin ist aber einfacher und angenehmer, wenn jemand dich mit Rat und Tat in dieser anspruchsvollen Zeit begleitet.

Auch ich begleite und betreue täglich Dutzende von weiblichen Insassen und diene ihnen als Sprungbrett nach oben, und das mit Freude und Stolz. Ich betreue sie nicht nur im Gefängnis, sondern auch lange nach ihrer Entlassung. Viele sind ganz auf sich allein gestellt und haben niemanden zum Reden, sei es, weil sie keine sozialen Kontakte haben, sei es, weil sie durch ihr Fehlverhalten die Familie vergrault haben. Durch ihr eigenes Verhalten und die daraus resultierende Isolation haben sie tiefe emotionale Narben bekommen, die man ihnen ganz deutlich vom Gesicht ablesen kann. Sie sehnen sich regelrecht nach Anerkennung, menschlicher Nähe, emotionalem Halt, Lob und ermutigenden Worten. Ich für meinen Teil biete ihnen aber nicht nur vernünftige Ratschläge, sondern gebe auch knallhartes Feedback und rege gleichzeitig zur selbstkritischen Analyse an. Mein Ziel ist es, ihre Motivation für einen Neuanfang zu wecken und ihnen klarzumachen, dass eine Wende möglich ist, wenn sie die Verantwortung für ihr Leben übernehmen. Ich betrachte meine Aufgabe eigentlich wie die eines Spiegels: Ich will, dass sie durch mich realisieren, wie stark sie eigentlich sind. Es geht nie um mich und meine Stärken, sondern immer nur um sie und ihre Potenziale, die sie entdecken müssen. So können Mentorinnen und Mentoren helfen, aber auch als Helfende von den gewonnenen Erfahrungen und den dabei ausgelösten positiven Emotionen profitieren. Man könnte dies auch als Win–win-Situation bezeichnen. Durch meine Arbeit mit ihnen gewinne ich selbst an Stärke und Professionalität, sodass ich als Sprungbrett für andere viel stabiler und erfahrener bin. Gleichzeitig lerne ich, wie ich anderen in der Gemeinschaft besser helfen kann. Und auf der anderen Seite gilt: Das Leben macht mehr Spaß, wenn man starke, wunderbare und positive Menschen an der Seite hat! Ein gesundes Netzwerk von Menschen gibt Kraft, Inspiration, Motivation, Unterstützung und Halt, wenn man zu stürzen droht, und davon kann man nicht genug haben.

> **Und jetzt du!**
>
> Hast du Kontakt und Zugang zu Menschen, die drogenfrei und abstinent leben? Wer von ihnen würde als Mentorin oder Mentor infrage kommen? Sei aktiv und nimm die zur Verfügung stehenden Möglichkeiten in Anspruch. Scheue dich nicht, auf Menschen zuzugehen. Suche deine Mentorin oder deinen Mentor nicht nur in deinem sozialen Umfeld, sondern halte in verschiedenen Richtungen nach der oder dem Richtigen und Passenden Ausschau.

Die wichtigsten Punkte im Überblick

- Mentorinnen und Mentoren sind emotionale Wegbegleiter, die mit Unterstützung und Ratschlägen zur Seite stehen.
- Der Kontakt zu einer Mentorin oder einem Mentor kann in verschiedenen Bereichen hergestellt werden und als solche bzw. solcher eignet sich jeder, der abstinent und drogenfrei ist und über eine positive Grundeinstellung verfügt.
- Mentorinnen und Mentoren geben emotionalen Halt und verringern so das Rückfallrisiko.
- Mentorinnen und Mentoren können durch Motivation, Lob, konstruktive Kritik und durch ihre Begleitung bei der Zielverfolgung zu einer kontinuierlichen Abstinenz beitragen.
- Die Beziehung zur Mentorin bzw. zum Mentor sollte auf Vertrauen, Verständnis und Zuverlässigkeit basieren, d. h. du solltest dich gut aufgehoben fühlen.

Literatur

Bassuk EL, Hanson J, Greene RN, Richard M, Laudet A (2016) Peer-delivered recovery support services for addictions in the united states: a systematic review. J Subst Abuse Treat 63:1–3. https://doi.org/10.1016/j.jsat.2016.01.003

Bean KF, Shafer MS, Glennon M (2013) The impact of housing first and peer support on people who are medically vulnerable and homeless. Psychiatr Rehab J 36(1): 48–50. https://www.researchgate.net/publication/235904636_The_impact_of_housing_first_and_peer_support_on_people_who_are_medically_vulnerable_and_homeless. Zugegriffen: 31. Mai 2020

Boisvert RA, Martin LM, Grosek M, Clarie AJ (2008) Effectiveness of a peer-support community in addiction recovery: participation as intervention. Occup Ther Int 15(4):205–220. https://doi.org/10.1002/oti.257

Wie kannst du als Angehörige oder Angehöriger Hilfe leisten?

Bei einer Drogenabhängigkeit bleibt der Schaden nicht auf die Betroffene oder den Betroffenen begrenzt, sondern er wird für alle Angehörigen spürbar. Angehörige sind z. B. Eltern, Geschwister, erwachsene Kinder, Partnerinnen und Partner oder auch Freundinnen und Freunde, d. h. alle Menschen, die Betroffenen nahestehen. Im Gegensatz zum weitläufigen Freundeskreis oder zur entfernteren Verwandtschaft erleben Lebenspartnerinnen und Lebenspartner, Erziehungsberechtigte und Eltern von drogenabhängigen Menschen die Krankheit hautnah mit. Nicht nur der suchtkranke Mensch leidet unter der Abhängigkeit, sondern auch das gesamte Umfeld leidet mit. Und jeder verspürt mehr oder weniger das Bedürfnis, den Betroffenen irgendwie zu helfen. Doch je nach Nähe und Beziehung zur betroffenen Person und der eigenen Rolle in der Familie oder im vertrauten Umfeld sind auch die Herausforderungen und Schwierigkeiten für jeden anders. Besonders problematisch gestaltet sich die Situation, wenn man mit Betroffenen zusammenlebt. In diesem Fall hängt der Haussegen häufig schief und es herrscht reines Chaos. Meistens dreht sich alles um die Suchtkranken, während die eigenen Bedürfnisse in den Hintergrund treten. So eine Krisensituation stellt eine hohe nervliche Belastung dar und beeinträchtigt die Lebensqualität aller Beteiligten. Aus Scham spielen Angehörige oft und für lange Zeit die heile und perfekte Familie dem Umfeld vor und entschuldigen das Fehlverhalten, um den Schein zu wahren. Zu groß ist die Angst, von anderen negativ beurteilt zu werden. Schließlich werden oft auch Angehörige wie Eltern und Kinder der Süchtigen stigmatisiert. Dieses Phänomen bezeichnet man auch als „Stigma durch

Assoziation" (engl. stigma by association oder courtesy stigma) (Phillips und Benoit 2013). Ein solches Denken bewirkt meistens auch, dass keine Hilfsgesuche an die Außenwelt gestellt werden. Das Drogenproblem bleibt hinter der Fassade versteckt und wird hinter verschlossenen Türen privat und geheim gehalten. Als Folge grenzen sich Angehörige von der Außenwelt oft zunehmend ab und hören auf, Freundinnen und Freunde oder die Familie einzuladen – aus Furcht, das Drogengeheimnis könnte gelüftet werden. Und dies passiert ausgerechnet dann, wenn soziale Unterstützung am nötigsten wäre.

Die Frage „Was habe ich nur falsch gemacht?" stellen sich viele Eltern und oft geben sie sich selbst die Schuld am Verhalten der Drogen konsumierenden Kinder. Leider wird in unserer Gesellschaft zu viel Wert auf die Meinung anderer gelegt und dies verschlingt unnötig die Energie, die Angehörige für die Bewältigung der Riesenherausforderung „Drogen" bräuchten. Mein Tipp für alle Angehörigen: Kümmert euch nicht um das Urteil der anderen! Wahre Freundinnen und Freunde und Familienmitglieder halten auch in schlechten Zeiten zu dir, und nicht nur dann, wenn alles rosig ist. Wenn Menschen sich von einem wegen der Drogenabhängigkeit einer oder eines Angehörigen distanzieren, dann hat dies zumindest den einen Vorteil: Man erkennt, wer hinter einem steht und wer nicht!

> **Hinweis für minderjährige Kinder von Drogenabhängigen**
>
> Bist du als minderjähriges Kind einer oder eines Alkohol- oder Drogenabhängigen direkt betroffen? Sind deine Sicherheit, körperliche und seelische Gesundheit und dein Wohlbefinden beeinträchtigt und ist das häusliche Leben eine Qual, gefährlich und voller Gewalt? In diesem Fall kann ich dir nur Mut zusprechen und dir dazu raten, die Lage mit einer Vertrauensperson wie deiner Lehrerin oder deinem Lehrer oder nahestehenden Verwandten zu besprechen, die entsprechend tätig werden und sich für dein Wohlergehen einsetzen können. Ziel ist immer, dich zu schützen und nicht die Eltern oder Erziehungsberechtigten in Schwierigkeiten zu bringen. Scheue dich nicht, das Jugendamt, die Polizei oder den Kinderschutzdienst einzuschalten. Ich war Zeugin von Dutzenden von Fällen, bei denen Eltern aus Angst, das Sorgerecht zu verlieren, oder aus der Motivation heraus, dieses wiederzuerlangen, die kriminelle Karriere und den Drogenkonsum aufgegeben haben. Manchmal hilft es, Abhängigen ein Ultimatum zu stellen, damit sie sich die Hilfe holen, die sie brauchen. Bist du zwischen 10 und 21 Jahren alt, dann hast du über das Online-Portal Kidkit.de auch die Möglichkeit, kostenlos und anonym Beratungseinrichtungen in deiner Nähe zu suchen und dich per Chat oder telefonisch von den freundlichen Kidkit-Mitarbeiterinnen und -Mitarbeitern beraten zu lassen. Auch wenn du manchmal das Gefühl hast, allein zu sein, du bist es nicht!

Wie kannst du als Angehörige oder Angehöriger am besten helfen?
Um helfen zu können, musst du als Erstes erkennen, dass die oder der Betroffene Drogen konsumiert. So kannst du frühzeitig eingreifen, bevor die Sucht ein fortgeschrittenes Stadium erreicht und die betroffene Person tiefer ins Drogenmilieu abrutscht. Eigentlich merkt man relativ schnell, dass etwas nicht stimmt. Die oder der Betroffene verhält sich merkwürdig und seltsam. Auch Unehrlichkeit, Aggressivität, Ängstlichkeit und Nervosität sind typische Eigenschaften von Drogenabhängigen, die diese früher vielleicht nicht an den Tag legten. Bei Jugendlichen werden einige Verhaltensweisen wie ein rebellisches Verhalten, geminderte Kommunikation zu Familienmitgliedern oder ständiges Zuspätkommen häufig missinterpretiert und als normaler Vorgang beim Erwachsenwerden angesehen und toleriert. So wird z. B. der Alkohol- und Zigarettenkonsum als Experimentierphase entschuldigt und nicht ernst genommen oder vielleicht auch verdrängt. Der Kommentar „Mein Kind macht sowas nicht" ist ein klassisches Beispiel von Verdrängung, bei der man die Lage einfach nicht wahrhaben möchte. Liebe Eltern: Bitte die Augen nicht verschließen, sondern stets offenhalten! Bei einem Drogenkonsum werden fast immer irgendwelche substanzspezifischen Utensilien benutzt, die als deutliches Anzeichen dienen können. Diese Utensilien liegen häufig im Zimmer oder Auto herum, werden in der Tasche mit sich geführt oder auch in erfinderischen Verstecken aufbewahrt. Auf folgende Warnhinweise, die auf einen Drogenkonsum oder eine Abhängigkeit hindeuten können, sollte geachtet werden:

Drogenkonsum identifizieren
Konsumutensilien: Utensilien wie Pfeifen, abgeschnittene Strohhalme, Filter, Löffel, Spritzen, Hustensaft, Gasbrenner, Rauchgeräte und Alufolie sind oft eindeutige Hinweise auf einen Drogenkonsum und sollten bei dir die Alarmglocken läuten lassen. Nutze für deine Einschätzung der Lage deinen gesunden Menschenverstand: Was hat z. B. ein Löffel in der Jackentasche oder ein abgeschnittener Strohhalm unter der Matratze zu suchen?

Körperhygiene: Das Aussehen wird bei chronischem Drogenkonsum oft vernachlässigt, weil die Substanzen das Leben dominieren und die Körperhygiene an Bedeutung verliert. Vielleicht legen Betroffene auf saubere Kleidung, das tägliche Duschen oder Zähneputzen keinen Wert mehr, auch wenn dies vorher unvorstellbar war.

Sprache und Verhalten: Drogen wirken sich ganz stark auf das Verhalten der Konsumentinnen und Konsumenten aus. Von Lügen, Fressattacken und Lachanfällen (häufig bei Cannabiskonsum) über Appetitlosigkeit (z. B. bei Meth-Konsum), aggressives, unzuverlässiges und selbstverletzendes

Verhalten bis hin zu einem deutlich langsameren oder schnelleren Redefluss oder langsamen und schnellen Bewegungen und Zittern kann alles ein Hinweis auf Drogenkonsum sein. Alles, was dir an der Person seltsam, merkwürdig, komisch und ungewöhnlich vorkommt und bei dem dir deine Intuition „Hier stimmt etwas nicht" sagt, sollte dich hellhörig machen.

Nasenbluten und/oder ständige Verbrennungen an Lippen und Fingern: Ständige Verbrennungen an der Lippe können darauf hindeuten, dass Drogen mithilfe einer Pfeife konsumiert werden. Nasenbluten kann ein Hinweis auf Kokainkonsum sein, weil diese Substanz die Nasenschleimhaut schädigt.

Augen und Pupillen: Achte auch auf die Pupillen, denn diese können je nach Drogenart erweitert (z. B. bei Meth, Amphetaminen, Cannabis, Kokain, Ecstasy und LSD) oder verengt (beispielsweise bei Heroin und opiathaltigen Medikamenten) sein. Sehen die Augen anders als üblich aus? Ist die Bindehaut ständig gerötet? Dies kann z. B. auf einen Cannabiskonsum hindeuten. Oft vermeiden Drogenkonsumentinnen und -konsumenten den Blickkontakt, um zu verhindern, dass ihre Augen sie verraten.

Zähne: Meth-Konsumentinnen und -Konsumenten erkennt man oft an verätzten und verfaulten Zähnen, die (wenn sie nicht ohnehin schon ausgefallen sind) so beschädigt sind, dass keine Zahnärztin und kein Zahnarzt sie mehr retten kann.

Spuren an der Haut: Einige Drogen können einen starken Juckreiz oder sogar wahnhafte Störungen auslösen, bei denen die Betroffenen davon überzeugt sind, dass unter der Haut Insekten krabbeln (was auch als „Dermatozoenwahn" bezeichnet wird). Das ständige Kratzen hinterlässt Spuren wie offene Wunden und Infektionen. Besonders Meth-Konsumentinnen und -Konsumenten entwickeln eine unreine Haut, die häufig zu Akne führt.

Einstichstellen: Nadelstiche am Arm sind einfach zu erkennen und ein eindeutiges und unverwechselbares Indiz dafür, dass Drogen intravenös konsumiert werden. Achte darauf, wie sich die betreffende Person in letzter Zeit kleidet. Wenn Betroffene an warmen Tagen stets langärmelige Kleidung bevorzugen und sich dazu noch merkwürdig benehmen, ist dies vielleicht ein Versuch, Nadelstiche an den Armen zu verstecken.

Freundeskreis: Der Freundeskreis oder die Tatsache, dass sich das Umfeld verändert hat, kann ebenfalls Anhaltspunkte für einen Drogenkonsum liefern. Freundinnen und Freunde, die Drogen konsumieren, haben fast immer einen negativen Einfluss und sind oft Auslöser für einen Konsumbeginn. Alte Freundschaften, bei denen Drogen keine Rolle spielen, werden häufig vernachlässigt. Auch passiert es, dass sich Freundinnen und Freunde aus offensichtlichen Gründen wie Persönlichkeitsveränderungen und Interessenskonflikten von den Betroffenen distanzieren. Darüber hinaus können Isolation und ein sozialer Rückzug ein eindeutiger Hinweis sein, dass etwas nicht stimmt!

Schulische Leistungen: Achte darauf, ob sich die Schulnoten der betreffenden Person in letzter Zeit verändert haben und die Fehltage sich häufen. Drogen greifen das Gehirn an und schaden den kognitiven Fähigkeiten. Konzentration, Gedächtnis und Lernfähigkeit leiden darunter, und dies treibt die schulischen Leistungen in den Keller. Die schlechten Leistungen führen nicht selten zu einem Abbruch der Schule, Uni oder Ausbildung oder zum Verlust der Arbeitsstelle.

Ständige Geldnot: Drogenabhängigkeit erfordert Geld und das regelmäßig. Die Drogen müssen schließlich finanziert werden. Deshalb sind Abhängige ständig in Geldnot und auf der Suche nach den nötigen Mitteln. Oft versuchen sie, durch manipulative Methoden wie leere Versprechungen eine Schwachstelle zu treffen, um an das Geld zu kommen. Achte darauf, ob Geld oder Wertgegenstände im Haus fehlen. Es kommt häufig vor, dass diese für die Anschaffung von Drogen verkauft oder getauscht werden.

Eingreifen

Wenn du Anzeichen für eine Abhängigkeit festgestellt hast, stellst du dir jetzt bestimmt die folgende Frage: „Wie kann ich konkret Hilfe leisten und aus der Sucht heraushelfen?" Leider stößt man mit den besten Absichten, Empfehlungen oder Drohungen oft auf taube Ohren. Häufig versuchen die Betroffenen, den Drogenkonsum zu leugnen oder zu verharmlosen. Mit Aussagen wie „Es war nur dieses eine Mal", „Es kommt nie wieder vor", „Ich habe alles im Griff" oder „Ich kann jederzeit aufhören"' täuschen Drogenabhängige nicht nur sich selbst, sondern auch oft ihre Eltern, die wahrscheinlich auch schon einmal Ähnliches gehört und geglaubt haben, obwohl das Bauchgefühl anderer Meinung war. Für Angehörige ist es extrem schmerzvoll mitanzusehen, wie Drogen den Menschen zerstören, den sie liebhaben. Ständig leben diese in der Angst, dass den Betroffenen etwas Lebensbedrohliches zustößt und sie Opfer von Gewalt, Unfällen, Raubüberfällen oder Vergewaltigungen werden oder aber auf den finanziellen Ruin zusteuern. Man kann schließlich nicht jeden einzelnen Schritt kontrollieren und wie ein zweiter Schatten überallhin mitkommen. Diese Art von Kontrollversuchen geht auch fast immer schief – mit dem Resultat, dass es zu ernsthaften Auseinandersetzungen kommt und die Konsumentinnen und Konsumenten andere und viel bessere Strategien entwickeln, um nicht erwischt zu werden. Bei Aussagen wie „Das geht dich nichts an! Ich kann machen, was ich will" oder „Mein Leben! Meine Entscheidung! Mein Körper!" sind besorgten Eltern und Angehörigen regelrecht die Hände und Füße gebunden.

Die Angst um Betroffene ist berechtigt, wenn man bedenkt, dass die **Entscheidungsfähigkeit und Selbstkontrolle durch den Drogenkonsum deutlich beeinträchtigt werden** (Stoops und Kearns 2018; Verdejo-Garcia et al. 2018; Tang et al. 2015; Baler und Volkow 2006). Da hilft auch ein klares „Stopp" nicht mehr, um den Konsum aufzuhalten. Wie denn auch, wenn die Bremse, sprich die Kontrolle oder Selbstbeherrschung, im Gehirn nicht mehr funktioniert? Die Sucht hat Betroffene fest im Griff und lässt sie auch nicht so einfach los. Da ist es auch ganz egal, wie oft du „Hör doch einfach auf" zu der betreffenden Person sagst: Ein Umbruch im Leben erfordert mehr als eine Einladung oder Aufforderung zum Aufhören. Die Frustration über die erfolglosen Bemühungen bei der Bekämpfung der Drogensucht kann Angehörige so richtig an die Grenzen bringen, und es kommt nicht selten vor, dass sich diese zugunsten der eigenen Sicherheit und Gesundheit distanzieren. Sie fühlen sich oft hilflos und mit den Kräften am Ende. An diesem Punkt sind Therapien, die eigens für Angehörige konzipiert sind, stark zu empfehlen. Es gibt zahlreiche Hilfsangebote von verschiedenen Einrichtungen und Verbänden, die Familien- oder Paartherapien neben speziellen Hilfsmaßnahmen für die Kinder und Angehörigen von Suchtkranken anbieten. Ziel dabei ist, die Situation und Lebensqualität sowie die Beziehung und Kommunikation zum Wohle aller Beteiligten zu verbessern. Dazu gehört auch das Programm des Müttergenesungswerks (MGW) der Elly Heuss-Knapp-Stiftung, das bundesweit über mehrere Kurkliniken mit verschiedenen Angeboten und Schwerpunkten verfügt (siehe unter „Anlaufstellen" im hinteren Teil des Buches). Bei den Kurangeboten stehen Mütter, Väter sowie pflegende Angehörige im Vordergrund und es wird dabei primär das Ziel verfolgt, die Angehörigen vom Alltag so zu entlasten, dass diese genesen und Kraft schöpfen können.

Nicht jedes Bemühen, Suchtkranken zu helfen, ist jedoch erfolgreich. Jeder Mensch hat schließlich ein Recht auf Selbstbestimmung! Mit anderen Worten: Egal was du sagst oder tust, entscheiden Betroffene letztendlich selbst, wie sie das eigene Leben gestalten möchten, ob mit oder ohne Drogen. Möchten Betroffene den Drogenkonsum weiterführen, kann sie niemand stoppen und zu einem Entzug oder zur Abstinenz zwingen. Es gibt Menschen, die keine Hilfe suchen, weil sie allzu viel Spaß mit den Drogen haben. Versuche, dich in sie hineinzuversetzen, und stell dir vor, du darfst ab jetzt nie mehr deine Lieblingsspeise essen und nie mehr deine

Lieblingstätigkeiten ausüben. „Was für ein Horror!", denkst du jetzt vielleicht, denn du verlierst so ein beträchtliches Stück an Lebensqualität. An diesem Beispiel möchte ich aber nur eins deutlich machen: nämlich wie sehr wir an unseren geliebten Gewohnheiten hängen und wie ungern wir sie aufgeben. So geht es auch suchtkranken Menschen und allein der Gedanke, die gewohnten Substanzen für immer aufzugeben, ist für einige wie ein Albtraum.

Die Entscheidung der Suchtkranken muss respektiert werden, so schwer es auch für Angehörige sein mag, dies einzusehen. Betroffene müssen den Entzug selbst wollen, weil dieser eine starke Willenskraft und Entschlossenheit fordert, und das kommt von innen (freiwillig) und nicht von außen (Zwang). Ich habe auch öfter schon Aussagen wie „I love being high", also „Ich liebe es, ‚high' zu sein", gehört. Wenn Konsumentinnen und Konsumenten mit ihrem Konsumverhalten glücklich und zufrieden sind, kann keiner daran etwas ändern.

Während des Konsums schützen

Um mögliche Schäden wie Infektionen oder tödliche Überdosierungen zu vermeiden, sollest du versuchen, betroffene Angehörige für einen **„Safer-Use"**, d. h. einen risikoarmen Drogenkonsum, zu gewinnen. Versuche dabei, diese von der Nutzung von Drogenkonsumräumen, von einem Spritzentausch in Apotheken und/oder von Substitutionstherapien (siehe auch Kap. 6) zu überzeugen, sollte es in deiner Stadt entsprechende Möglichkeiten geben. Somit kannst du dazu beitragen, dass die oder der Betroffene sich nicht mit Krankheiten infiziert und so die gesundheitlichen Schäden minimiert werden. Das beutet aber nicht, dass du dich jetzt hoffnungslos zurückziehen und zusehen sollst, wie sich deine Angehörige bzw. dein Angehöriger durch Drogen das ganze Leben zerstört. Während die betroffene Person den Konsum fortsetzt, kannst du weiterhin versuchen, sie durch emotionale Unterstützung zu einem Neuanfang zu bewegen und sie dafür zu begeistern. Wie das am besten geht? Im Folgenden findest du als Anregung einige Tipps, die dir dabei helfen können:

Hilfreiche Tipps im Umgang mit Drogenabhängigen:

- Halte alle Kommunikationskanäle stets offen und signalisiere, dass du für Gespräche immer ein offenes Ohr hast. Hat die Konsumentin oder der Konsument Sorgen und Probleme? Vielleicht kannst du helfen oder Tipps geben, um die Schwierigkeiten aus der Welt zu schaffen, damit kein Bedarf mehr besteht, durch Drogen vor der Realität und Problemen zu flüchten.

- Informiere dich umfassend über die konsumierte Drogenart und Therapiemöglichkeiten. Tu dies nicht nur für dich, sondern auch, um deine Sorgen, wichtige Kenntnisse, Risiken, Nebenwirkungen, Folgeschäden und alles, was sonst noch eine Rolle spielt, zur Sprache zu bringen. Bestehe möglichst darauf, dass sich die betreffende Person Hilfe sucht. Damit kannst du ihr die Augen öffnen und ihr dabei helfen, sich die Krankheit auch einzugestehen. Ist ein friedliches Gespräch nicht möglich, kannst du deine Sorgen, deine Meinung und die Auswirkung des Konsumverhaltens auf dich und alles, was dir am Herzen liegt, auch als Brief (oder E-Mail) freundlich und liebevoll zum Ausdruck bringen. Das hat den Vorteil, dass du bei deiner Wortwahl umsichtig vorgehen kannst und verletzende Worte, die spontan aus Zorn oder Wut geäußert werden, vermieden werden können. Ein weiterer Vorteil ist, dass die betreffende Person die Nachricht mehrmals lesen und die Bedeutung verinnerlichen kann.
- Sprich Mut zu, weise auf das Suchtproblem hin und motiviere dazu, ein drogenfreies Leben zu beginnen, und das nicht nur einmal, sondern mehrfach und bei jeder (passenden) Gelegenheit, ohne die oder den anderen anzuschreien und zu beschimpfen. Dein Feedback soll helfen und motivieren und nicht der Beziehung schaden!
- Versichere, dass du immer da bist, wenn Hilfe benötigt wird.
- Weise auf Beratungsstellen in der Nähe hin.
- Besuche gemeinsam mit der betroffenen Person eine Ärztin bzw. einen Arzt oder eine Selbsthilfegruppe. Angehörige sind in vielen Selbsthilfegruppen willkommen, und dabei bietet sich die wertvolle Gelegenheit, sich mit anderen Angehörigen auszutauschen.
- Biete an, dich um die formalen Anträge und Unterlagen für Therapien zu kümmern.
- Erteile abhängigen Freundinnen und Freunden ein Hausverbot und versuche so, schlechte Einflüsse möglichst gering zu halten.
- Erkläre das Haus oder die Wohnung zu einer drogen- und rauchfreien Zone.
- Definiere klare Grenzen und ziehe bei Regelverstößen Konsequenzen.
- Bewahre Wertsachen zur Sicherheit in einem Bankschließfach auf.
- Löse gemeinsame Konten auf und kündige gemeinsame Kreditkarten, um dich nicht durch die teure Drogenbeschaffung zu verschulden und deine Ersparnisse nicht zu verlieren. Die bzw. der Abhängige wird dies zwar nicht positiv aufnehmen, doch du musst auf alle Fälle eingreifen, um dich und andere Beteiligte und Familienmitglieder nicht in den Ruin zu stürzen.

- Jugend- und Gesundheitsämter, Erziehungsberatungsstellen, aber auch Drogen- und Suchtberatungsstellen können Eltern von Jugendlichen hilfreichen Rat geben und unterstützende Hilfe leisten!
- Versichere der bzw. dem Betroffenen, dass du sie trotz Drogenkonsum liebhast.
- Versuche, viel Zeit mit der betreffenden Person zu verbringen! Das sorgt für ein gutes Verhältnis und lässt weniger Raum für destruktive Verhaltensweisen, Freundschaften und Gedanken.
- Achte in diesen schweren Zeiten auch auf dein eigenes Wohlergehen, denn um helfen zu können, musst du selbst bei guter Gesundheit und Kräften sein! Vernachlässige daher deine eigenen Bedürfnisse und Wünsche nicht. Nur wenn du stark und gesund bist, bist du auch in der Lage, anderen Halt zu geben und Hilfe zu leisten! Wie heißt es so schön im Flugzeug: „Zuerst selbst die Sauerstoffmaske aufsetzen, dann anderen helfen!"
- Die radikale Entscheidung, ob du dein abhängiges Kind oder deine Partnerin bzw. deinen Partner, die oder der Drogen konsumiert, aus der Wohnung werfen sollst, kann ich dir nicht abnehmen! Dies ist auch ein zweischneidiges Schwert: Wird der drogenabhängige Mensch von dir auf die Straße gesetzt, kann er tiefer in die Drogenszene abrutschen. Und tust du das nicht, leidet die gesamte Familie darunter, während die betreffende Person es zu bequem hat, um etwas am Konsumverhalten zu ändern. Es ist deine persönliche Entscheidung, wie weit du mit deinen Konsequenzen gehst, um die Sicherheit und das Wohlbefinden aller zu gewährleisten. Ist die oder der Betroffene gewalttätig oder gefährdet die Sicherheit anderer Familienmitglieder, ist Distanz wahrscheinlich die sicherste und sinnvollste Option. Achte darauf, dass du deine Entscheidung nicht spontan aus Wut und Zorn, sondern durchdacht und mit kühlem Kopf triffst.

Dein Verhalten ist Vorbild für andere

Auch wenn in diesem Ratgeber nicht du und deine Gewohnheiten als Angehörige oder Angehöriger im Vordergrund stehen, sind diese dennoch ein wichtiger Aspekt, weil du in gewisser Weise auch Vorbild für andere in deinem Umfeld bist. Um anderen helfen zu können und sie zu einer Abstinenz zu motivieren, musst du selbst vorbildlich und verantwortungsvoll leben, und dazu gehört der Verzicht auf Substanzen. Wenn du auch unter einer Abhängigkeit leidest, kann ich dir nur raten, erst einmal selbst professionelle Hilfe in Anspruch zu nehmen, um deine Glaubwürdigkeit anderen Betroffenen gegenüber zu untermauern. So klingt es beispielsweise nicht überzeugend, wenn du den Alkoholkonsum deines Sohnes kritisierst, selbst aber vor Trunkenheit kaum auf den Beinen stehen kannst. Deine Kinder werden Zeugen deines Konsumverhaltens und gewinnen den Eindruck, dass es normal ist, ständig Alkohol zu trinken. Wenn du selbst Hilfe in Anspruch nimmst und abstinent wirst, beweist du außerdem, dass ein Absprung möglich ist. Dies kann anderen Mut machen und sie dazu motivieren, ebenfalls den Absprung zu wagen. Sorge dafür, dass andere es dir in puncto Mut und Tapferkeit gleichtun. Somit hilfst du nicht nur dir selbst, sondern vielleicht auch anderen in deinem sozialen Umfeld.

Verhaltensweisen, die lieber vermieden werden sollten:
- Leihe kein Geld aus: Ansonsten unterstützt du gewollt oder ungewollt den Konsum, der dann kein Ende nimmt.
- Manchmal hilft es mehr, nicht zu helfen. Übernimm deshalb nicht die Verpflichtungen und Aufgaben der Süchtigen. Mögliche Konsequenzen und Nachteile müssen Abhängige am eigenen Leib erfahren. Mach die Probleme der Betroffenen nicht zu deinen und entschuldige z. B. nicht die Fehltage beim Arbeitgeber.
- Flöße den Betroffenen keine Schuldgefühle ein und sorge nicht für schlechte Gefühle. Wutanfälle, Gewalt oder Drohungen führen nur zu Distanz, Groll, Verbitterung und Ressentiments – Gefühle, die der Beziehung nur schaden können.
- Erzähle die dir gebeichteten Informationen und Geheimnisse nicht weiter. Das ist ansonsten ein Vertrauensbruch!
- Du kannst das Haus, Zimmer, die Taschen etc. zwar nach Drogen durchsuchen (bitte unauffällig), um einen Verdacht auf Drogenkonsum zu bestätigen. Bitte entsorge diese aber nicht! Das bewirkt gar nichts und ist reine Zeitverschwendung. Die Entsorgung ist keine Lösung, sondern führt nur dazu, dass Betroffene das nächste Mal nach einem besseren Versteck suchen.
- Rede dir selbst keine Schuldgefühle ein. Die Abhängigkeit anderer ist nicht deine Schuld!

Die Zeit nach der Therapie
Nehmen wir nun an, dass sich die oder der Abhängige dazu entschlossen hat, abstinent zu werden. Das ist eine gute Gelegenheit, ihr bzw. ihm unter die Arme zu greifen und gemeinsam entsprechende Einrichtungen (siehe Kap. 9) zu kontaktieren. Für alle Angehörige bedeutet die Tatsache, dass die Drogensucht eingestanden wird und bekämpft werden soll, eine erhebliche Erleichterung und Befreiung von den permanenten Sorgen.

Nun endlich kann das altgewohnte Leben wieder in Angriff genommen werden. Aber Vorsicht: Nach einer Entgiftungs- und/oder Entwöhnungstherapie sind Betroffene nicht automatisch wieder „die Alten", sondern sie tragen ein Stück Vergangenheit und alte Gewohnheiten mit sich, die mit dem Drogenkonsum in Verbindung stehen. Auch dein Verhalten gegenüber der ehemals abhängigen Person hat sich während des Drogenkonsums verändert, sodass du dies nun regulieren und auf die neuen Verhältnisse anpassen musst. Warst du vorher sehr misstrauisch und wütend, musst du jetzt einen Schritt auf die oder den anderen zugehen und mehr Verständnis, Vertrauen und Zuversicht zeigen. Auch wenn anfangs dein Misstrauen und die Angst vor einem Rückfall noch da sein werden, lass dir nichts anmerken. Die bzw. der Angehörige will sich schließlich wieder „normal" fühlen und auch so behandelt werden. Zu Beginn kannst du der bzw. dem abstinenten Angehörigen durch konkrete Hilfe und Unterstützung unter die Arme greifen, und diese Hilfe kann von einer Schulanmeldung über die Jobsuche bis hin zur Gestaltung von Freizeitaktivitäten reichen. Unterstützung und Hilfe bedeutet aber nicht, die oder den anderen von jeglicher Verantwortung zu befreien. Dies heißt lediglich, dass du zur Seite stehst, während die oder der Abstinente den Weg allein gehen muss, auch wenn anfangs etwas Begleitung bis zur Genesung vonnöten ist. Selbstständigkeit und Verantwortungsbewusstsein muss die abstinente Person ganz allein erlernen, und das geht nicht, wenn du ihr keine Gelegenheit dazu gibst, alle Entscheidungen triffst und ihre Verpflichtungen übernimmst.

Rechne in den ersten Tagen oder Wochen auch damit, dass die oder der Abstinente Tiefpunkte haben wird, die z. B. von Angstzuständen, Gefühlsausbrüchen oder Depressionen geprägt sind. Dies ist eine schwierige Zeit für Betroffene, die sich jetzt wieder an ein normales Leben gewöhnen müssen, und der Raum, der zuvor von den Drogen eingenommen wurde, kann nicht von heute auf morgen per Knopfdruck mit anderen Dingen gefüllt werden. Nimm dir die Zeit, um mit der betreffenden Person Neues zu unternehmen und neue Erinnerungen zu schaffen. Dies ist nicht nur für den Wiederaufbau der Beziehung wichtig, sondern dient auch als Ablenkung und Möglichkeit, um Lebensfreude wieder zu erfahren und den Lebenssinn neu zu entdecken. Ich kann dir im Sinne beider Seiten nur ans Herz legen, gemeinsam und regelmäßig Selbsthilfegruppen zu besuchen. Du kannst in einer Gruppe an vielen hilfreichen Diskussionen teilnehmen, erhältst Tipps und Informationen und lernst, wie du mit den neuen Umständen klarkommst, die Beziehung stärkst und wie du als Angehörige oder Angehöriger mit der bzw. dem Betroffenen am besten kommunizieren und umgehen kannst. Vielleicht ist auch eine zusätzliche professionelle Betreuung notwendig, z. B. in Form einer Familientherapie oder Psychotherapie, um tieferliegende Traumata und aktuelle Konflikte zu verarbeiten. Welches die ideale Option für euch ist, entscheidet ihr am besten gemeinsam oder als Familie. Hauptsache ihr einigt euch auf einen gemeinsamen Nenner mit dem Ziel, die Lebensqualität und Beziehung aller Beteiligten zu verbessern.

Wie du im Falle einer Überdosis helfen kannst
Für alle Fälle sollte man sich auch auf das Schlimmste vorbereiten, denn vor der Tatsache, dass es zu einer Überdosis kommen könnte, sollte keiner die Augen verschließen. Risikofaktoren sind hier die Dosis selbst, aber auch die Wirkstoffkonzentration und der Reinheitsgrad der jeweiligen Substanz. Fällt die Dosis größer oder stärker aus, als der Körper es vertragen kann, führt dies möglicherweise zu einer lebensgefährlichen Überdosierung. Diese Gefahr besteht nicht nur bei illegalen Drogen wie Heroin und Meth, sondern auch bei legalen Substanzen wie opiathaltigen Arzneimitteln. Mischt man verschiedene Drogen oder konsumiert man Suchtmittel in Kombination mit Alkohol, erhöht sich die Gefahr für eine Intoxikation exponentiell. Daher sollte man die Hinweise, die auf einen Notfall hindeuten können, gut kennen, damit Hilfe nicht zu spät kommt. Auf folgende Symptome solltest du besonders achten:

- Schaum am Mund
- Atemstillstand
- Schwacher oder unregelmäßiger Atem
- Langsamer Herzschlag
- Blaue Lippen und Fingernägel
- Gurgelndes Geräusch
- Krampfanfälle
- Hohe oder niedrige Körpertemperatur
- Stecknadelkopfgroße oder weite Pupillen
- Bewusstlosigkeit oder Verwirrung
- Blasse Haut
- Langsamer oder schneller Puls
- Muskelkrämpfe
- Zittern
- Halluzinationen und Wahnvorstellungen
- Brustschmerzen

Was genau ist zu tun?

- SOFORT die 112 wählen!
- Wenn die betroffene Person atmet, sie in die Seitenlage bringen und die Atemwege befreien. Person nicht allein lassen und ständig die Atmung kontrollieren!
- Erste-Hilfe-Maßnahmen durchführen, bis ein Rettungswagen kommt!
- **Bei Atemstillstand** ist laut Deutschem Rat für Wiederbelebung Folgendes zu tun (2020):
  1. **Prüfen:** Laut ansprechen und an den Schultern schütteln!
- Ist die betroffen Person ansprechbar? Besteht Atemstillstand oder keine normale Atmung?
  2. **Rufen:** 112 wählen und Rettungsdienst rufen oder rufen lassen.
  3. **Drücken:** Bei Atemstillstand oder Atemnot die oder den Betroffenen auf den Rücken legen, eine Hand über die andere legen, die Arme ausstrecken und die Handballen auf den nackten Brustkorb (zwischen die Brustwarzen) legen, den Brustkorb ununterbrochen mindestens 5 bis 6 cm nach unten drücken (ca. 2-mal pro Sekunde, 100- bis 120-mal pro Minute) und wieder loslassen. Diesen Vorgang wiederholen, bis das Rettungsteam kommt. Um die Überlebenschance der oder des Betroffenen zu erhöhen, kann zusätzlich noch eine Beatmung durchgeführt werden.

Und jetzt du!

Ein starker sozialer Rückhalt ist für Drogenabhängige Gold wert. Rückhalt bedeutet allerdings nicht, den Konsum zu unterstützen! Achte darauf, dass all deine Hilfeleistungen den Weg zur Abstinenz fördern und NICHT dabei unterstützen, den Konsum fortzusetzen! Fühlst du dich emotional überlastet, scheue dich nicht, eine Selbsthilfegruppe aufzusuchen. Angehörige von Betroffenen sind hier herzlich willkommen, und dies ist eine gute Gelegenheit, dich mit anderen Angehörigen auszutauschen. Das Gespräch mit Menschen, die das Gleiche durchmachen, ist Balsam für die Seele und macht einem bewusst, dass man mit seinem Schicksal nicht allein ist!

Die wichtigsten Punkte im Überblick

- Drogenabhängigkeit ist eine Belastung für die ganze Familie.
- Die Konsequenzen des Konsumverhaltens müssen Betroffene selbst spüren.

- Das Verhalten von hilfsbereiten Angehörigen darf den Konsum von Betroffenen nicht unterstützen und fördern.
- Hilfssysteme sollten kontaktiert und Gespräche und Therapien gemeinsam wahrgenommen werden. Diese können auch alleine als soziale Unterstützung genutzt werden.
- Die eigenen Bedürfnisse und die der anderen Familienmitglieder sollten nicht vernachlässigt werden. Die Drogenabhängigkeit von Angehörigen ist nicht deine Schuld!

Literatur

Baler RD, Volkow ND (2006) Drug addiction: the neurobiology of disrupted self-control. Trends Molecular Med 12(12):559–566. https://dx.doi.org/10.1016/j.molmed.2006.10.005

Deutscher Rat für Wiederbelebung (2020) #heldkannjeder – Das Einmaleins der Wiederbelebung. https://www.grc-org.de/projekte/18-2-Das-Einmaleins-der-Wiederbelebung. Zugegriffen: 15. März 2020

Phillips R, Benoit C (2013) Exploring stigma by association among front-line care providers serving sex workers. Healthcare Policy 9:139–151. https://www.ncbi.nlm.nih.gov/pmc/articles/PMC4750147/. Zugegriffen: 12. Okt. 2019

Stoops WW, Kearns DN (2018) Decision-making in addiction: current knowledge, clinical implications and future directions. Pharmacol Biochem Behav 164:1–3. https://dx.doi.org/10.1016/j.pbb.2017.12.001

Tang YY, Posner MI, Rothbart M, Volkow ND (2015) Circuitry of self-control and its role in reducing addiction. Trends Cogn Sci 19(8):439–444. https://dx.doi.org/10.1016/j.tics.2015.06.007

Verdejo-Garcia A, Chong TTJ, Stout JC, Yücel M, London ED (2018) Stages of dysfunctional decision-making in addiction. Pharmacol Biochemistr Behav 164:99–105. https://dx.doi.org/10.1016/j.pbb.2017.02.003

Umgang mit Stigmatisierung durch die Gesellschaft

Das Wort „Stigma" stammt ursprünglich aus dem Griechischen und bedeutet „Brandmal". Ähnlich wie bei einem Tattoo ist damit ein permanentes Zeichen gemeint, das in diesem Fall in die Haut eingebrannt wird. In den Augen vieler Menschen, seien es Arbeitgeber, Nachbarn, Familie, Freundeskreis oder die Gesellschaft, gelten Drogenabhängige als Junkies, Fixer, Außenseiter oder Plage und sie werden entsprechend abgestempelt, beleidigt und/oder ausgegrenzt. Die Angst, die Arbeit zu verlieren, Beziehungen zu riskieren oder von anderen im Umfeld negativ beurteilt zu werden, nimmt vielen den Mut, aktiv Hilfe zu suchen und sich zu „outen". Deshalb wird der Konsum lieber verheimlicht, was nicht gerade dabei hilft, das Leben wieder in die richtige Bahn zu lenken. Dieses Image, aber auch Stereotype und Vorurteile bleiben leider auch lange nach einer Heilung bestehen, und sogar das Fachpersonal im Gesundheitssystem, von dem man eigentlich annehmen sollte, dass es alle gleich behandelt, soll nicht immer frei von Vorurteilen und Ablehnung sein (Ronzani et al. 2009). Hier bleibt es nicht nur bei einer negativen Beurteilung, sondern diese negative Einstellung kann sogar die medizinische Versorgung beeinträchtigen (Vogt 2017; Boekel et al. 2013). Bei einem intravenösen Drogenkonsum kommt es auch häufig vor, dass ein Spritzentausch wie z. B. in Apotheken nicht in Anspruch genommen wird, nur um eine Stigmatisierung und Schamgefühle zu vermeiden (Simmonds und Coomber 2009). Die Folge können riskante Verhaltensweisen sein, die nicht nur für Konsumentinnen und Konsumenten, sondern auch für andere in der Gesellschaft eventuell gefährlich sind, wenn Injektionsnadeln miteinander geteilt und nicht ordnungsgemäß entsorgt werden. Laut Untersuchung von Simmonds und Coomber beurteilen injizierende Drogenkonsumentinnen und -konsumenten andere injizierende Abhängige negativ, wenn diese sich noch schlechter stellen als sie selbst, insbesondere wenn diese obdachlos sind (2009). Diese Erkenntnis überrascht, da man eher angenommen hätte, dass Menschen, die sich in ähnlicher Situation befinden, die Lage der anderen besser verstehen würden. Doch lässt sich anhand der Studie belegen, dass das Gefühl von Überlegenheit hier eine Rolle spielt. Empathie und Toleranz bleiben auf der Strecke, wenn das Bedürfnis, besser dazustehen, dominiert.

> **Hinweis für Betroffene**
>
> Du hast das Recht, dich zu verteidigen! Hast du das Gefühl, ungerecht und diskriminierend behandelt zu werden, darfst du dich gerne (ohne Scham- und Schuldgefühle) wehren und die Ungerechtigkeit zur Sprache bringen! Vergiss nicht: In Kap. Kap. 8, Tipp Nr. 10 heißt es „Rücken gerade und Kopf hoch", und das hat auch in deinem Fall Gültigkeit.

Von anderen negativ bewertet zu werden, ruft unangenehme Gefühle hervor. Die negative Einstellung der Öffentlichkeit kann bei abhängigen Betroffenen dazu führen, dass diese eine gewisse Wertlosigkeit und Schamgefühle verspüren. Sie haben es in vieler Hinsicht schwer. Sind Betroffene z. B. wegen Drogenbesitzes im Strafregister eingetragen, wird es für sie umso schwieriger, eine Wohnung oder eine Beschäftigung zu finden. Bei einer Umfrage unter mehr als 700 Teilnehmenden wollten 78 % der Befragten nicht mit diesen Menschen zusammenarbeiten und glaubte über die Hälfte von ihnen (59 %) nicht an die Wirksamkeit einer Therapie (Barry et al. 2014). Diese Umfrage zeigt auch eindeutig, dass die Öffentlichkeit zu wenig über Drogenabhängigkeit aufgeklärt ist. Und diese Tatsache bekommen Betroffene leider hart zu spüren. Selbst in meinem nahen Umfeld musste ich mich der Frage stellen, warum ich ausgerechnet einen Ratgeber für Drogenabhängige schreibe, da diese ja sowieso kein Buch in die Hand nehmen würden. Da stellen sich mir die Nackenhaare hoch und ich kann darauf nur mit Sprachlosigkeit, Kopfschütteln und Entsetzen reagieren.

Dennoch besteht die Hoffnung, dass sich Sichtweisen ändern können. Ein Stigma kann laut Studien durch Aufklärung verringert werden. So konnten z. B. Studierende der Medizin, die eine Sonderschulung über Alkohol, Drogen und abhängige Schwangere absolvierten, besser und verständnisvoller mit diesen Menschen umgehen als Probandinnen und Probanden in der Kontrollgruppe (Silins et al. 2009; Ramirez-Cacho et al.

2007). In einer weiteren Studie untersuchten Wissenschaftlerinnen und Wissenschaftler um Emma E. McGinty die Einstellung von Testpersonen gegenüber Drogenabhängigen (2015). Die Teilnehmenden lasen nach dem Zufallsprinzip verschiedene Berichte, darunter auch über Menschen, die unter einer Medikamentenabhängigkeit oder Heroinabhängigkeit litten. Ihre Einstellung zur Effizienz einer Behandlung, Diskriminierung von Betroffenen und ihr Bedürfnis, sich von diesen zu distanzieren, hing stark vom Inhalt des Berichtes ab, den sie lasen. Wurden Betroffene laut Bericht von ihrer Suchtkrankheit geheilt, war die Einstellung enorm positiv. Bei Menschen, die laut Bericht nicht geheilt wurden, fiel die Reaktion hingegen genau umgekehrt aus. Dieses Resultat lässt folgenden Schluss zu: Die in vielen Nationen verbreitete Stigmatisierung von HIV/Aids-Kranken könnte reduziert werden, wenn man die Bevölkerung über diese Krankheit angemessen aufklären würde (Pulerwitz et al. 2010). Dass eine Entstigmatisierung möglich ist, zeigt das Land Portugal, das wie viele andere Länder auch mit einem immensen Drogenproblem zu kämpfen hatte. 2001 änderte Portugal seine Drogenpolitik und entkriminalisierte den Konsum von allen Drogen. Der Konsum und Besitz von Drogen für den Eigenbedarf ist seitdem keine Straftat mehr, sondern lediglich eine Ordnungswidrigkeit. Resultat: Der Drogenkonsum wurde in Portugal geringer! Und nicht nur das: Portugals neue Drogenpolitik führte zu weniger Drogentoten durch eine Überdosis, weniger HIV/Aids-Infizierten, weniger Konsum durch Jugendliche, weniger Drogendelikten und weniger Verhaftungen. Mehr Abhängige nahmen an Therapien teil und selbst die sozialen Kosten und die Stigmatisierung nahmen ab (Drug Policy Alliance 2015). Allerdings darf eine Entkriminalisierung nicht mit Legalität verwechselt werden. Der Konsum ist zwar noch immer illegal, doch ist er keine Straftat mehr. Die Tatsache, dass man nicht mehr im Strafregister geführt wird, hat natürlich den Vorteil, dass man leichter eine Beschäftigung findet und ein normales Leben führen kann. Unternehmen und Firmen sollten abhängige Arbeitnehmerinnen und Arbeitnehmer bei ihrer Therapie unterstützen und ehemaligen Drogenabhängigen die Chance bieten, ihre Erwerbsfähigkeit wiederherzustellen und sich in die Gesellschaft wieder einzugliedern. Wann immer ich in einem Geschäft zufällig auf meine ehemaligen Häftlinge treffe, was in einer Kleinstadt häufig vorkommt, freue ich mich riesig, sie wiederzusehen. Ich bin besonders stolz auf die Betreiberinnen und Betreiber oder Managerinnen und Manager, die diese Menschen eingestellt haben, und frage immer nach, wer genau für die Einstellung verantwortlich war, um mich persönlich zu bedanken. Das ist für mich ein Riesengrund, diese Geschäfte in Zukunft viel öfter zu besuchen – und das herzlich gerne! Die Botschaft ist ganz klar: Integration statt Isolation, Solidarität statt Ausschluss und Ermächtigung statt Ablehnung! Wenn abhängige, aktive oder ehemalige Konsumentinnen und Konsumenten diskriminiert und ausgegrenzt werden, werden sie dann nicht immer weiter von der Gesellschaft in die Einsamkeit getrieben? Dorthin gedrängt, wo Menschen, die den Drogenkonsum akzeptabel finden, sie anerkennen und aufnehmen? Betroffene reagieren auf die Welt da draußen: Die von ihnen wahrgenommene Stigmatisierung führt zu einem geringen Selbstwertgefühl, stärkeren Depressionen und Angstgefühlen und einem schlechteren Schlaf. Doch eine soziale Unterstützung soll genau das Gegenteil bewirken, nämlich ein positives Selbstbild, geringe Depressionen und Ängste und ein gesundes Schlafverhalten (Birtel et al. 2017).

Wie wichtig ein harmonisches Miteinander ist, zeigt das berühmte Rattenexperiment des Psychologen Bruce Alexander. Bei seiner Untersuchung wurden die Ratten in zwei verschiedenen Gruppen aufgezogen: Eine Gruppe wuchs in einem leeren Käfig und in Isolation auf, während die andere Gruppe in einer Art Wohngemeinschaft (engl. rat park) mit anderen Ratten gemeinsam lebte. Die Ratten im Rat Park hatten die Möglichkeit, mit anderen zu interagieren, zu spielen und Geschlechtsverkehr zu haben. Nach 65 Tagen wurde jeweils die Hälfte einer Gruppe in der jeweils anderen Gruppe untergebracht. Weitere 80 Tage später hatten die Ratten dann Zugang zu drei verschiedenen Getränken: 1. Wasser, 2. süßliches Wasser als Kontrolllösung und 3. (jetzt kommt's) ein Morphin-Getränk (Morphin ist ein schmerzlinderndes Opiat und wirkt ähnlich wie Heroin). Das Ergebnis: Ratten, die mit anderen in Gemeinschaft lebten (auch wenn sie zuvor isoliert waren), tranken weniger Morphin als Ratten in Isolation (Alexander et al. 1981). Dabei spielten die Verfügbarkeit der Drogen und die früheren Lebensumstände keine große Rolle. Vielmehr war das Lebensumfeld, in dem sich die Ratten aktuell bewegten, von Bedeutung.

Fazit: Die momentanen Lebensumstände sind ein wichtiger Indikator für das Konsumverhalten. Für uns als Gesellschaft bedeutet das Folgendes: Wir müssen Menschen mit Drogenproblemen eine Perspektive bieten, ihre Zugehörigkeit unterstreichen und ihnen das Gefühl vermitteln, dass sie ein Teil der Gesellschaft sind. Nur so können wir verhindern, dass die emotionalen Lücken mit Drogen gefüllt werden. Auch wenn Drogenabhängige von vielen so behandelt werden, sind sie nicht minderwertig und keine schlechten Menschen, sondern Menschen, die sich aus verschiedenen Gründen dazu entschieden haben, Drogen zu konsumieren. Jeder von ihnen hat eine einzigartige, besondere und nicht selten rührende und tragische Lebensgeschichte. Wenn man sich die Zeit nimmt und sich mit ihnen auf

Augenhöhe unterhält, kann man sie besser verstehen und vieles nachvollziehen. Diese Menschen haben nicht selten tiefe und schmerzhafte Wunden von traumatischen Erlebnissen, die man durch eine Stigmatisierung und Ausgrenzung nur noch verschlimmert. Und wie heißt es so schön: Beurteile ein Buch nicht nach dem Umschlag! So sind auch Drogenabhängige mehr als die Substanzen, die sie konsumieren. Sie sind Menschen, die sich, wie jedes andere Individuum auch, nach Mitgefühl, Zuwendung, Trost, Anerkennung und Respekt sehnen.

Das Problem „Drogenabhängigkeit" lastet nicht allein auf den Schultern der Politik, sondern dieses Thema geht jedes Mitglied der Gesellschaft an. Jeder Einzelne von uns hat eine moralische Verpflichtung dem Allgemeinwohl gegenüber und hat in irgendeiner Weise seinen Beitrag zu leisten. Betroffene brauchen Hilfe und Unterstützung von der Gesellschaft, um Kräfte zu schöpfen und auf die Beine zu kommen und um letztendlich drogenfrei im Leben bestehen zu können. Auch sollten wir uns die folgenden Fragen stellen: Was, wenn ich davon betroffen wäre und mich jetzt niemand mehr einstellen würde? Wären mein Kind, mein Freund oder meine Freundin, meine Mutter oder mein Vater, mein Onkel, mein Opa oder andere vertraute Menschen von einer Abhängigkeit geheilt, würden sie keine zweite Chance verdienen, um in der Gesellschaft wieder Fuß zu fassen? Sobald man sich in die Lage der Betroffenen versetzt, erkennt man, dass jeder Mensch Wertschätzung verdient und eine Würde besitzt. Alle sollten die Gelegenheit haben, am Leben teilzunehmen. Und die Wertschätzung anderer ist ein Zeichen von Größe, Charakterstärke und Selbstsicherheit. In Artikel 1 des deutschen Grundgesetzes steht, dass die Würde des Menschen unantastbar ist. Jeder Einzelne sollte sich an diesen Grundsatz halten und Menschen fair und mit Achtung und Respekt behandeln, egal mit welcher Krankheit diese zu kämpfen haben. Es besteht in diesem Zusammenhang noch viel Aufklärungsbedarf und ich hoffe, dass ich mit diesem Kapitel unsere Mitmenschen, und hoffentlich auch dich, zum Nachdenken anregen konnte. Auf dass alle ab jetzt die Hand ausstrecken und nicht mehr zurückziehen!

> **Und jetzt du!**
>
> Nimm dir die negativen Kommentare von anderen nicht zu Herzen und mach dir keine Vorwürfe. Dass es sich bei einer Abhängigkeit um eine ernsthafte Krankheit handelt, wissen nicht alle. Deine Aufgabe als (ehemalige/r) Abhängige bzw. Abhängiger ist es, dich von deiner Abhängigkeit zu befreien (bzw. die Abstinenz aufrechtzuerhalten). Die Aufgabe der Gesellschaft

> wiederum ist es, dir zu gratulieren und dich bei deiner Heilung wohlwollend zu unterstützen, dich für deine Mühe und Fortschritte zu loben und nicht dein Leben zu erschweren. Die Meinung und das Verhalten anderer darf dein Selbstbild nicht zerstören, sonst tust du dir genau das Gleiche an: Du tust dir Unrecht, und das nennt man „Selbststigmatisierung".

Die wichtigsten Punkte im Überblick

- Stigmatisierung ist die negative Beurteilung und Zuschreibung von negativen Eigenschaften durch andere.
- Ein Stigma hat destruktives Potenzial: Betroffene werden neben ihren Drogenproblemen zusätzlich belastet.
- Menschen mit Drogenproblemen verdienen es, an der Gesellschaft teilzuhaben.
- Stigmatisierung kann durch Aufklärung reduziert werden.
- Jeder in der Gesellschaft kann dazu beitragen, drogenbedingte Stigmata abzubauen.

Literatur

Alexander BK, Beyerstein BL, Hadaway PF, Coambs RB (1981) Effect of early and later colony housing on oral ingestion of morphine in rats. Pharmacol Biochem Behav 15(4):571–576. https://dx.doi.org/10.1016/0091-3057(81)90211-2

Barry CL, McGinty EE, Pescosolido BA, Goldman HH (2014) Stigma, discrimination, treatment effectiveness, and policy: public views about drug addiction and mental illness. Psychiatr Serv 65(10):1269–1272. https://dx.doi.org/10.1176/appi.ps.201400140

Birtel MD, Wood L, Kempa NJ (2017) Stigma and social support in substance abuse: Implications for mental health and well-being. Psychiatr Res 252:1–8. https://dx.doi.org/10.1016/j.psychres.2017.01.097

Boekel LC, Brouwers EPM, Jv W, Garretsen HFL (2013) Stigma among health professionals towards patients with substance use disorders and its consequences for healthcare delivery: systematic review. Drug Alcohol Depend 131(1–2):23–35. https://dx.doi.org/10.1016/j.drugalcdep.2013.02.018

Drug Policy Alliance (2015) Drug decriminalization in portugal: a health-centered approach. https://www.drugpolicy.org/sites/default/files/DPA_Fact_Sheet_Portugal_Decriminalization_Feb2015.pdf. Zugegriffen: 12. Okt. 2019

McGinty EE, Goldman HH, Pescosolido B, Barry CL (2015) Portraying mental illness and drug addiction as treatable health conditions: effects of a randomized experiment on stigma and discrimination. Soc Sci Med 126:73–85. https://dx.doi.org/10.1016/j.socscimed.2014.12.010

Pulerwitz J, Michaelis A, Weiss E, Brown L, Mahendra V (2010) Reducing HIV-related stigma: lessons learned from horizons research and programs. Public Health Records 125(2):272–281. https://dx.doi.org/10.1177%2F003335491012500218

Ramirez-Cacho WA, Strickland L, Beraun C, Meng C, Rayburn F (2007) Medical students' attitudes toward pregnant women with substance use disorders. Am J Obstet Gynecol 196(1):86.e1–86e5. https://dx.doi.org/10.1016/j.ajog.2006.06.092

Ronzani TM, Higgins-Biddle J, Furtado EF (2009) Stigmatization of alcohol and other drug users by primary care providers in Southeast Brazil. Soc Sci Med 69(7):1080–1084. https://dx.doi.org/10.1016/j.socscimed.2009.07.026

Silins E, Conigrave KM, Rakvin C, Dobbins T, Curry K (2009) The influence of structured education and clinical experience on the attitudes of medical students towards substance misusers. Drug Alcohol Rev 26(2):191–200. https://dx.doi.org/10.1080/09595230601184661

Simmonds L, Coomber R (2009) Injecting drug users: a stigmatised and stigmatising population. Int J Drug Policy 20(2):121–130. https://dx.doi.org/10.1016/j.drugpo.2007.09.002

Vogt I (2017) Nobody's perfect: Einstellungen von Angehörigen der Gesundheitsberufe zu psychisch Kranken. Ein Überblick über die Forschungsergebnisse. Verhaltenstherapie & psychosoziale Praxis 49(2):307–323

GPSR Compliance

The European Union's (EU) General Product Safety Regulation (GPSR) is a set of rules that requires consumer products to be safe and our obligations to ensure this.

If you have any concerns about our products, you can contact us on

ProductSafety@springernature.com

In case Publisher is established outside the EU, the EU authorized representative is:

Springer Nature Customer Service Center GmbH
Europaplatz 3
69115 Heidelberg, Germany

www.ingramcontent.com/pod-product-compliance
Lightning Source LLC
LaVergne TN
LVHW020329260326
834688LV00037B/939